中医药畅销书选粹·特技绝活

奇特的断食疗法

甲田光雄（日） 著

李刘坤 编译

中国中医药出版社·北京

图书在版编目（CIP）数据

奇特的断食疗法 /（日）甲田光雄著；李刘坤编译.
—2 版. —北京：中国中医药出版社，2012.4（2025.3 重印）
（中医药畅销书选粹. 特技绝活）
ISBN 978-7-5132-0606-8

I. ①奇… Ⅱ. ①甲…②李… Ⅲ. ①禁食－养生（中医）－研究②食物疗法－研究 Ⅳ. ① R247.4 ② R459.3

中国版本图书馆 CIP 数据核字（2011）第 204463 号

中国中医药出版社出版
北京经济技术开发区科创十三街 31 号院二区 8 号楼
邮政编码　100176
传真　010-64405721
北京盛通印刷股份有限公司印刷
各地新华书店经销

开本 885 × 1230　1/32　印张 8.625　字数 238 千字
2012 年 4 月第 2 版　2025 年 3 月第 10 次印刷
书号　ISBN 978 - 7 - 5132 - 0606 - 8

定价　39.00 元
网址　www.cptcm.com

服务热线　010-64405510
购书热线　010-89535836
维权打假　010-64405753

微信服务号　zgzyycbs
微商城网址　https://kdt.im/LIdUGr
官方微博　http://e.weibo.com/cptcm
天猫旗舰店网址　https://zgzyycbs.tmall.com

如有印装质量问题请与本社出版部联系（010-64405510）

出版者的话

中国中医药出版社作为直属于国家中医药管理局的唯一国家级中医药专业出版社，自创办以来，始终定位于“弘扬中医药文化的窗口，交流中医药学术的阵地，传播中医药文化的载体，培养中医药人才的摇篮”，不断锐意进取，实现了由小到大、由弱到强、由稚嫩到成熟的跨越式发展，短短的20多年间累计出版图书3600余种，出书范围涉及全国各级各类中医药教材和教学参考书；中医药理论、临床著作，科普读物；中医药古籍点校、注释、语译；中医药译著和少数民族文本；中医药政策法规汇编、年鉴等。基本实现了“只要是中医药书我社最多，只要是中医药教材我社最全，只要是中医药书我社最有权威性”的目标，在中医药界和社会上产生了广泛的影响。2009年我社被国家新闻出版总署评为“全国百佳图书出版单位”。

为了进一步扩大我社中医药图书的传播效应，充分利用优秀中医药图书的价值，满足更多读者，尤其是一线中医药工作者的需求，我们在努力策划、出版更多更好新书的同时，从早期出版的专业学术图书中精心挑选了一批读者喜欢、篇幅适中、至今仍有很高实用价值和指导意义的品种，以“中医药畅销书选粹”系列图书的形式重新统一修订、刊印。整套图书约100种，根据内容大致分为七个专辑：“入门进阶”主要是中医入门、启蒙进阶类基础读物；“医经索微”是对中医经典的体悟、阐释；“名医传薪”记录、传承名医大家宝贵的临证经验；“针推精华”精选针灸、推拿临床经验；“特技绝活”展现传统中医丰富多样的特色疗法；“方药存真”则是中药、方剂的精编和临床应用；“临证精华”汇集临床各科精妙之法。可以说基本涵盖了中医各主要学科领域，对于广大读者学习中医、认识中医和应用中医大有裨益。

今年是“十二五计划”的开局之年，我们将牢牢抓住机遇，迎接挑战，不断创新，不辱中医药出版人的使命，出版更多、更好的中医药图书，为弘扬、传播中医药文化知识作出更大的贡献。

中国中医药出版社

2011年12月

编译说明

俗话说：民以食为天，吃饭第一。也就是说食物是人类赖以生存的至贵之物。然而，自古以来不少人又将“断食疗法”视为改善体质和根治疑难病症的秘法。尤其是近些年来，在美国、日本等经济发达国家，随着人们生活水平的不断提高和所谓“现代文明病”、“富贵病”的日益增多，古老的断食疗法似乎又获得了新生，呈现出愈来愈流行的趋势，不仅在许多民间养生保健机构加以实施，甚至被一些正规医院所采用。面对这一情况，许多人不禁会问：断食疗法是否真的能有效地改善体质和防治疾病呢？其改善体质和防治疾病的机理如何呢？是否所有的病症都可使用断食疗法呢？应用断食疗法需注意哪些问题呢？对于这一系列的问题，日本综合医学会关西分会会长甲田光雄博士在本书中给予了明确的回答。

甲田光雄先生早在大学学医期间，由于患肝炎、胃肠炎等慢性疾病，用现代医学方法久治不愈，便多方寻求民间疗法。后来，通过实行断食、少食、生菜食等方法，不仅使疾病得以治愈，而且使体质明显增强。于是，大学毕业后，便潜心研究断食、少食和生菜食等疗法。经过数十年的努力，不仅运用断食等疗法治愈了许多疑难病症，积累了丰富的临床经验，而且对其疗病强身的机理有了深刻的认识，先后出版了《断食疗法的科学》、《家庭实用断食健康法》、《断食、少食健康法》、《生菜食健康法》、《防治癌症之路》等专门著作，提出了“所谓不合常理的方法却往往是改善体质的秘法”的理论，在其国内外引起很大反响。

本书以《断食疗法的科学》(1983年第三版第八次印刷)为蓝本，并参考有关著作编译而成，特命名为《奇特的断食疗法》。全书主要内容分为七章。第一章从断食疗法改善体质说起，并通过大量事例，反复论证了“所谓不合常理的方法却往往是改善体质的秘法”这一观点。第二章主要介绍了虚弱的阴性体质的种种表现。第三章重点论述了各种改善体质的秘法使阴性体质转变为阳性体质的机理。第四章具体介绍了各种“秘法”的实际应用。第五章特别强调了正规断食疗法的禁忌证及应用过程中的注意事项，并介绍了家庭实用的改良断食疗法。第六章简要介绍了甲田先生应用断食疗法治疗疑难病症的验案。第七章则为十一位实行断食疗法者的亲身体会。

另外，对于原书中某些述而未详的内容，如触手疗法、绑腿疗法、青芋湿敷法、柿叶茶的制法与饮用方法等，编译者特意参考作者其他著作，在书后的“编译附注”中作了补充介绍。同时，还将热量单位、血压测量单位的换算方法附于书后，供读者参考。

这里需要特别强调的是，虽然断食等所谓“不合常理”方法是改善体质和根治疑难病症的秘法，但也不可盲目滥用，必须严格掌握其适应证和禁忌证。在实行过程中，应循序渐进，把握分寸。尤其是正规的断食疗法，最好能在有关医师的指导下实行，以免引起不良后果。

由于本人医学和外语水平有限，编译不当之处在所难免，恳望广大读者和有关专家对书中存在的问题能及时批评指正。

李刘坤

目　录

第一章　何为改善体质的秘法

生活在现代文明社会的人们，虽然生活水平不断提高，但体质却愈来愈虚，这已是无须争辩的事实。因此，改善体质，促进健康，进而延年益寿，是当今人类最为迫切的愿望。那么，如何才能真正使虚弱的体质得到改善呢？在改善体质方面，有什么秘法可行呢？下面就谈谈笔者的管见。

一、从断食疗法改善体质说起

所谓断食，或称绝食、辟谷，就是在一定时间内基本上不吃食物，使身体处于饥饿状态，以达到一定的目的。这一方法，自古以来，就有人实行。不仅在日本如此，而且在世界其他国家也不乏实践者。不过，其实行的目的各不相同。有的是出于单纯的宗教需要，有的则是为了锻炼意志，修养精神。而另一方面，将断食作为改善体质的秘法，即奇特的保健法，也一直受到人们的重视。

断食不仅是改善体质的秘法，而且还是根治疑难病症的绝招，即特效疗法。关于这方面的内容，许多杂志、书刊已经广泛地作了介绍。笔者20多年来，也曾多次亲自实行断食，体验到断食疗法的卓越功效。同时，还指导过许多患者实行断食疗法，使不少虚弱的体质彻底得以改善，很多现代医学难以解决的病症，奇迹般地得以痊愈。可见，即使在现代科学特别是现代医学高度发达的今天，断食疗法仍然可以在治疗疾病和改善体质方面发挥巨大的作用。因此，笔者不得不由衷地对创立这一方法的先人们的智慧表示格外的钦佩。

为使读者初步了解断食疗法改善体质的卓越效果，下面笔者简要地举几个实际例子加以说明。

首先，举一个根治哮喘体质的例子。以前，笔者曾在

《断食疗法治愈哮喘验案报道》一文中，介绍了得以治愈的 10 名哮喘患者的情况。其中有一位男性患者，名叫孙桥和弘，43 岁。他从小就患支气管哮喘，非常苦恼。其祖父也是哮喘体质，一生为哮喘所苦，虽经四处求医，多方治疗，但终未根治。因此，在其去世时给孙桥和弘留下遗言："世上没有根治哮喘的药物，所以，你不可抱有幻想，以为哮喘发作后立即服药就可解决问题。"孙桥和弘遵照祖父遗言，放弃对药物的依赖思想，开始专心试用湿敷止喘等民间疗法。通过湿敷等疗法，虽然有时收到一些效果，可是每当季节交替时，还是引起严重的哮喘发作，苦不堪言。

后来，这位患者凑巧搬迁到笔者医院附近居住，经人介绍，于 1963 年春天，来到笔者的医院住院，实行了 1 周的断食疗法。断食经过非常顺利，效果也很好。其后有 1 年左右，哮喘完全没有发作。但是，过分的喜悦使其忘乎所以，疏于调养，经常过于劳累，追求饱食、美食。结果，到 1964 年秋，导致哮喘复发，只好又来住院，再次实行断食疗法。第二次断食后，至今已过五六年，不仅哮喘一次也没有发作，而且身体非常健康，工作起来精力十分充沛。

1970 年 3 月 22 日，曾在本院实行断食疗法而哮喘得以根治的 10 名患者，召开了一次座谈会。在座谈会上，孙桥和弘深有感触地说："几十年不愈的哮喘病，通过断食疗法得以根治，确实令人感到十分惊异。正是这一疗法，才使我今日如此健康。"

第二例患者姓山崎，男性，27 岁，自幼患湿疹和支气管哮喘等过敏性疾病，久治不愈。后来，他在笔者医院实行两次断食疗法，又坚持吃完全的糙米、菜食半年多，使湿疹和哮喘得以治愈。至今已过 3 年多，未见复发。

第三例患者姓堀尾，男性，31 岁。他患顽固性荨麻疹多年，虽然使用抗过敏等多种药物，却始终不见好转，反而年年加重，简直令其陷入了绝望的境地。后来，他按照笔者的建议，实行了 10 天断食疗法。通过断食，不仅使严重的荨麻疹令人难以置信地痊愈了，而且，以前曾有的晕车晕船毛病，也完全消除了。现在，他无论到多远的地方旅行，也毫无晕车晕船之苦了。这不能不使其感到无比的高兴。

像以上这样的例子，可以说举不胜举。可见，断食疗法在改善体质方面所具有的神奇功效，确实令人感到惊讶，故被称为改善体质的秘法或秘诀。

那么，究竟为什么断食疗法在改善体质方面有如此神奇的功效呢？对于这个问题，研究者有各种各样的解释。有的认为是通过断食，排出了肠内停滞的宿便所致；有的认为是通过断食，使体内多余的物质得以分解，毒素得以清除所致；有的认为断食犹如休克疗法，使身体受到重大刺激，进而得到锻炼所致。

众所周知，民以食为天，吃饭第一。也就是说，食物是人类赖以生存的至为重要的物质。人类生来就需要吃饭，这是天经地义的事。因此，从常识上来看，肚子饿了的话，立即摄取食物，是极为合理的。

与此相反，肚子虽然饥饿，却在一定时间内不吃东西，即实行断食疗法，从常识上来看，是毫无道理的。

如果我们用数学的方式来表示上述两种不同行为和理论的话，那么，“肚子饿了就吃饭”这一合乎常理的行为和理论，就犹如 1=1 的等式。相反，“虽然饥饿，却不吃东西”这一不合常理的行为和理论，就好像 1=0 的不等式。

然而，无数事实表明，“肚子饿了就吃饭”这一合乎常理的行为，即 1=1 式的行为，并不能使人们虚弱的体质得到明显的改善。而“虽然饥饿却不吃东西”这一不合常理的行为（断食疗法），即 1=0 式的行为，却使许多虚弱的体质得到显著的改善。

现代医学从“肚子饿了就吃饭”这样的 1=1 式的合乎常理的理论出发，创立了现代营养学。然而，这样的营养学究竟能否使人们虚竭的体质得到改善呢？确实令人担忧。

二、冷水浴治疗怕冷症

在日常生活中，经常可以听到有人说:“我特别怕冷，即使在炎热的夏天，也必须穿毛的围腰子。”如果是冬天的话，这些人往往穿得又多又厚，一层又一层，将身体裹得严严实实，连活动都不太方便。若到医院就诊，会给医生检查造成很大麻烦，浪费许多时间，尤其是诊察腹部更为困难。这些人就是身患所谓的怕冷症，以妇女最为多见。

一般人认为，身体怕冷的话，用取暖或保暖的方法，就可以解决。这种认识，从常识上来看，是合乎道理的，犹如1=1，是完全正确的。但照此实行，却仅能获一时之效，难以从根本上改变怕冷的体质。与此相反，有不少怕冷症患者，不是用取暖或保暖的方法，而是鼓起勇气，实行冷水浴，结果，却使体质得以改善，怕冷症彻底消除。

身体怕冷，反而用冷水浴身，这从常识上来看，犹如1=0，是极不合理的。但是，正是这有违常理的方法，才使许多怕冷症得以治愈。

冷水浴治疗怕冷症，再结合前面谈到的断食疗法改善体质的事实，不得不使人产生这样的联想：要想真正改善体质，与其用合乎常理的方法，不如用不合常理的方法更为有效。

为了进一步证实这一点，有必要对我们周围发生的种种现象，重新观察和分析，搜集更多有说服力的例子。

三、重视所谓的非合理性

在现实生活中，像1=1那样合乎常理的认识，往往不具有特别的意义。而1=0式的所谓不合常理的观点，却大多蕴藏着极为深刻的哲理。因此，我们不可仅仅注重合乎常理的事物，还必须重视所谓的非合理性的东西。谈到这一问题，笔者首先想到的就是佛教常说的“烦恼即菩提”这句名言。

在日常生活中，我们遇到一些烦恼的事情，怎么也无法解决的时候，往往会到寺庙向佛教大师求教。这时，佛教大师常常劝告我们说："这太好了，你不仅要高兴地接受这一烦恼，甚至还必须感谢这一烦恼！"

许多人乍一听佛教大师如此劝告，常常不由得气从内生，心想："自己遇到这样苦恼的事情，你还让我高兴，并加以感谢，这是什么道理！"但是，如果我们仔细想想的话，就会领悟到："只有自己碰到这样烦恼的事情，才会对自己以前不曾注意的缺点、错误进行深刻的反省。如果不是这样，恐怕永远没有反省的机会，以致糊里糊涂、令人厌烦地度过一生。看来，只有托烦恼之福，使自己反省过去，去除种种罪孽，才能真正使人生具有价值。"当然，也只有这样，才能深刻地理解"烦恼即菩提"的真谛。

从一般人的角度来看，烦恼是自己最痛苦的事，因此，必然认为"烦恼即地狱"是合乎常理的，而"烦恼即菩提"是不合常理的。然而，只有"烦恼即菩提"这种不合常理的思想，才能从根本上改造我们人类。

我们患病的时候，也是最痛苦的时候。因此，绝大多数患者总是为自己患病而悲哀、苦恼，甚至认为自己是世界上最不幸的人。然而，从另一角度来看，如果我们在患病之时，能认真反省和纠正自己以前不摄生的错误，开始学习有关保健的知识，实施正确的养生保健方法，使身体逐渐恢复健康，进而平安地度过一生的话，难道不应该感谢今天所患的疾病吗？笔者认为，只有这样，佛教几千年前的不合常理的伟大教导，才能在改变我们的命运方面发挥作用。

"烦恼即菩提"这句话的含意，如果以医学用语来解释的话，那就是"症状即疗法"。因此，下面就对"症状即疗法"这一观点加以简要的说明。

四、对"症状即疗法"的认识

自古以来，在对待各种原因引起的身体不适症状方面，存在着两种截然不同的看法。绝大多数的人都认为"症状即疾病"，但也有人认为"症状即疗法"。

从常识来看，“症状即疾病”的见解是合乎道理的，而“症状即疗法”的观点是不合常理的，是很难让大多数人接受的。

例如，人们患感冒的时候，会出现一定程度的恶寒、发热、头痛等不适症状。如果以“症状即疗法”的观点来看，就没有必要惊惶失措。而应该认识到，之所以我们会发生感冒，正是由于日常生活违背了自然规律的缘故。长期违背自然的生活，使体液污浊，日渐加重，以致机体的正常活动发生危机。为了使体内环境相对稳定，机体就必须设法使污浊的体液正常化。而机体使体液正常化的过程中，就必然会出现各种各样的症状。因此，我们一见到这些症状，就将其看作疾病，如临大敌，立即服用退热、止痛等药物加以镇压，是不合适的。

如果用“症状即疗法”的观点来分析和解决问题的话，那么，遇到感冒而身体恶寒时，就应当将恶寒症状看作是必要的，患者不如减少或脱掉衣服，积极地实行裸体疗法。这样，稍过一会儿，恶寒自然会解除，身体反而开始发热。而当恶寒解除，身体发热时，也应当认为这样的发热是必要的，不要无理地用冰水等迅速降温。而可以采用温水浴脚等方法治疗。所谓温水浴脚，就是在脚盆或水桶中倒入温热的水，将双脚置于其中，温水尽量漫过脚腕。浸泡一会儿，如觉温水变凉，可以再换温水，或再兑入适量热水，以保持一定的温度。这样，浸泡 20 ～ 40 分钟，以促使全身汗出。通过全身汗出，将体内的毒素很好地排出体外，体液就会变得清洁，身体就不再出现发热、头痛等症状，感冒也就自然痊愈了。

然而，社会上大多数的人却不这样做。他们只是将症状看作疾病，因此，一遇感冒，见到轻微的发热、头痛等症，就表现出极为厌烦的态度，赶快加以镇压，如注射或服用退热药物，使体温下降；服用止痛药以止头痛等。还有的人在感到恶寒较重时，就盖上几床厚厚的被子，甚至把头蒙得严严实实，连医生诊病时，都找不见患者在哪里；而待到身体发热较高时，又立刻用冰水等降温。这样的方法，乍看起来，似乎非常合理。但是，如果深入考虑，就会认识到它容易抑制机体的反应能力，妨碍身体内部环境的调整和脏腑功能的恢复，因此，实际上是不甚合理的方法。

当然，笔者主张将症状视为疗法，并不是说对任何症状都加以欢迎而放手不管。而是应当具体问题具体分析，区别对待。如因发热、汗出、呕吐、腹泻等，体内丧失大量水分和盐分，出现口渴、尿少、皮肤干燥、乏力等症状时，就应及时补充丧失的水分和盐分，以保持机体内部环境的相对稳定。我们必须永远牢固树立这样的思想，千万不能掉以轻心。也就是说，“症状即疗法”是有一定界限的。如果超过这个界限，就发生了从量到质的转变。这时，与其认为“症状即疗法”，莫如看作“症状即疾病”更为妥当。这一点必须清楚。关于这一问题，后面还将详细说明。

五、饮生水治疗腹泻

从常识来说，腹泻患者忌饮生水，是合乎道理的；而让腹泻患者饮用生水，是不合道理的。然而，“饮生水治疗腹泻”这种不合常理的疗法，却是实实在在的一种改善体质、根治腹泻的妙法。

记得十来年前，家住八尾市的木村先生来本院就诊。他满面愁容地诉说，两三年来，经常头昏脑涨，走路摇摇晃晃，不能工作，不敢外出，非常苦恼。到许多有名的大医院检查，都说是“动脉硬化症”。问医生这种病症究竟是什么原因所致，得到的回答却是“原因不明”。

笔者对患者进行仔细检查，发现其腹部特别胀满，便断定其肠内有宿便内停。于是对患者说：“必须使肠内的宿便彻底排出，你的病才可能有转机。”患者听后，疑惑不解地问：“先生，我每天腹泻两三次，非常苦恼，怎么还会有宿便停滞呢？”笔者回答说：“是的，即使每天腹泻两三次，也还会有宿便停滞的。”并进一步询问：“你经常饮生水吗？”患者回答：“不，这一点我格外注意，尽量不饮生水。因为一饮生水，就会立刻引起腹泻。”笔者又问：“你吃生蔬菜和海藻类食物吗？”

患者答道:“我从年轻时候起,稍微吃点生蔬菜或海藻类食物,就会发生严重腹泻,因此平时特别注意,不敢轻尝。”

通过详细的询问,笔者对其病情有了清楚的认识,确信导致其头晕的根本原因就是肠内宿便停滞。于是,耐心地给患者解释说:“虽然你经常腹泻,但肠内还是有宿便停滞。而每当饮用生水或稍微多吃点生蔬菜就引起严重腹泻,就是机体为了排出肠内宿便而出现的反应症状。因此,对这样的腹泻,不仅绝对没有担心的必要,反而应当感到高兴,抱着欢迎的态度才是。如果不这样,而是害怕腹泻,不敢饮生水,限制吃生蔬菜,那才是十分荒谬的。”

笔者给他详细解释后,劝他练习饮用生水和吃生蔬菜。并为他制定了20天内具体的饮食内容。其中除规定主食是糙米外,还对饮生水、吃生蔬菜的量等内容作了详细要求。

自那以后,木村先生严格地遵嘱而行,每日都饮用生水,吃生蔬菜。吃生蔬菜的方法是:将5种左右的生蔬菜,配合少量水果,绞为泥状,每日吃2次,共计500克左右。

然而,刚开始实行这样的方法,就引起较重的腹泻,每日四五次,有时多达七八次。不过,由于他事先听了笔者的详细解释,所以出现腹泻的时候,并不那么担心,仍然坚持实行。从第10天起,一连几天,排出大量漆黑的大便。这就是所谓的宿便。宿便排出后,患者顽固的头晕果然彻底消失了。

同时,患者通过实行上述疗法,腹部胀满的现象也没有了,胃肠功能得以改善。以后,即使多饮点生水,多吃点生菜,也很少发生腹泻。可见,饮生水治疗腹泻确有奇效。

笔者也有这样的亲身体验。自初中第3学期起,笔者就患慢性胃肠炎,经常腹泻,以致不得不休学2年。为了治疗顽固的腹泻,费了不少工夫。当时,自己还是个什么都不懂的无知青年,认为只有现代医学才是科学、合理的,因此,始终都是找现代医学的医生给予诊疗。饮食生活也严格按照其要求进行,不敢饮用生水,甚至连开水、茶水都尽量加以控制。

原本自己就不太喜欢饮用生水,再加上怕加重腹泻,因此格外注意。每天仅喝白米粥，吃白面包。还有，自己原来特别喜欢甜食，听说吃白砂糖对腹泻没影响，就放心大胆地食用，每次吃面包时，都要放很多白砂糖。

吃几天这样的饮食，好像腹泻有所减轻，但却难以解决根本问题，往往是开始大便较硬，后边仍然是恶臭的稀便。当时，自己就是一直实行这样幼稚的养生法。

那时候，自己确实迫切希望获得健康，特别是想使虚弱的胃肠结实起来，所以一直在寻找养生的方法。然而，究竟怎样才能使自己虚弱的胃肠变得结实呢？经过10年的努力，不但没有找到正确的方法，反而因实行了上述错误的养生法，使病根愈来愈深。胃肠病自不必说，连肝脏、胆囊也出了毛病，造成重病缠身。

面对这样的失败，才使自己真正认识到自己疾病的原因，彻底改变了以往的饮食生活习惯，开始练习饮用生水。腹泻患者饮用生水，乍一看来，似乎不合道理，但是，试用这一所谓不合道理的方法，却使自己久治不愈的顽固性腹泻得以痊愈，体质得以改造。以后，只是有时发生便秘，基本上没有再发生腹泻的情况。这确实是笔者亲身实践的宝贵经验。

六、冈田式呼吸法的重要意义

前面举例说明了合乎常理的方法难以改善体质，而不合常理的方法却使体质得以改善的问题。而不合常理的冈田式呼吸法，也是这样，其中蕴藏着真正深刻的道理。

冈田式呼吸法是由冈田虎二郎先生创立的。在冈田先生的道场，每天都有大批的人前往学习这种秘法。那么，这种呼吸法，究竟是怎样的一种方法呢？在冈田先生道场学习的人永远不会忘记那训练的场面。先生总是站在大家面前，大声喊道："现在就教给大家呼吸的秘法。首先，请大家正坐，开始呼气！用力呼气！再用力呼气……呼气……。"

这样，先生只是让人们不停地呼气，绝不让吸气。人们焦急地等待着，怎么还不让吸气呢？过了许久，人们满以为这次该让吸气，结果，先生还是大声地喊：“呼气！”而当先生的喊声结束后，尽管没叫吸气，人们却无意识地大大吸了一口气。

看到这样的情况许多人一定会怀疑：“这真的是呼吸的秘法吗？”其实，这种方法之所以被称为呼吸的秘法，其道理与断食疗法是相同的。众所周知，如果施行断食疗法，让人们将胃肠内积存的东西彻底排空，那么，以后即使不告诉大家吃东西，人们也会自然而然地寻找吃的。冈田式呼吸也是这样，只要让人们将肺中的废气彻底呼出，以后即使不叫吸气，人们也会自然地将气吸入。

从常识来看，首先充分吸气，然后再呼气，是合乎常理的呼吸法；而只让用力彻底地呼气，不让吸气，是不合常理的呼吸法。然而，正是这种不合常理的呼吸法，才堪称改善体质的秘法。

七、瘦人想胖需减少饮食

世上有很多事情是非常令人费解的。如许多人每天为自己肥胖的身体而发愁，好容易想方设法使体重减轻几斤，但稍微多吃点，很快又胖了起来。与此相反，有些身体过于消瘦的人，千方百计地增加营养，想稍微胖点，却怎么也胖不起来。

有不少人认为，身体过瘦的人，饮食量一定较少。其实并非如此。许多消瘦的人，往往比胖人还能吃。特别是那些每天都想着长胖点的人，常常抱有一种“多吃可以长胖”的想法，吃饭时总想多吃一点。即使吃饱了，还要再加几口，以为这样可多摄取点营养，有利于长胖。然而结果却适得其反，不仅没有长胖，反而使原本虚弱的胃肠受到损伤，进一步虚弱，以致身体更加瘦瘠。

只要多吃东西，就可以长胖的想法，看起来似乎是正确而合理的，却往往导致失败。因为我们摄取的食物，并非都能被身体吸收利用。而为了使摄入胃肠的食物，能充分被身体吸收利用，就必须提高胃肠的消化吸收能力。那么，怎样才能提高胃肠的消化吸收能力呢？笔者认为，最简单而有效的方法就是减少饮食，减轻胃肠的负担，给其功能恢复和增强创造条件。

一般来说，胃肠功能虚弱的人，比胃肠功能旺盛者的消化吸收能力低得多。假设功能旺盛的胃肠的消化吸收能力为十分，而功能虚弱的胃肠的消化吸收能力为五分，那么，同样摄取八分的食量，便会出现不同的结果。功能旺盛的胃肠呈现八分饱的状态，而功能虚弱的胃肠则呈现十二分的过饱状态。因此，对于虚弱的胃肠来说，摄取四分的食量，就正好可以达到八分饱的状态。也就是说，必须将其食量减少一半。而摄取四分的食量，胃肠负担得以减轻，不仅有利于营养物质的充分消化吸收，而且还能使胃肠的消化吸收能力逐渐增强。

当然，从常理来说，摄取四分食量，仅为原来食量的一半，一定会引起营养不良。然而，对于胃肠虚弱的人来说，所谓不合常理的、令人担心导致营养不良的少食疗法或断食疗法，却是改善其功能的秘法。

事实也确是如此。许多人通过实行较长时间的断食疗法，甚至即将引起营养不良，而在断食结束后，机体功能却迅速增强。一年以后再见到的话，其身体变得格外健康，就像换了一个人似的。少食疗法也有同样的效果。这是因为被视为不合常理、似乎虐待身体的方法，却可引起机体拼命的抗争。而这拼命抗争的力量，正是从根本上改善体质的原动力。

实行少食疗法，使消瘦的身体更加消瘦，然而在被“虐待”的体内，却孕育着极大的抗争力。因为仅仅摄入少量的食物，供给身体的营养发生危机，身体就必须设法将食物中的营养尽可能地吸收利用。为了多吸收营养，胃肠就必须改善其构造，增强其功能。因此可以说，通过少食，使身体更加消瘦，甚至感到头晕、乏力、走路摇晃时，才是改善体质的极好机会。

当然，一般人见到少食而变得更加消瘦的情形，一定会指责这种方法，这也是可以理解的。但不可因为受人指责，就否认其卓越的功效。其实，这暂时的消瘦，正是为将来胖起来打下了基础。下面的例子就足以说明这一点。

有一位48岁的妇女，身高155厘米，体重37公斤。她从姑娘时候起，就非常消瘦，老是想胖一点，但总是胖不起来。而且，还患有严重的胃下垂，食欲不佳，稍微多吃一点，就感到胃脘痞闷，腹部胀满，很不舒服。身体极易疲倦，并经常头痛。不仅长期服用止头痛的药物，而且还试用许多疗法，但都只能取一时之效，非常苦恼。

后来，为了从根本上改善体质，经朋友介绍，来到笔者医院住院，实行少食疗法。笔者让她废除早餐，每日只吃两餐，每餐仅喝糙米粥一碗。患者严格遵嘱而行。

在现代医学看来，胃下垂患者实行一日两餐制，是鲁莽而不合常理的疗法。现代医学的权威人士，经常在报纸的健康咨询栏目中发表文章说，胃下垂患者要少量多餐，每日吃4～5餐，还要多摄取优质蛋白。一般人看到这样的说法，都会觉得很有道理。然而，究竟实行这样的饮食疗法，使胃下垂真正得以治愈的又有几人呢?

这位患者住院后，每日仅喝两次糙米粥，每次一碗。这样一来，很快就出现效果。长期以来，患者缺乏食欲，即使到进餐的时间，也觉得胃中饱胀，毫无饥饿之感。而现在却好像觉得进餐的间隔时间延长了许多，等不到进餐时间，就感到腹中空空，非常饥饿。后来，笔者让其增加点副食，就是每次喝粥时，吃200克豆腐。即使这样，患者也能很好地消化，仍然时常感到饥饿。虽然消化功能有所改善，但由于严格控制食量，患者的体重却逐渐减轻。经过一个月，体重降到了32公斤，比原来减少了5公斤。

一般情况下，总是想胖点的人，突然变得更加消瘦，一定会感到恐惧不安。但是，由于这位患者事先听了笔者的详细解释，有了充分的思想准备，所以，面对体重减轻，也能泰然处之，并没有特别害怕。不过，较为麻烦的是，前来医院探视的亲戚、朋友等，见到患者更加消瘦，都十分担心，总是问患者:“这样消瘦不会出问题吗?不会发生营养不良吗?”因此，笔者生怕他们影响患者的心情，动摇其治疗的信心。

所幸的是，患者虽然比原来更消瘦，但自觉症状却迅速好转。因此，其他人的种种担心，并没有动摇其坚持少食疗法的决心。

以后，患者体重没有继续下降。过了一个半月，患者对笔者说："先生规定的食量，吃了就像没吃一样，稍过一会儿就饿了。"从其表情和口气可以得知，她是想让再增加点食量。但是，笔者并没有遂其所愿，而是耐心地劝告她再忍耐一段时间。

患者仍然维持这样的食量，到2个月时，胃肠的功能大为改善，进餐不久，就感到饥饿难忍。而且，持续多年的顽固性头痛也彻底消失了，令患者高兴不已。于是，笔者让她将糙米粥改为了糙米饭，仍然是每餐一碗。由于胃肠的消化吸收功能增强，摄入的食物能被充分消化吸收，供身体利用，因此，每天仅吃两小碗糙米饭和简单的副食，体重却开始逐渐增加。患者住院70多天。出院后，恢复正常饮食，体重迅速增加，轻而易举地突破了刚住院时的37公斤，最后达到45公斤。而且，胃肠功能更加旺盛，几乎每次都等不到进餐时间，就感到饥饿难忍。长年苦恼的胃下垂也完全治愈了。肩背酸痛、怕冷等症状也没有了。每天能精力充沛地工作，即使干体力活儿也不感到疲劳。患者高兴地说："这对于我来说，真是迎来了第二个青春。"

由此可见，不合常理的少食疗法，却能调动机体的奋力抗争能力，不仅能使胃肠功能增强，消瘦的身体变胖，而且还能使体质得到根本改善。

相反，如果不是减少饮食，而是老怕营养不良，经常大食、饱食，以求营养充分，这样看起来好像是合理的，但却使机体处于被动状态，没有改善消化吸收功能的动力，因此，体质将永远得不到改善，消瘦的身体当然也无法胖起来。

八、服务至上反能兴业

不合常理的方法，不仅可以成为改善体质的秘法，而且用于其他方面，也有极为重要的价值。如用于商业、企业，可促使商业繁荣、企业兴旺；用于事业，可促进事业发达。

首先举个例子加以说明。大阪市某街内，并排着K与M两家袜子公司，制作和销售袜子。因为两家公司规模相当，做同样的生意，一般来说其销售额应大致相同。然而，事实却并非如此。M公司的生意非常萧条，门庭冷落；而K公司的生意却格外兴隆，每日顾客盈门。

并排两家公司，为什么会有如此显著的兴衰差别呢？起初人们感到不可思议。后来，经过仔细调查了解，终于发现了其中的奥秘。虽然两家公司做相同的生意，但其经营思想却完全不同。M公司的老板，唯利是图，总是计算着卖一双袜子可以赚多少钱，因此，不注重袜子的质量，一味地抬高价格。而K公司却与其不同，他们首先想的是顾客的利益和幸福，尽量使人们穿上物美价廉的袜子，因此特别注重提高袜子质量，降低生产成本。这样，一以赚钱利己为目的，一以服务利人为宗旨，经营思想的差别，自然导致生意兴衰的不同。

一般人认为，做生意就是为了赚钱，只有赚钱多，自己才能过上富裕的生活，如果做生意先考虑他人的利益，将自己的幸福放在次要地位，那将永远不可能过上富裕的生活。然而，事实却正好与这种想法相反。将自己赚钱放在首位的人，不仅无法过上富裕的生活，而且往往导致破产、失业。而将他人的幸福放在首位的人，反而使生意越来越兴隆。而且，在他人获得幸福的同时，自己也必然受益。

这一原理同样适用于今天越来越商业化的医疗事业。如一部分医生唯利是图，不注意提高医疗质量和服务水平，老是计算着收一个病人住院能赚多少钱。与此相反，另一部分医生，则把患者利益放在首位，想方设法提高医疗水平和服务质量。那么，究竟哪种做法能真正取得成功呢？笔者认为，从长远的眼光来看，必然是后者。

因此，要想真正使商业、企业和事业等得到发展，就必须放弃“赚钱利己”的所谓合乎常理的想法，树立不合常理的

“服务利人”的思想。

九、夫妇性格不合有助于彼此性格的改变

改善体质秘法中所蕴涵的原理，不仅对发展商业、企业和事业有重要意义，而且在改变夫妇性格方面也极有价值。

夫妇本来是由属阳的男性与属阴的女性相结合而成的。阴阳调和，自然比男性与男性（有阳无阴）、女性与女性（有阴无阳）一起生活合适。但是，男性之中，有强阳性、弱阳性之分；女性之间，有强阴性、弱阴性之差。这样，男女相配，自然会有性格相合者，也有性格不合者。

在现实生活中，人们寻找结婚对象时，总想找与自己性格最相投的异性。这一愿望是非常好的，但却不一定能够实现。因为人类是最善于伪装自己的，所以，短短一两年的交往，很难完全了解对方。很多人往往在结婚以前，看对方满是优点，毫无缺点，而在结婚以后，才逐渐认识对方的真相，致使对方在自己心目中的美好印象彻底破灭，不得不哀叹“结婚是爱情的坟墓”。事已至此，很多夫妇觉得无可奈何，只好凑合着过下去。但他们并不甘心，一有时间，还是苦思冥想：“若能与真正性格相合的人结婚该多幸福啊！”

一般人都认为夫妇性格完全相合是最理想的夫妇。但是，如果我们将男女的性格进行详细分析的话，就会发现，这些性格并非都是好的性格，而是有好有坏。若两个具有同样不良性格的男女结合，就不一定是最理想的夫妇。因此，笔者认为，为了改变自己不良的性格，倒是找与自己性格不太相合的异性结婚更为理想。

强阳性的男子与强阴性的女子结婚，阴阳高度调和，有可能成为很好的夫妇，但是，不一定对改变彼此不好的性格有益。因为彼此性格过于相合，没有什么矛盾，所以不具备改变彼此不良性格的条件。也就是说，强阴性与强阳性结合，正好起到中和作用，绝对没有必要使强阴性向强阳性转变，或使强阳性向强阴性靠近。因此，强阴性者将永远是强阴性，而强阳

性者也永远是强阳性。

现实生活中也确是如此，性格极为相合的夫妇，彼此的性格很难得到改变。而性格不太相合的夫妇，却在很大程度上存在着改变彼此性格的可能性。因为如果彼此不注意改变自己的性格，就很难期待家庭生活的美满。

因此，如果不想改变自己的性格，而又想与对方安度一生的话，就必须找与自己性格极为相合的异性结婚，如果与性格不合的异性结婚，就会很快陷入离婚的境地。相反，如果想改变自己的不良性格，那么，找与自己性格不太相合的异性结婚，则会更为有益。

据说，有名的古希腊哲人苏格拉底就与其夫人的性格不合。然而，正是由于彼此性格不合，才发挥了相反相成的效果，使其成为千古名人。

性格不合的男女结合为夫妇，从常识来看是极不合理的，但这却是改变夫妇性格的秘诀。

当然，性格不合的男女结合为夫妇，对改变性格有益，并不是绝对的。凡事都有一个程度和界限问题，超过一定的程度和界限，就会走向反面。如性格不合的男女要想成为美满的夫妇，那么，其性格不合的程度，就必须在彼此所能承受的范围之内。如果通过彼此最大的努力也无法相互适应的话，就不可能有美满的婚姻。也就是说，无视双方改变性格的能力，而强行使性格极度不合的男女结合为夫妇，也是非常愚蠢的。这一点必须注意。

十、不合常理运动的锻炼效果

近年来，日本的汽车产量迅速增加，大城市自不必说，就连偏僻的农村都跑满了汽车。因此，绝大多数的人外出都不再步行，而养成了乘车的习惯。由于人们长期不用自己的腿脚行走，自然使腿脚的力量逐渐减弱。

这样的现象，已经引起许多有识之士深深的忧虑。为了防止人们腿脚力量的减弱，许多人发起了“万步运动”。所谓

"万步运动"，就是让人们每日步行或跑一万步，以锻炼腿脚的力量。但是，每日步行一万步，需要相当长的时间。慢慢步行的话，大约需要1个半小时。而每天步行1个多小时，对于工作繁忙、时间就是金钱的现代人来说，是很难做到的。因此，一些人又考虑，难道没有用较短时间就可达到锻炼腿脚目的的方法吗？于是，没过多久，社会上出现了各种各样的健身器材。这样，一些人不再步行或跑步，而是借助所谓的"脚蹬车"、"跑步器"等健身器材来锻炼腿脚的力量。这种方法固然节省时间，但却需要很多金钱，因此并非人人都可办到。

而笔者在这里介绍的锻炼法，却是不同寻常的方法。它既省时间，又不费金钱，且功效非凡。这就是西氏健康法（西胜造先生创立的保健法）中的毛细血管运动。其动作要领就是取仰卧位，手足垂直向上举起，两手两足作微微抖动（具体做法将在后面详细说明）。每天坚持练习毛细血管运动，不仅可以锻炼腿脚力量，还可改善手足的血液循环，增强心血管系统的功能，因此受到有关人士的高度评价。

万步运动和毛细血管运动都有增强腿脚力量的作用，那么二者作用机理和效果究竟有何不同呢？我们知道，万步运动就是日常的步行运动，手足在心脏之下，就是说手足的位置比心脏低。而练习毛细血管运动时，两手两足必须举在心脏之上进行，就是说手足的位置要比心脏高。正是由于这样的手足与心脏位置的不同，导致两种运动的效果差别。

为了从机理上说明这一问题，这里稍微解释一下肌肉运动的情况。我们在运动时，肌肉进行收缩，必然需要一定的能量。而这些能量又需要由碳水化合物、脂肪、蛋白质等营养物质供给。这些营养物质化为能量的机制非常复杂，因为大家并非学习这一专业，所以这里没有必要详细介绍。简而言之，那就是我们摄取的食物被消化、吸收后，变为葡萄糖、脂肪酸等能源物质，再通过血液循环，输送到周身，其中一部分到达肌肉组织，以补充其运动消费的能量。当然，葡萄糖、脂肪酸等能源物质，并不能直接使肌肉运动。直接使肌肉运动的化学能量是由葡萄糖、脂肪酸等物质产生的ATP（三磷酸腺苷）。这种能量平时储存于肌肉之中，供需要时所用。

肢体运动时，肌肉不断收缩，就要消耗能量。为保证肢体持续运动，就必须不断地补充能源。那么，如果运动时，手足在心脏之下，血液就可迅速流向手足。这样，手足所需要的能源，就可很容易地通过血液中的葡萄糖等得到补给。万步运动的场合，手足位置较心脏低，所以，手足能源的补给非常容易。

然而，毛细血管运动的场合，手足位置高于心脏，难以迅速而充分地获得必需的血液，以致手足处于一定程度的缺血状态，使手足部位的葡萄糖、脂肪酸等能源物质供给不足。为了应付这样的困难局面，手足肌肉就必须改善功能，事先储备大量的能量。因此，如果每天实行毛细血管运动，经过短时间的努力，就可使肌肉功能改善，耐力增强，即使以后遇到局部血液循环不太好，也可轻松地运动。

由此可见，这种不合常理的毛细血管运动，与合乎常理的万步运动相比，不仅可节省大量时间，具有很大经济价值，而且功效也胜其一筹，可谓锻炼肌肉功能的秘法。

十一、难消化食物的健胃效果

前面谈到，用不合常理的运动，能使肢体得到很好的锻炼。同样的道理，吃难消化的食物，也可起到健胃的效果。

长期以来，在饮食养生方面，每当论及各种食品的营养价值时，一些营养专家总是说这种食品容易消化，营养价值高，那种食品难以消化，营养价值低。告诫人们尽量吃好消化的，不要吃难消化的。例如，在评价精细的白米和糙米的营养价值时，总认为糙米难消化，不适合作主食。

关于糙米是否真的比精白米难消化的问题，笔者在这里暂且不谈。这里只想谈谈我们在选择食物时，总是挑选那些所谓容易消化的食物是否对身体有益的问题。如果只选择容易消化的食品对身体有益的话，那么，碳水化合物类食品中的砂糖、葡萄糖或酒精等，吸收最快，进入体内就可迅速成为身体利用的能源，因此，人们就应该主要摄取这些食品。然后，再补给一定量的维生素、矿物质就可以了，不必吃米、面、蔬菜等食物。然而，事实上这样做并不能得到好的结果。

目前，正如许多有识之士经常警告地那样，现代人的体质越来越虚弱。在我们这样的物质文明高度发达的社会中，胃肠消化能力差、皮肤功能弱、循环系统功能不良的人显著增加。如果让这些人像我们的祖先那样，过自然的生活，如大口大口地吃糙米饭和生蔬菜、饮用生水、冷水浴身等，那么，必定很快就会病倒。而造成现代人如此虚弱的原因之一，正是人们受现代营养学的影响，偏爱所谓容易消化吸收而营养价值高的食品。

的确，与摄取砂糖相比，吃米饭的话，消化吸收较费时间，胃肠要付出较多的劳动。而与吃糙米相比的话，吃精细的白米又较容易消化，胃肠的负担可以得到某种程度的减轻。然而，笔者并不推崇容易消化的、被视为文明食的精白米，而让人们尽量吃难消化的糙米，就是生怕长期吃精白米导致胃肠虚弱化。现实生活中确实发现，长期只吃白米饭的人，其胃肠只习惯于消化白米，如果突然改吃糙米，就很难消化，往往会感到胃部不适，腹部胀满。可见其胃肠功能多么虚弱。

吃蔬菜也是这样。如果长期全吃炒熟炖烂的菜，虽然好消化，却容易导致胃肠功能减弱。

相反，如果不吃熟的食物，而吃生的食物，如吃生糙米、生蔬菜等，从常识上看，好像是极不合理的饮食法，但实际上却是改善胃肠功能最有效的饮食法。

生糙米难以消化，这是现代营养学的基本常识。然而，如果我们通过吃生糙米，能使虚弱的胃肠逐渐适应，功能不断增强的话，何乐而不为呢？人们果真能够这样认识问题的话，就不会理睬现代营养学家所推崇的“尽量吃容易消化食物”的理论。因为遵照现代营养学的理论去做，尽选容易消化的食物吃，不仅无法使胃肠的消化吸收功能得到增强，反而会使其变得更加虚弱。

当然，必须注意的是，虽然说吃难消化的食物可以增强胃肠的功能，但却不可鲁莽行事。以前长期只吃熟食的人，突然改为只吃生糙米、生蔬菜的饮食生活，是极为错误和危险的。至于应当如何从吃熟食转变为吃生食，后面再详细说明。

总之，吃难消化的食物，乍看是不合理的，但却是增强胃肠功能的秘法。胃肠功能虚弱的人，在一定时期内，暂时吃容易消化的食物，以期胃肠功能恢复，固然是正确合理的养生法。但是，其功能恢复后，还一直吃同样的容易消化的饮食，以致养成习惯，就不一定有益。因为一旦养成这样的习惯，在遇到特殊情况而需要吃难以消化的粗食、生食时，就很难耐受。所以，笔者认为，胃肠虚弱的人，一旦胃肠功能恢复后，为进一步增强其消化吸收功能，改善体质，就有必要逐渐地、一点一点地练习着吃所谓难消化的食物。如以前尽吃容易消化的熟食，而现在则一点一点地改吃难以消化的生蔬菜、生糙米等，哪怕每日仅吃一次也好。

为改变体质，就有必要有意识地逐渐改变自己的饮食生活。然而，在现实生活中，很多人往往认定某些食物适合自己的体质，采取永远不变的方针。其实，这并非明智之举。应该懂得，一个人的体质绝不是一成不变的。不管自己是阴性体质或阳性体质，如果经过长期努力，改变饮食习惯的话，体质是可以改变的。而随着体质的转变，也有必要改变饮食习惯。

关于饮食习惯与体质的问题，后面再详细论述。现在先谈谈与营养消化吸收有关的咀嚼问题。

我们知道，口腔是消化食物的起始器官。一些养生家认为，摄取食物后，首先应在口腔中进行充分咀嚼，使其成为细烂的泥状食团。而这样的食团进入胃肠后，不仅有利于被消化吸收，同时可减轻胃肠负担，起到保养胃肠的作用。著名的弗莱彻主义（即少食主义或咀嚼主义，是美国作家霍勒斯·弗莱彻提出的一种养生法）就是这一思想的典型代表。同时，咀嚼主义者还认为，充分咀嚼食物的饮食法，可以减少饮食量。因为如果将一口食物咀嚼100～150遍，使其成为极细的泥状食团，就有利于营养物质的消化吸收，那么，即使吃得较少，也可以满足身体需要。

不可否认，充分咀嚼的方法对于虚弱的胃肠来说，确实具有保养作用。但是，如果胃肠的功能已经恢复，有必要改用锻炼和增强胃肠功能的秘法（即所谓不合常理的方法）时，却一成不变地继续坚持这种所谓合理的咀嚼主义，其结果又会如何呢？

笔者有一位朋友，常给爱犬喂糙米吃。有一次，笔者看到那犬吃糙米食的样子，不禁感到吃惊。满满一大盆糙米食，不大一会儿，就被其大口大口地吃个精光。那位朋友笑着说："你看，这样的糙米，它不咀嚼就咽下去，也能很好地消化吸收，胃肠毫无损伤。而且，它自从吃糙米后，反而变得更加结实，每天欢蹦乱跳的，真是不可思议。"看到这样的情景，笔者不由得感慨万千。如果我们人类的胃肠也能如此健壮该多好啊！

其实，这也并非十分困难。笔者就见到不少胃肠如此结实的人。如在笔者这里治疗的一位女性患者，每天仅吃生蔬菜和生糙米，持续时间已达1年零10个月。

这位病人曾患慢性肾炎13年，用多种方法治疗，都无济于事。1969年秋，来笔者医院就诊。最初，她希望实行断食疗法，但是，由于体力较差，没有实行，只得先用完全的生菜食疗法。

所谓完全的生菜食疗法，就是将5种以上的生蔬菜（根与叶同量）绞为泥状食用。每日食用量为1200～1500克，分2次吃。除此之外，不吃任何主食和副食。吃生菜泥时，连调味的食盐、酱油都不用。实行这样的疗法后，其体重逐渐减轻。未吃生菜食之前，其体重为43公斤。但吃生菜食后，过了100多天，就减为32公斤，比原来减少11公斤。而且，由于吃完全的生菜食，使体温下降了1℃左右，变为35℃多。这样的体温，如果在夏天的话，当然会觉得舒服，不会怕热，不会流汗。但当时正好是寒冷的冬天，患者自然感到格外寒冷。但与怕冷相比，患者更为担心的是体重的下降，几次对笔者说："先生，这样下去没有危险吗？而且，每天这样饥饿，确实难以忍受。"于是，笔者让她除生菜食外，再稍微吃点生糙米粉。就是将生糙米碾为粉，用舌头舔着吃，午晚两餐各吃100克。虽然是生糙米粉，但是对于长期饥饿的人来说，吃起来就像蜜糖一样甘甜。当然，没有亲身体验的人，是不可能真正理解的。

患者吃生糙米粉后，就将每日生蔬菜的量减到了1000克左右。即使这样少的饮食，而且在寒冷的二三月份，其体重却开始逐渐回升。到6月份，体重就升至38公斤。而且，病情逐渐减轻，乃至痊愈。最初，其血压为210/120毫米汞柱，半年后，降至120/80毫米汞柱，完全达到正常范围。尿检结果表明，不仅尿中蛋白完全消失，变为（－），而且红细胞也基本见不到。这样，到了那年夏天，患者终于在时隔13年后，重新能下田干农活了。因此，她十分珍视这一疗法，决心长期坚持实行，并经常高兴地对人们说："生菜食疗法使我变得这样健康，简直不敢想象。"

现在，她仍在坚持实行上述饮食法，身体显得更加健康，就像换了一个人似的。即使整天下田干活，也不觉疲劳，夜里还睡得很香。笔者本来想将这位患者的血液、尿液检查的情况，列表向读者介绍，但由于版面有限，只好加以省略。

另外，这位患者最初吃完全生菜食时，没有很好将生菜捣烂绞碎，以致影响营养物质的消化吸收，很快引起严重的口角炎（俗称锁口疮、口角疮），两侧都有，非常苦恼。类似这样的情况，她在以前多吃水果和腌渍蔬菜等难消化食物时也常发生，因此，可以判定还是其胃肠功能虚弱的缘故。为减轻其胃肠负担，有利于营养物质的消化吸收，笔者让她格外注意，尽量将生菜绞为泥状后再食用。这样一来，没过多久，口角炎就基本痊愈了。但是，有时特别饥饿，除吃生菜外，再吃苹果、橘子等水果的话，往往引起复发。因此，笔者让她尽量不吃水果。

然而，患者坚持食用完全生菜食1年后，情况却发生很大变化，即使多吃点水果，或者生菜绞得不太细，也不再出现口角炎的现象。最近，她吃生菜已经不需要用机器绞碎了，而是直接嚼着吃。即使这样，胃也不觉得难受，口角炎也未复发。有一次，她一下带皮吃了10个香瓜，也没出现任何问题，真是令人惊讶。患者还笑着说："将萝卜、胡萝卜等生菜用机器绞碎后再吃，不如直接用口连根带叶嚼着吃味道香甜。"

对一般的人来说，如果不将生蔬菜绞碎，每日吃1公斤，还不加食盐等调味品，再喝2升生水，一定会导致胃肠功能障碍，出现腹胀、腹泻等症。然而这位患者却毫无问题，只是常感饥饿，想多吃点，说明其胃肠功能已非同寻常。由此可见，即使我们人类的胃肠，通过适当的锻炼，也能够成为像笔者前面所说的爱犬等动物那样结实的胃肠。希望人们能认识到这一点。

相反，如果这位患者认为自己的胃肠虚弱，一直严守"咀嚼主义"，不敢吃生菜、生糙米等难消化的食物，那么，可以断言，她的胃肠绝不会变得这样强壮。因此，笔者认为，所谓合理的"咀嚼主义"的饮食法，只不过是暂时的治病对策，而在增强胃肠功能方面，其作用是值得怀疑的。

不仅在改善胃肠功能方面是如此，即使在改善整个体质方面，也是如此。许多合乎常理的方法往往难以奏效，而不合常理的方法却奇迹般地达到了目的。在临床医疗中，这样的实际例子举不胜举。那么，为什么会出现如此现象呢？对于这个问题，我们完全可以用现代医学中赛利艾的应激反应学说来解释。也就是说，机体都有一定的抗争和适应能力，在遇到某种刺激后，可做出种种反应，以对付体内外条件的变化，求得自身的生存。因此，我们应当很好地利用机体这种抗争和适应能力，来改善自己的体质。

不过，必须提醒大家注意的是，机体的适应能力是有一定限度的，并不是无限的。如果一下子给予机体的刺激，远远超过其适应能力，那么，不仅达不到改善体质的目的，反而会大大损坏身体，甚至危及生命。因此，我们在实施改善体质的方法时，要力戒这样“矫角杀牛”的蠢事，而应当采取循序渐进的方式，将刺激的程度始终控制在机体所能适应的范围之内。

十二、脑子勤用反而更灵

不合常理的锻炼法，不仅对改善胃肠、皮肤、腿脚的功能有效，即使对改善大脑功能，也有不可低估的作用。

最近，从电视的“世界真奇妙”等节目中，看到许多令人难以置信的事情。如有的人对数字的记忆超乎寻常，很长的数字，能在极短时间内记住，并倒背如流；有的人，虽然双眼被蒙，却能轻松地驾着汽车钻过狭窄的门洞；还有的人，能独自进行庞大的管弦乐队演奏。实在令人钦佩。

那么，他们这些超乎寻常的本领，究竟是如何得来的呢？当然，在他们身上，可能有某种天赋的才能，但是，像这样惊人的本领，绝不是生来就有的，而是长期坚持不懈、刻苦训练的结果。因此可以说，无论身体也好，头脑也好，只要经过适当的锻炼或训练，都可能取得令人难以想象的成果。

关于大脑功能与训练的关系问题，时实利彦先生在其所著《脑与人类》一书中作了精辟的论述。他说：“我们的脑组织在20岁左右就基本发育成熟，以后，一般不再发育。不仅不再发育，而且，如果不经常用脑的话，好容易发育成熟的脑组织，还会迅速老化，功能逐渐减退。因此，要想保持和改善大脑功能，就必须勤于动脑。”

“那么，为什么只有勤于动脑，才能保持和改善大脑功能呢？对于这一问题，可以电脑为例加以说明。我们知道，无论多么先进的电脑，如果经常放着不用的话，那就像有宝贝不去利用一样，白白糟蹋了好东西。而只有经常使用，才能发挥其作用，实现其价值。而且，越是高级的、先进的电脑，就越要在使用方面下工夫，了解其性能，掌握其用法，设法编创新的程序，不断开发新的软件。也就是说，好的电脑硬件固然重要，而熟练地使用和不断开发新的软件更为重要。所谓电脑硬件，是指由晶体管、磁芯、印字机等组成的机器本身。所谓电脑软件，是指供电脑使用的各种程序。目前，虽然世界各国仍在不断地研制和生产新的电脑硬件，但更加注重的是软件的开发和应用。许多电脑公司，最初往往将百分之百的精力和经费用于硬件的研制和生产，而现在却大有转变，将一半以上的经费用到了软件开发方面。这样，必然会使电脑的作用得到进一步发挥。”

我们人类大脑的作用能否得到充分发挥，也与上述道理相似。一般的人，自幼通过优越家庭环境的熏陶和学校教育等因素，都可使脑组织得到很好的发育，到20岁左右，即可形成功能良好的大脑“硬件”。然而，20岁以后，要想使这功能良好的“硬件”充分发挥作用，还必须勤于动脑，加强头脑的训练，也就是加强所谓“软件”的开发和利用。而且，只有持之以恒地加以训练，活到老，用到老，才有可能永保其良好的功能，延缓其衰老过程。否则的话，不仅不能充分发挥其作用，还会加速其衰老过程。

另外，英国历史学家阿诺尔特·特印毕教授，用其亲身的经历，证实了这一理论。他虽然已年过八旬，但头脑还十分清晰，每天都在精力充沛地进行脑力工作。在《特印毕访谈录》一书中，特印毕教授谈到这一点时，深有体会地说：“我之所以至今还能如此精力充沛，头脑清晰，正是经常勤于动脑的结果。虽然我并不是每天工作到深夜，但总是持之以恒地坚持每天工作，从不间断。”

总之，笔者认为，只有勤于动脑，甚至进行“辛苦”一点的脑力劳动，才能使头脑得到有效的锻炼。而怕动脑子，总是想让大脑休息的所谓合理的方法，绝不可能达到锻炼头脑的目的。

十三、艰难困苦有助成才

锻炼身体需要吃点苦头，改造精神、磨练意志、陶冶情操也不例外。自古以来，就流传着“心爱的孩子不可娇生惯养”、“艰难困苦，玉汝于成”等格言。这些格言告诉我们，要想使孩子成为吃苦耐劳、坚强不屈的有用人才，就有必要用所谓不合理的方法进行培养，让孩子从小吃点苦头。

对孩子来说，谁都希望能在父母无微不至的关怀和照顾下成长。对大多数父母来说，也都是极为疼爱孩子，总怕自己心爱的孩子吃苦。这样的心情是完全可以理解的。然而，总是让孩子过娇生惯养的生活，衣来伸手，饭来张口，一点苦也不吃，能培养出社会需要的有用人才吗？也就是说，这样的孩子长大后，能适应艰苦环境和战胜各种困难吗？

事实证明，在物质文明高度发达的今天，许多人总是按照现代医学和营养学的观点，过分追求舒适的生活环境和充足的营养，室内装空调，冬不怕冷，夏不怕热，每天还美食、饱食，结果，使体质难以得到改善。同样的道理，在生活环境过于舒适的家庭中，也很难使孩子的精神得到陶冶。

与此相反，有的人自幼离开父母，到他乡异地受锻炼，备尝生活的艰苦，却造就了坚强不屈的精神，成为社会的栋梁之材。当然，让自己疼爱的子女到他乡异地受苦，确实觉得可怜，父母的心情肯定是非常难受的。然而，这却是造就孩子坚韧不拔精神的秘诀。

近年来，日本的教育界，一味向欧美学习，以“侵犯人权”、“无视人权”为罪名，否定原来严格的教育方针，实行了所谓合理的民主教育方针。在这种方针指导下，老师教学和学生学习似乎感到轻松，没有多少负担。然而，这样的教育，能否使学生的精神得到充分的陶冶，是值得深刻反省的。笔者痛感社会的物质文明越发达，人们越要牢记“心爱的孩子不可娇生惯养”和“艰难困苦，玉汝于成”的格言，对孩子进行严格的教育。某些严格的教育方法，虽然看起来似乎不太合理，但对精神和身体的改造，却是十分必要的。

而现在实行的教育方针，可以说是娇宠式的教育方针。长此下去，必然给子孙后代造成无法弥补的损失。当然，笔者这样说，绝不是推崇过于严酷的教育方针，必须防止从一个极端走向另一个极端的错误做法。

总之，希望读者通过以上列举的大量事例，真正懂得何为改善体质的秘法。

第二章 虚弱体质的种种表现

前一章，笔者列举大量事例，从不同角度论述了何为改善体质的秘法，即虚弱体质得以增强的秘诀。那么，究竟何为虚弱体质呢？为使大家充分认识这一问题，下面就重点介绍一下虚弱体质的种种表现。

所谓体质，可以说是人的精神、身体所表现出来的不同特性。关于体质的分类，有各种各样的方法。如医学上常将人的体质分为交感神经紧张型、迷走神经紧张型。胸腺淋巴结体质、内脏下垂型体质、哮喘体质等，也常作为医学用语使用。而调查男性体型与性格关系的克雷奇默的身心综合分类法研究，更得到医学界高度的评价。

另外，东洋医学往往将人的体质分为阴阳两大类型，即阴性体质和阳性体质。而在民间，也有人将体质分为酸性体质和碱性体质两类，或称酸中毒型和碱中毒型。

总之，人的体质，实际上有各种各样的类型。而且，即使同样类型的体质，其程度也因人而异。如同样是虚弱的体质，有的则比较轻微，有的则相当严重。必须清楚这一点。

那么，虚弱体质的人，究竟有哪些主要表现呢？为了使大家对这一问题有较全面的了解，下面就对其表现一一加以介绍。

一、有的人吃点糙米就胃痛

自从人们认识到加工食品的危害以来，自然食的潮流就在各地迅速兴起。当然，所谓自然食，并不等于糙米食。然而，即使在我国目前这样科学发达的文明时代，仍有不少人坚持认为：只有以糙米为主食的饮食生活，才是保证人类健康的正确的饮食生活。有的人甚至积极从事糙米食普及运动，认为这是对国民健康和幸福有重要意义的事。由于糙米食普及运动的开展和食品公害的影响，近年来吃糙米食的人越来越多。仅从做糙米饭的高压锅销量迅速增加来看，就足以证明这一点。

目前，人们已经逐渐认识到精白米、精白粉面包、白砂糖等所谓的现代文明食，对身体有巨大的危害。这正是许多有识之士积极地开展饮食启蒙运动所起的作用。当然，这仅仅是一个良好的开端。今后，如果可能的话，应该进一步在全国范围内开展废除精白米、精白粉面包、白砂糖，提倡吃糙米、黑面包、黑砂糖运动。为了推动这一运动的开展，笔者也写了《关于精白米之害》一书，详细论述了精白米对人体的危害，希望能对大家有所裨益。

然而，有许多事情，看起来非常简单，做起来却并不容易。普及糙米食就是这样。有一些人，由于长期以精白米为主食，已经形成习惯，而突然改吃糙米，便引发胃痛、口腔炎、舌炎等病症。这样，好不容易决定的行动，不得不半途而废。而且，遇到这样的情况时，他们往往感到迷惑不解，心想：不是说吃糙米能增进健康吗，为什么我吃了糙米反而引起如此意想不到的病症呢？

另外，许多宣传糙米食好处的人，见到这样的情况，又很难作出令人满意的解释。有的说吃糙米食引起胃痛、口腔炎等症，可能是由于吃得太多，或咀嚼不够充分所致；有的说胃痛不一定是吃糙米所致，恐怕是副食不当或吃零食引起；有的说可能是因为生水、茶水的饮用方法不当，或摄取盐分不足所致；还有的说可能是吃糙米食的人原来患有胃溃疡等胃肠疾病。

然而，笔者认为，遇到这种情况的时候，首先要谦虚地接受这一事实，进而详细地分析其原因。分析原因时，不仅要考虑饮食的原因，更要考虑体质的因素。

笔者确实也曾遇到过不少这样的情况。如有的人听说糙米食营养全面，生蔬菜富有营养，如果再配上海藻类、油炸豆腐干等副食的话，就可谓再好不过的饮食，于是立即付诸行动。然而，刚吃了两三天，胃部就堵闷胀痛，难以继续坚持，必须改吃几天糙米糊样的流食才能够恢复。这样的人，平素胃肠都比较虚弱，往往稍微多吃点油腻的副食（即使是用植物油炒的菜），或者在宴会上稍微多喝点酒，第二天就会感到心窝及右季肋等处非常难受。因此，他们与那些大吃浓浊厚味食物、痛饮美酒而第二天却无任何不适的人相比，体质上有着显著的差别。这样的差别，希望饮食养生指导者能充分了解。

然而，实际上，关于病人或体质虚弱者的胃肠状况，没有亲身经历的饮食养生指导者是很难真正了解的，因此也就很难对其实施正确的治疗。正如佛教高僧日莲上人所说："未患其病，难得其治。"也就是说，身体健康的饮食养生指导者，无论如何从书本上或老师那里学习医学的知识，如果没有亲身体验的话，其知识不过只是停留在理论上，而距离真正的实际应用还相差很远。因此，笔者认为，这些饮食养生指导者，如果真正想了解胃肠虚弱者的实际状况的话，可以通过一次较长时间的断食来亲身体验。

一般的人，如果断食 3 ～ 4 周，每天仅仅饮水的话，身体尤其是胃肠会暂时地变得相当虚弱。因此，在断食结束后的恢复期间，特别是刚刚结束后的几天内，其饮食要格外谨慎，绝不可像平时一样大食、饱食。即使平素特别健康的人，经过近一个月的长期断食后，也绝不可麻痹大意。如果在刚刚断食后，不听指导者的意见，认为多吃点没有关系，那么，往往一次饱食，就可能立即遭到严重惩罚，损害自己的胃肠，造成终生遗憾。由此可见，断食刚刚结束后的胃肠，很像平素虚弱体质者的男肠，对于饱食、粗食的耐受能力极差。因此，平素身体健康、胃肠结实的人，通过较长时间断食，体验断食刚刚结束后的胃肠虚弱状况，就可以对平素体质虚弱者功能有所了解。

但是，从另一方面来说，胃肠虚弱的人，一见吃糙米引起胃痛等病症，就断然认为自己不适合吃糙米，于是立即改弦更张，又吃起原来的精白米和白面包来，这也确实是非常愚蠢而可惜的事情。笔者认为，如果自己虚弱，不适合吃糙米食的话，那么，就应该想办法改善体质，最后达到能吃糙米的目的。这才是有意义的。

关于体质虚弱的人如何才能适应吃糙米的饮食生活，将在后面详细论述。笔者在这里只是想强调，这部分人，无论如何也应该设法坚持吃糙米食，即使暂时不能吃糙米饭，而吃糙米糊也可以。只有这样，才能使体质逐渐改善，胃肠功能得以增强，真正获得健康和幸福。

二、有的人不能饮用生水

体质虚弱的人，不仅吃糙米容易引起胃痛等症状，而且，往往不能饮用生水。

我们知道，水是人体最重要的组成成分。人体中水分的含量约占整个体重的三分之二。从某种意义上说，在维持生命和健康方面，水的作用甚至比其他营养成分的作用更为重要。因此，一般认为，人体不可一日缺乏水分。也就是说，我们每天都应当摄入一定量的水（通过进食或饮水等方式）。即使施行断食疗法，要求人们在一两周内不摄取任何食物，也一般不限制水的摄入。当然，某些断食指导者，施行断食疗法时，也对饮水作一定的限制。但笔者不赞成这样做。

如佛教天台宗实行的所谓“回峰行”的修行法，就是在断食的基础上，还必须断水、断眠。这是一种极为严酷的修行法，要求修行者要连续九天断食、断水。目前仍健在的比睿山延历寺的叶上照澄禅师，就是这种“回峰行”的体验者之一。当时，他连续九天断食、断水后，脉搏都摸不到，瞳孔也散大了，监护的医师都以为他已经死了。可见实行限制饮水的断食法是非常危险的。

与此不同，如果在断食过程中，不限制饮水，那么，即使连续断食一个月，也不至于出现那样的危险。在笔者指导下，确实有人连续断食 35 天，每天仅饮生水，却非常精神，一点危险也没发生。

可见，对我们的身体来说，水是不可一日缺少的极为重要的物质。那么，我们究竟每日需要饮用多少水呢？应当如何饮用呢？对于这些问题，迄今为止，科学家还没有作出明确的回答。

前些年，东京某诊所所长马渊通夫先生，就以下的饮水问题，以问卷的形式，征询了数十名专家的意见。

①每日饮用多少水为宜？是少饮好，还是多饮好，理由如何呢？

②怎样的饮法为好？是一点一点慢慢地饮好呢，还是一下子大量饮用好呢，理由如何？

结果，所得到的回答极不一致。对于第一个问题，虽然只有少数人认为"多饮为宜"或"少饮为宜"，其余30多人都是中庸的意见，认为应"适当饮用"、"自然饮用"或"在身体需要时适量饮用"，然而，在中庸派中，仍有"亲水派"和"疏水派"之分。"亲水派"认为宜适当多饮，而"疏水派"则认为应适当少饮。而且，中庸派中的大部分人还认为，关于饮水量的多少和饮用方法等问题，必须在充分考虑人的体质、生活条件和水质等多方面因素的基础上来决定，不能一概而论。

可见，关于如何饮水的问题，至今仍然是众说纷纭，莫衷一是。看似非常简单的问题，却很难说得清楚。那么，下面简要地谈谈笔者对这一问题的看法。

关于水的饮用法：

①首先应该具备能轻松地饮用优质生水的身体（所谓优质生水，绝不是我们目前感到不放心的自来水）。

②不能饮用生水的人，可应用笔者倡导的体质改善秘法，逐步训练，改善胃肠功能，最后达到每日饮生水2升也毫无问题的程度。

③对想饮水者，绝不要强行限制。

④对不想饮水者，也没有必要强迫其大量饮用。不过，一般来说，为满足身体需要，每日应饮用2升左右的生水。

笔者之所以强调每日饮用生水，其理由之一，就是因为水有很好的解毒作用，能使体内多种毒物无毒化。记得在第二次世界大战刚刚结束后，某银行职员发生氰酸钾中毒事件，导致多数中毒者死亡。但是，有的中毒者及时饮用生水，却得以死里逃生。近年来，食品公害和药物公害泛滥，每天不知道会有什么样的毒物进入我们体内，因此，绝不可麻痹大意。为促使进入体内的毒物尽快排出体外，就有必要每天饮用一定量的具有解毒作用的优质生水。

然而，十分遗憾的是，虽说饮用生水对身体有益，却有很多人因体质虚弱而不能饮用。如严重胃下垂、内脏下垂的患者，就是典型的代表。笔者就常听这些人诉说："先生，我听说饮用生水对身体有益，但是饮用后，好像水总是停在胃里，心窝处觉得堵闷不舒，也不知道饥饿，用手按压摇晃腹部，还可听到咕咚咕咚的振水声。"的确，这些人的胃肠消化吸收功能极差，平时往往没有食欲，只是按照规定的吃饭时间，习惯性地进餐。而且，只要稍微多吃一点，就会引起严重的胃脘痞满堵闷症状，非常痛苦，必须在两三天内，尽量减少饮食，才能使这些痛苦的症状消失。对于这样的人，如果让其突然大量饮用生水，其结果会怎样呢？大概不难想象，多数情况下，会因胃部难受而大加抱怨。这时，如果让其尽量避免饮用生水，那么，胃肠状况又会很快好转。当然，经过这样的体验后，他们往往盲目地认为多饮生水对身体有害，无论谁都应该少饮生水，甚至对胃肠非常结实、每日能轻松地饮用 2 ～ 3 升生水的人，也建议限制饮用。

然而，这样僵化的认识，将自己虚弱的体质与他人结实的体质混为一谈，不能不说是一个极大的错误。可见，"根据体质情况来决定饮水多少"的理论，讲起来容易，用起来却很困难。

关于生水的好处，只有那些实际饮用后感到十分甘甜，每日饮用 2 ～ 3 升，不仅对胃肠毫无损害，反而觉得全身舒服的人，才能真正体会到。然而，平时能大量饮用生水的人，又很难了解不能饮用生水者的身体状况。

笔者在这里想指出的是，那些认为自己是阴性体质而不能多饮生水的人，形成终生不饮生水的习惯，是值得三思的。因为所谓的体质，绝不是固定不变的。即使现在体质虚弱，不能饮用生水，但是，通过一定的锻炼，体质改善后，是完全可以饮用的。如果锻炼到每日饮 2 ～ 3 升生水，胃肠也不出现任何问题，而且感到生水特别甘甜时，就没有必要再对饮用生水加以限制了。

这就牵涉到一个改善体质的问题。大家必须清楚，要使不能饮用生水的虚弱体质，变为能饮用生水的健康体质，并不是一件简单的事，必须循序渐进，长期努力。根据笔者的经验，短则需要 3 ～ 6 个月，长的甚至需要数年时间，才能真正达到目的。因此，让体质虚弱而不能饮用生水的人饮用生水，必须十分谨慎，讲究方法。关于具体的方法，将在后面介绍。

另外，还有一部分人，一喝生水，就引起腹泻。这也是属于不能饮用生水的虚弱体质。要使这样的人变得能饮用生水，也不十分困难。只要像上面所说的那样，循序渐进，坚持锻炼，是完全可以达到的。不过，刚开始多量饮用生水时，往往会很快引起腹泻，严重时会出现全身乏力、眼窝凹陷等虚弱症状。遇到这样的情况时，不必过于担心。经过几个月或一年的锻炼，体质会逐渐改善，症状也会随之减轻或消失。

总之，即使不谈饮用生水是否对身体有益的问题，单从体质来说，在现实生活中，确实有很多人因胃肠虚弱而不能饮用生水。这一点必须清楚。

三、有的人不能吃生蔬菜和海藻

战后已经20多年了。随着国民经济的飞速发展，近年来，市场上的食物越来越丰富。与此同时，面对琳琅满目的美味佳肴，难以抑制自己的食欲，每日饱食、美食，以致身体肥胖的人也迅速增加。因此，现代营养学家不得不改变饮食指导方针。也就是说，原来过于注重高热量、高蛋白质的饮食，而现在则要求摄取包括维生素、矿物质等成分在内的平衡的饮食。尤其是一些营养学家，特别推崇蔬菜和海藻类食物的作用。认为蔬菜和海藻类食物不仅含有丰富的维生素和矿物质，对健康有益，而且具有明显的减肥功效。可能是由于这样宣传的影响，使蔬菜和海藻类食物一下子被誉为美容健康食。许多希望减肥和追求美容的太太和小姐，开始放弃大鱼大肉，而大量地吃起生菜、水果、海藻等食物来。

但是，无论生菜、水果、海藻类食物多么对身体有益，而无限制地摄取是绝对不行的。因为现代人类的胃肠，与猪、牛等动物的强壮的胃肠不同。尤其是近年来，随着食物加工的精细化程度不断提高，人们的胃肠功能有越来越虚弱的倾向。其中有不少人稍微多吃点生菜或水果，很快就会引起胃肠功能失调，出现种种症状。如有的出现腹泻，有的则感到腹部胀满不舒，有的出现胃痛，甚至引起口腔炎、口角炎等，其舌苔多表现为白厚而黏腻。

前些日子，一位患口腔炎的主妇来院就诊，诉说口中疼痛，不能吃任何硬的食物，只能喝米汤等流食。经过仔细询问病史，才知道她也是吃最近流行的所谓美容食，即减少主食，大量吃自己喜欢的水果和洋白菜、莴苣等生菜所致。可见，只知道生菜、水果和海藻类食物对身体有益，不考虑自己的胃肠功能而任意大量食用，反而会损害身体。因此，希望人们要清楚这一点。特别是属于胃下垂、内脏下垂等虚弱体质的人，即所谓阴性体质的人，更要谨慎，绝不可突然过多食用生菜和水果等阴性食物。即使最近流行的生菜汁疗法，在实行时也要三思。

所谓生菜汁疗法，就是用数种生蔬菜，或配合少量水果，用绞菜机绞为泥状食用，或绞出汁液饮用。这种疗法，对于增进健康，或作为疾病的一种辅助治疗，确实有很好的作用，因此目前甚为流行。然而，必须注意的是，在实行这一疗法时，不可急于求成。常见有的人大量饮用，一次就喝 400 ～ 500 毫升，结果反而使胃肠受损。虽说生蔬菜汁或生野菜汁中的叶绿素对身体有益，但是，如果将其原汁不加稀释地大量饮用，即使非常结实的胃肠也容易受到损伤。当然，如果仅仅是短期饮用，如1～2个月，可能还问题不大，但长期饮用的话，如1～2年，就必须充分注意。

叶绿素浓度过高，会对皮肤和黏膜造成强烈刺激，引发局部发炎。如有的女性为了美容，将未稀释的生菜原汁涂于皮肤上，结果，常常引起皮炎，反而影响美容。因此，即使为了美容而往皮肤上涂生菜汁的时候，也必须根据所涂部位的不同，用橄榄油等将生菜原汁稀释8～12倍以后再用。

同样的道理，因生菜原汁对胃壁黏膜也有较强的刺激作用，所以在饮用时，也应当用水将其稀释3倍左右。然而，有许多人却不是这样。他们往往大量饮用不加稀释的生菜原汁，即使饮后感到恶心欲吐，也尽量忍耐，以为这样坚持下去便可获得健康。当然，大量饮用生菜原汁，对胃肠非常结实的人来说，在一定时期内，也许会有某些好处。但是，对胃肠虚弱的人来说，肯定会立即带来灾难，使健康受到损害。在现实生活中，这样的例子屡见不鲜。而这些人之所以会遭到如此的不幸，并非生菜汁之过，而是用不得法所致。

然而，这些吃了生菜汁苦头的人，往往对其失败的原因不详加分析，就轻易地改弦易辙。认为自己的体质不适合饮生菜汁，从此只吃熟食，与生菜汁等阴性食物断绝关系。笔者认为，这样的想法和做法是不妥当的。因为每个人的体质并不是终生不变的，而多数情况下，往往会随着各种条件的变化而发生某种程度的改变。如前面所介绍的那位患慢性肾炎13年的主妇，原来胃肠功能极弱，但是，坚持实行完全的生菜食疗法1年零10个月后，胃肠却变得格外结实。这就充分证明，即使阴性体质，通过适当的方法，逐渐摄取阴性食物，也可以转为阳性体质。

但是，社会上也有人反对这一观点。他们认为，从阴阳中和的理论来说，阴性体质的人，只有尽量少摄取生菜、水果、生水等阴性食物，多摄取经过烹调加工的阳性食物，才能使阴阳中和，身体健康。

当然，在日常饮食生活中，根据阴阳中和的理论，结合自己的体质，选择适合自己的食物和烹饪方法，如阴性体质选择阳性食物，阳性体质选择阴性食物等，也不失为一种合乎常理的饮食养生法。但是，正如笔者在前一章所强调的那样，改善体质的秘法，并不是那些合乎常理的方法，而是那些在一般人看来不太合理的、似乎有点奇怪的方法。因此，使阴性体质转变为阳性体质的秘法，并不是让阴性体质的人永远摄取适合自己体质的阳性食物，而是让其逐渐锻炼，摄取不适合自己体质的阴性食物。简要而言，这种改善体质的秘法，也是辩证法的无双原理的新的应用。不知大家是否可以理解。

那么，为使阴性体质转变为阳性体质，应当如何合理地摄取阴性食物呢？这是每个饮食指导者或健康指导者必须掌握的重要技术。在这里，或许有人对这样的技术持怀疑态度，认为这只不过是一种理论，不一定真有效果。关于这一点，笔者是可以理解的。不过，随着后面的详细解释和实际例子的介绍，相信大家会明白的。

总之，在日常生活中，确实有许多体质虚弱的人，因大量吃生蔬菜、水果和海藻类食物而使胃肠功能受到损害。笔者在诊疗工作中，就经常遇到这样的例子。导致这一失败的原因，固然有患者的因素，但更重要的是一些饮食指导者本身经验不足。如果能根据每个人的不同情况，进行正确指导的话，就不至于导致严重的失败。也就是说，我们在进行饮食指导时，一定要根据每个人的胃肠适应能力，逐渐地改变饮食的质和量。如果无视其胃肠的消化吸收能力，突然地强行实施完全的生菜食，必然导致惨败，失去人们的信任。

四、有的人吃低盐饮食会感到疲乏无力

去年，有一位55岁的男性患者来笔者这里住院。他从数年前，就积极地实行饮食疗法，每天的主食是糙米饭，副食主要是生蔬菜和海藻类食物。然而，去年夏天，却经常感到胃痛。到附近的医院检查，被诊断为胃溃疡。医院让他立即住院，接受手术治疗。但患者有些害怕，就来笔者这里就诊。

笔者看了他的胃部X光片子，发现在胃幽门处确实有明显的溃疡。那么，他平时那样积极地实行饮食疗法，怎么会发生胃溃疡呢？经过详细询问，才发现其食盐的摄取量特别少。因为在去年春季，其夫人患了高血压，医生让他夫人注意饮食调养，减少食盐摄取量。从那以后，他就同夫人一道，每天吃极为低盐的饮食。

大家一定会问，吃低盐饮食，为何会导致胃肠功能障碍呢？这就需要从食盐与胃肠的关系说起。稍有医学常识的人都会知道，胃液中含有大量的盐酸，而食盐正是盐酸的重要组成部分。因此可以说，食盐是胃液中不可缺少的物质之一。

盐酸即我们通常所说的胃酸，由胃腺的壁细胞所分泌，担负着消化食物和杀灭进入胃中的细菌等重要作用。而平时摄入食盐不足的话，胃液中的盐酸就会缺乏，使胃肠的消化和杀菌等能力下降。如果不信的话，亲自试一试就可以很好地了解。只要3天完全不吃盐，就会使胃肠功能减弱，出现食盐缺乏的种种症状。

食盐缺乏最常见的症状就是食欲减退，缺乏饥饿感。心窝处老是感到痞满不舒，好像吃进去的东西总是停留在胃里。其次，严重缺盐时，在饮水或饮茶后，由于水长时间停留在胃中，用手按压和振摇腹部时，胃脘部会出现咕咚咕咚的振水声。有时也会感到下腹部胀满，想解大便，却难以解出。另外，有的人在夏天，口渴欲饮，但无论喝多少水，也总是难以解渴。甚至胃中满是水，按压腹部出现明显的振水声，但还觉得口渴。这也是食盐缺乏所致。还有的人缺乏食盐时，会觉得身体倦怠乏力，总是一副无精打采的样子，甚至导致两目深凹，面庞消瘦，皱纹增多。

对于这样的食盐缺乏者来说，适量地补充食盐是必要的。具体补充的方法，多种多样。可以在吃米饭或喝粥时加入适量的芝麻盐，也可在吃水果和生菜时，加入芝麻盐。也有的人在大量出汗后而严重缺乏食盐时，将食盐用淀粉纸包住而食用。不过，这样食用往往引起恶心欲吐，必须加以注意。

或许有人会问，缺乏食盐时，饮用食盐水如何呢？根据笔者观察，饮用较浓的食盐水，不仅难以补充食盐，反而容易引起腹泻。经常便秘的人，每天早晨一起床，就饮用盐水，使大便通畅，就是利用了食盐的这一作用。但是，饮用食盐水通便，往往损伤肠道黏膜，因此，并非理想的方法。

那么，缺乏食盐者在补充食盐后会发生怎样的变化呢？首先，原有的胃部痞满感、振水声等症状会很快消失。第二天，胃肠就会咕咕鸣响，产生明显的饥饿感。其次，大便不畅的情况也会很快得到纠正。另外，还会逐渐觉得腿脚行走轻快，浑身充满活力。

如果我们亲自进行几次这样的体验，就会非常清楚地了解到胃的功能与食盐的关系是多么的密切。正因为食盐与胃有如此密切的关系，所以，胃肠功能虚弱的人，长时间吃低盐饮食的话，必然会导致胃肠功能进一步虚弱。再加上每天吃纤维多的生蔬菜、糙米等食物，就很可能引起胃溃疡等疾病。

此外，如果在吃低盐饮食的同时，又大量饮水的话，由于尿量增加，使盐分随尿大量排出，更容易加速缺盐症状的出现。还有，大量食用蔬菜、水果的人，也可促使体内食盐缺乏。这是因为蔬菜、水果中含钾较多，促进了体内钠的排泄。因此，以肉食为主的民族与以谷菜食为主的民族相比，其食盐的摄取量应有所差别。而以谷菜食为主的民族见以肉食为主的民族食盐的摄取量较少，就盲目加以仿效的做法，是值得深思的。

同样的道理，由于人们的体质不同，食盐的摄取量也应有差别。如胃下垂、内脏下垂等所谓阴性体质的人，就需要较多地摄取盐分。因为这样体质的人，身体的保盐功能较差，摄入体内的盐分容易丧失。如果这样体质的人，吃低盐饮食，往往很快就会导致胃肠功能紊乱，甚至出现两目凹陷、面庞消瘦、浑身乏力等食盐缺乏症状。与此相反，如果身体的保盐功能较强，摄入体内的盐分不容易丧失，那么，平时就没有必要摄取那么多食盐。

十分值得注意的是，在现实生活中，某些因吃低盐饮食而吃了苦头的阴性体质的人，当他们改变饮食，增加食盐摄取量，胃肠功能很快改善时，就好像找到了救世主似的，大肆赞扬高盐饮食法。结果，往往将高盐饮食绝对化，陷入盲从的地步。以后即使遇到体内盐分容易潴留的肾脏病患者，他们也将自己的“经验”加以推广。这是十分愚蠢的，是不懂辩证法而犯了以偏概全的错误。

人的体质是可以改变的，绝不可因为自己目前是保盐功能较差的体质，今后就一直像以前那样摄取多量食盐，而应当逐渐地实行低盐饮食，最后使自己的体质变为保盐功能强的体质。也就是说，保盐功能差的人，如果一直实行高盐饮食，看起来似乎合理，但体质却永远得不到改善。相反，如果实行低盐饮食，看起来似乎不合理，却是改善体质的秘法。

那么，保盐功能差的人，究竟应当如何实行低盐饮食呢？为什么这样的人通过实行低盐饮食，可以使体质得以改善呢？关于这些问题，将在以后陆续论述。

总之，在我们的周围，保盐功能差的人确实很多。在对这些人进行饮食疗法指导时，一定要有正确的方法。

五、有的人吃盐稍多即出现浮肿

世上的事真是无奇不有。有的人吃低盐的饮食，很快就会导致身体脱水而显得面庞消瘦，眼窝凹陷。与此相反，有的人稍微多吃点盐，即引起体内水钠潴留而出现浮肿，目前正在本院住院的一位姑娘就是这样。

这位姑娘多年来经常浮肿，曾怀疑是肾脏病，但多次详细检查，均未发现肾脏有什么问题。然而，平时只要吃的饭菜味道稍咸，很快就出现浮肿。严重的时候，一日体重可增加3公斤以上。因此，长期以来，她连自己真正的体重是多少也不清楚。因为患者有这样的毛病，所以笔者让她平时尽量不吃咸的食物，而且，每周还断盐一天，吃完全无盐的饮食。即使这样要求，浮肿的情况还时有发生。看来对这样的患者进行饮食指导是非常困难的。也就是说，让平时喜欢吃咸的人，突然少吃或不吃食盐，一般是很难真正做到的。特别是对自制能力较差的青少年来说，更是如此。笔者也有这方面的亲身体会。小时候特别喜欢吃咸的食物，如用盐腌渍的大马哈鱼、咸菜、生姜、梅干等。每当见到这些食物，就很难控制自己的食欲，不由得就要多吃一些。有时甚至一天就可吃 10 ～ 15 个梅干。

这位姑娘的体质，可以说是保盐功能强的体质。这对于保盐功能差的人来说，是很难理解的。如果让保盐功能强的人也像保盐功能差的人那样多摄取食盐的话，必然会使浮肿症状进一步加重。对这一点，必须加以注意。

六、有的人不能多吃油腻食物

笔者的朋友 A 医师，十二指肠和胆囊有毛病，多年来，经常感到右季肋部不舒，有时甚至疼痛，因此常表现出一副郁郁不乐的样子。为了改善体质，他从 5 年前开始实行糙米食养生法。刚开始是吃糙米饭，但吃后反而更觉难受，不得不改吃糙米糊。自吃糙米糊后，上述症状得以好转。因此他认为糙米糊是胃肠虚弱者的理想食物。每当胃肠功能不好时，就吃一段时间糙米糊。待胃肠功能好转，再恢复平时的饮食。

原来A 医师平时特别喜欢吃油腻的食物，即使吃面包，也要涂上很多黄油。但是，往往在吃黄油后，立即引发右季肋部疼痛。他以为是吃动物油的关系，于是改吃植物性的芝麻油。然而，结果还是一样。笔者就多次见他因过吃芝麻油炸的豆腐干而导致发病。可见，世上确实有人不能多吃油腻食物，甚至连纯正的芝麻油都不能多吃。因此，我们在对人们进行饮食指导时，必须避免不分体质而一律推荐多油食物的错误。

但是，这也不是一成不变的。即使不能吃油食的人，经过一定的治疗和调养，使体质得以改善后，也可变为能吃油食的人。A 医师的经验就证实了这一点。最近，他的健康状况已明显改善，即使多吃点油食，也不会像以前那样感到右季肋部疼痛。这就说明，即使同一个人，在不同的时期，因健康状况不同，而对油食的耐受性也不一样。

七、有的人整个冬季感冒不愈

1971年6月，笔者出席了在金泽市召开的健康法演讲会。演讲结束后，一位妇人来找笔者进行健康咨询。当时，气候已经较热，但这位妇人还穿着好几件衣服。据她说，如果稍微少穿点衣服，很快就会引起感冒，出现头痛、怕冷等症状。夏天还好一些，如果是冬天的话，几乎整个冬天都一直感冒，很少有舒服的日子。因此，她特来咨询有什么好的办法，能使身体健康起来，不再经常为感冒而苦恼。

笔者听了她的主诉，认为她之所以经常感冒，是由于体质虚弱，特别是皮肤的抗寒功能差，就让她实行西氏健康法。饮食以糙米食为主。每天进行皮肤抗寒训练，也就是实行西氏健康法中的裸体疗法和温冷交替浴等。为慎重起见，特建议她首先实行1个多月的裸体疗法，待身体适应后，再实行温冷交替浴（关于裸体疗法和温冷交替浴的具体做法，后面再加以介绍）。

裸体疗法可以说是多种皮肤锻炼法中最简便易行和慎重稳妥的方法，绝不是什么严酷和粗野的方法。如果让身体健康的人在夏季实行，往往会感到过于轻松，甚至怀疑这样简单的方法难以提高皮肤的耐寒能力。然而，对于这位妇人来说，却非同寻常。笔者返回大阪不久，就收到这位妇人的来信。她在信中说："刚刚实行裸体疗法，就引起了严重的感冒，只好卧床休息。因此，现在不得不停止实行。不过，饮食方面，仍在吃糙米食。今后怎样做才好呢？"看到患者的信，笔者也感到吃惊。没想到世上竟有如此虚弱的人。实行这么简单的裸体疗法竟引起严重的感冒，真可谓人下有人。

当然，世上也有与此截然不同的人。如及川裸观先生，数九寒天破北海之冰而进行冷水浴，不仅不会感冒，反而身体更加结实。这可谓人上有人的例证。

由此可见，皮肤抗寒功能的强弱确实是各不相同，差别很大。所以，在指导皮肤抗寒训练时，一定要区别对待，绝不可使用千篇一律的方法。如对于皮肤抗寒能力强的人来说，即使实行严酷点的皮肤抗寒训练法，也不要紧。但是，如果碰到体质虚弱而皮肤抗寒能力特别差的人，就必须小心谨慎，尽量地使用稳妥的方法。

另外，还有患怕冷症的人，其怕冷程度也是千差万别。前些日子，有一位先生，66岁，因患怕冷症来本院住院。虽然时值八月盛夏，他却感到从脚至膝部寒冷彻骨，以致夜不能寐，苦不堪言。因此，即使在炎暑之季，他也总是袜子、皮鞋穿戴严整，好像非常文雅似的。

还有一位曾在笔者家里帮忙的姑娘，所患怕冷症更为严重。即使在炎热的夏天，其手足也感到冰冷。一到11月初，手足就出现冻疮。到严冬之时，冻疮便发生溃烂，渗出紫黑的血水，因此，难以胜任炊事、扫除等家务劳动。当然，后来这位姑娘实行了3周断食疗法，使怕冷症明显减轻，到冬天也不再发生冻疮了，每天做饭、洗菜、擦地，经常接触冷水，也不感到为难了。这是体质得到改善的结果。

总之，希望大家真正认识到，无论哪种体质，都存在着程度的差别。因此，在实行各种治疗和保健方法时，一定要慎重选择，因人而异。

八、有的人稍微活动即引起发热

今年6月末，有一位年轻妇女来本院住院。她说自今年2月以来，低热持续不退。腋下体温经常在37.3℃～37.5℃。自己怀疑患结核或其他疾病，费了很多工夫，到许多医院进行多种检查，但均未发现什么疾病。有的医院认为她是异常体质，让她不必在意。但是，因为她除了低热之外，还经常感到身体倦怠，不能耐劳，每天连一般的家务活都难以胜任，心里很不踏实，所以特意来笔者这里，寻求解决的办法。

笔者给她进行了仔细检查，发现其咽喉部确有问题，同时左颌下淋巴结肿大，且有压痛。另外，还发现其左脚腕有毛病，左跟腱有压痛。见到这样的情况，一般的医生，往往会认为低热是由于咽喉部的慢性炎症所致。但笔者认为，其主要原因在于脚部功能不良。

笔者以前就曾遇到过3例多年低热而原因不明的患者，后来，通过实施断食疗法，其体温均恢复了正常。而那3例患者与这位患者有一个共同的特点，就是脚腕都有毛病。

为什么说其低热主要是由于脚部功能障碍所致，而不是咽喉部的慢性炎症所致呢？这主要是通过对其临床表现的观察和分析得知的。因为患者所出现的低热、咽喉疼痛等症状，都与脚部活动障碍有非常密切的关系。也就是说，每当患者站立或行走时间稍久时，就感到脚部酸沉乏力，甚至引起左脚腕疼痛。与此同时，就像约定好了似的，咽喉也感到疼痛，并出现低热。由此可见，其咽喉部的慢性炎症，也与低热一样，仅仅是脚部功能虚弱的一种表现，并非引起低热的真正原因。

近年来，由于汽车工业的飞速发展，交通越来越方便，人们以车代步的现象也日益严重。交通发达本来是一件好事，是现代文明的重要标志之一。然而，它也带来了很多副作用，其中之一就是以车代步造成人们腿脚的力量明显减弱，以致体质下降，抗病能力低下。这已引起许多有识之士的深深忧虑。而且，目前已有不少人发起步行运动，呼吁人们出门尽量减少乘车，并经常组织登山、长跑等活动，以增强腿脚力量。这是一个十分喜的苗头。然而，笔者担心，在参加这些活动的人之中，是否有像这位患者一样，脚腕有些毛病，而不适合远距离长跑或步行的人呢？这绝不是杞人忧天。事实上，在笔者每日诊疗过程中，就发现不少脚部有毛病的人。而这些人平时根本不知道自已的脚有什么毛病，更不清楚脚的毛病与全身健康状况的密切关系。如不知道脚有毛病时，长时间步行或跑步的话，不仅易发生疲劳，而且还可引起扁桃体肿大、咽喉发炎等病症。这确实是令人担心的。

笔者为这位年轻妇女诊察后，首先让她实行了5天的断食疗法。结果，持续不退的低热降到了36.7℃，脚腕的疼痛大为减轻。而且，左颌下肿大的淋巴结也明显缩小。见到这样的效果，患者自然是非常高兴。由于患者要照顾家务，因此，笔者让她每个星期日回家，星期一再返回医院。然而，患者仅仅这样一往一返，却像有规律似的，每次都出现低热。当然，还是先见到脚部疲劳酸沉、脚腕疼痛等症，然后才出现低热。笔者注意到这一情况后，就禁止其星期日外出，即使在医院内的行走，也让她尽量减少。而着重让她实行西氏健康法中的毛细血管运动（具体方法后述），每日数次至十数次，以治疗脚部的障碍。

在其实行一段时间的毛细血管运动后，又实行了6天断食疗法。实行第二次断食疗法后，体温终于恢复正常，降至36.3℃。

根据笔者观察，世上像这样的长期低热而原因不明的患者确实不少。由于现代医学检查难以发现明显的病灶，所以医生往往认为是异常体质，而不予治疗。当然，这样的人更不会清楚低热是由于自己的脚部障碍所致，所以，常常盲目地参加一些不适当的运动，如登山、长跑、长时间步行，甚至穿上沉重的滑雪鞋去滑雪。他们参加这些运动后，必然使脚部的障碍进一步加重，出现腿脚酸痛、浑身乏力等症状，甚至导致扁桃体炎、咽喉炎等病症。

一般来说，脚部有毛病的人，运动或干活容易引起疲劳。他们在上午的时候，精神还可以，但一到下午3点钟左右，就感到腰酸背沉，腿脚酸痛，浑身乏力，十分困顿，真想躺下来睡上三天三夜。

昨天来院就诊的一位中年妇女也是这样。她经常感到身体疲倦乏力，尤其是两脚容易疲劳，还常伴有腰部钝痛。腋下体温常在36.9℃左右，虽然够不上低热，但较一般人的体温稍微偏高。当然，她认为这是自己的正常体温，因为无论何时测量，都是这样。那么，这真的是其正常的体温吗？笔者认为并不一定。经过诊察，发现其大腿内侧、外侧和背部等处，有大量如蚯蚓状的红色细小血管浮起。而这也是脚部有毛病的常见症候之一。另外，脚部的障碍，往往对肾脏功能有不良的影响，故这样的人，容易出现水肿。

目前正在笔者这里住院的Y姑娘就是这样。多年来她经常出现全身浮肿，并伴有倦怠乏力、腰背钝痛等症，非常苦恼。曾到许多现代医学的大医院住院，进行了多种精密检查，但均未找到真正原因，所以未给予有效的治疗。也曾听朋友介绍，实行过一些民间疗法，均无济于事，以致迁延至今。笔者对其病情经过详细询问，并仔细检查后，发现其两脚腕都有毛病。她说几乎每天都感到两脚腕钝痛，尤其是两脚的跟腱疼痛明显。腿肚子也经常抽筋。加上全身浮肿，行走起来确实困难。而且，只要稍微走路多点，或站立时间稍长，浮肿马上就会加重。同时，还常伴有咽喉疼痛等症，好像感冒似的。特别是去年夏天，参加烹饪学习班时，仅仅站着帮厨2个小时，就引起严重的脚腕疼痛，尿量也明显减少，全身出现浮肿。一夜之间，体重就增加了4公斤。真是令人吃惊。

通过了解这位患者的情况，笔者更加深刻地体会到脚部的毛病与肾脏功能乃至全身健康状况的密切关系。也更加坚信，如果让这样的人胡乱参加不适当的运动，如登山、长跑、滑冰、滑雪，还有最近流行的万步运动等，不仅无益，反而有害。因此，希望这部分人，在参加上述运动之前，首先要治疗脚部的毛病。当然，也希望担任健康指导的人，能充分认识到在患者和体质虚弱的人之中，确实有脚部功能极为虚弱的。

第三章　如何使阴性体质转变为阳性体质

前一章重点介绍了虚弱体质的种种表现。本章主要论述使虚弱的阴性体质转变为健康的阳性体质的方法及其道理。

一、阴阳学说及传统的饮食养生法

目前，民间疗法的各流派，在指导人们饮食养生时，常遇到如下一些问题：

①是大量饮水好呢，还是应当尽量控制饮水呢？如果让大量饮水的话，每天饮用多少合适呢？相反，如果让尽量控制饮水的话，该控制到什么程度呢？

②关于食盐的摄取量，是应当增加呢，还是应当减少呢？应当增加的话，增加多少合适呢？应当减少的话，又当减少到什么程度呢？

③是否需要摄取生蔬菜和生菜汁等？如果需要的话，每天摄取多少为好呢？

对于这些问题，饮食指导者往往用东洋医学的阴阳学说及其饮食养生理论来加以指导。

所谓东洋医学，也可以说是日本的中医学，是在中医学的基础上发展和形成的具有日本特色的医学。东洋医学常将人们的体质分为阴性体质和阳性体质两大类。人们到东洋医学诊疗机构就诊时，医生往往在处方用药之外，还根据患者阴阳不同的体质，提出相应的饮食疗法或注意事项。如严重的胃下垂患者，找东洋医学的医生看病时，就常听医生说他们是“阴性体质”，并让其少喝生水，少吃生菜、水果等阴性食物，而多摄取阳性食物。

那么，究竟何谓阴性体质或阳性体质，什么是阴性食物或阳性食物呢？要了解这些问题，还需从阴阳学说说起。

阴阳代表着事物相互对立又相互联系的两个方面。中国古典哲学著作《易经》中就对阴阳进行了详细论述，创立了阴阳学说。阴阳学说认为，世界本身就是阴阳二气对立统一的结果。宇宙间的万事万物，都包含着阴阳对立的两个方面。如晴天与阴天，白天与黑夜，炎热与寒冷，活动与静止等。一般来说，凡是活动的、温热的、明亮的、外在的、上升的、功能方面的、机能亢进的事物，都属于阳；静止的、寒冷的、晦暗的、内在的、下降的、物质方面的、机能衰减的事物，都属于阴。如天在上故属阳，地在下故属阴；水性寒而走下故属阴，火性热而上炎故属阳。

阴阳学说早在几千年前就成为中医学理论的重要组成部分。长期以来，中医都是用它来说明人体的脏腑组织、生理功能、病理变化等，并有效地指导临床诊断和治疗。如认为五脏属阴，六腑属阳；气为阳，血为阴；阳胜则热，阴胜则寒；表证、热证、实证属阳，里证、寒证、虚证属阴；寒凉性的药物属阴，温热性的药物属阳。诊断疾病时，强调“察色按脉，先别阴阳”；治疗过程中，将恢复阴阳平衡作为目的；在用药方面，阳性病症多选用阴性药物，阴性病症多选用阳性药物。

而日本的一些医家，在上述阴阳学说的基础上，又创立了有日本特色的阴阳体质学说及饮食养生理论。在这方面成就最为突出的有两位医家。一位是石冢左玄先生（1846～1909），一位是樱泽如一先生。石冢左玄先生自己曾患难治的肾脏病，为了治愈自己的疾病，在饮食疗法研究方面下了不少工夫。他首先注意到了体内钠和钾平衡的重要性，提出了钠钾平衡的饮食养生理论。以后又发现了钠钾论与支配中国古代哲学思想的《易经》中的阴阳论之间的密切关系。于是，他将钠钾论与阴阳论相结合，创立了独特的饮食养生理论。石冢左玄先生之后，提倡糙米食的养生家樱泽如一先生，将石冢左玄先生的饮食养生理论加以整理和发展，创立了樱泽式养生理论，即阴阳辩证饮食养生理论，又称“无双原理”，并出版了《无双原理·易——实用辩证法》一书。樱泽先生的无双原理及后人根据其原理创立的饮食养生法，在日本养生界产生了极大的影响。目前，许多饮食养生专家仍在运用和研究其理论和方法。

为了使大家对东洋医学的阴阳体质学说及饮食养生理论有一个初步的认识，现将其主要内容介绍如下：

1. 阴性体质与阳性体质的特点

人们的体质固然多种多样，但从阴阳学说来看，可根据其形体、性格、所患病症等特点，分为阴性和阳性两大类。

（1）阴性体质的特点

一般来说，从小娇生惯养，缺乏锻炼，或先天禀赋不足的人，多为阴性体质。其主要表现为体型细长瘦弱或虚胖无力，面色苍白或萎黄，性格内向，反应迟钝，动作缓慢，遇事多疑善虑，优柔寡断，缺乏进取精神。

阴性体质的人，易患精神性疾病、各种神经官能症、过敏性疾病、贫血、心悸、腹泻、胃下垂、内脏下垂、低血压、神经痛、偏头痛、内耳眩晕症、四肢厥冷等病症。而且，这样体质的人患病后，往往病情发展变化较慢，甚至缠绵难愈。即使患感冒或普通的感染化脓症，病程也较长。

不过，事物往往具有两面性。阴性体质的人虽然平时体弱多病，但大部分人都处事谨慎，注重养生，故长寿者却很多。这也许就是“一病免百灾”的道理。

（2）阳性体质的特点

阳性体质的特点正好与阴性体质相反，多表现为体型粗壮结实，面色红赤或黝黑，性格外向，反应灵敏，动作麻利，遇事缺乏冷静，容易冲动，喜怒哀乐等情绪变化迅速。

阳性体质的人，易患急性发热性疾病，而且发热高，症状重，病情发展变化迅速，病程较短，痊愈虽快，但也易造成急死。

当然，阳性体质的人，也可患高血压病、糖尿病、心脏病、肝脏病、肾脏病、脑出血、癌症等危重的慢性疾病。但是，当这样的人所患疾病迁延不愈而成慢性病后，其体质也会向阴性转化。

阳性体质的人，平时看起来很健康，很结实，常令一些阴性体质的人羡慕不已，但缺乏忍耐力，易鲁莽行事，不注意养生，故短命者不少。

2. 不同体质的食物选择法

为治疗疾病，增进健康，使身体保持阴阳调和是十分重要的。中国最早的经典医著《黄帝内经》中就强调指出："阴平阳秘，精神乃治；阴阳离决，精气乃绝。"被称为医圣的汉代医家张仲景在《伤寒论》中也说："阴阳自和，必自愈。"而要达到这一目的，除了必要的药物等治疗外，还必须根据不同的体质，选择适当的饮食进行调养。

关于选择饮食的问题，在东洋医学界和民间疗法各流派之间，虽然由于学术观点的不同，存在着某些差别，但基本上均遵循一个原则，那就是阴性体质的人，要适当多吃些阳性的食物，与此相反，阳性体质的人，要适当多吃些阴性的食物，以使阴阳达到调和。这也是所谓的传统饮食养生法。

那么，究竟如何识别食物的属性呢？也就是说，哪些食物属于阴性食物，哪些食物属于阳性食物呢？一般来说，植物性的食物，如水果、蔬菜、海藻、绿茶、谷物等，属于阴性食物；动物性的食物，如肉类、鱼贝类等，属于阳性食物。若从食物的味道上来说，酸味的食物多为阴性，而咸味的食物多为阳性。

如此说来，是否阴性体质的人，就可以无所顾忌地随便摄取阳性食物，而阳性体质的人可以随便摄取阴性食物呢？当然不是这样。为使大家对这一问题有较详细的了解，下面对不同体质具体的饮食选择法分别进行介绍。

（1）阴性体质的人如何选择食物

前面谈到，东洋医学认为，阴性体质的人，适当多摄取些阳性食物为佳。这里的关键，是要适当，不可太过。具体来说，属于阳性食品的动物性食物，如各种小鱼、河鱼等，适当地多吃有益。而兽类的脂肪、肉和黄油等，虽然也是阳性食物，但属于极阳之物，所以，不宜过多摄取。至于主食，应多吃些糙米和杂粮。

当然，这样的人，在选择食物时，还要考虑到季节、地理环境、活动情况等因素的影响。一般来说，夏季和气候温暖、炎热之地等，具有阳性的特点；相反，冬季和气候寒冷之地等，具有阴性的特点。运动的情况下，具有阳性的特点；安静的情况下，具有阴性的特点。只有充分考虑到这些因素，才能使食品的选择更加合适。如在夏季时，即使是阴性体质，摄取阳性食物也不宜太多。

另外，食盐对于阴性体质的人来说，固然是极为重要的，但肾脏病、高血压、心脏病、皮肤病及某些重症患者和老年人等，必须注意适当控制摄取量。

阴性体质的人，吃油不可过多，还要尽量少吃生蔬菜、水果、甜食、酸味食品和寒凉食物等。对于茶水、生水，也要尽量控制摄取量，不可多饮。

蔬菜又可分为根类蔬菜和叶类蔬菜，而根类蔬菜多偏于阳性，所以，对于阴性体质的人来说，可适当多吃点根类蔬菜，如胡萝卜、藕等。另外，温室生产的蔬菜应尽量少吃，而野菜、海藻类则可适当食用。

（2）阳性体质的人如何选择食物

阳性体质的人，主食也与阴性体质的人一样，仍以糙米为主。但副食却截然不同。应尽量少吃阳性的动物性食物，多吃些属于阴性食物的生蔬菜。当然，阴性极强的水果、土豆、茄子、西红柿，还有砂糖、清凉饮料、啤酒等，也宜少吃。

另外，阳性体质的人，食盐和油的摄取量应当减少，而生水的饮用量则不必过于限制。

以上简要介绍了阴阳学说和传统的饮食养生法。而传统饮食养生法的核心正是阴阳调和，或称阴阳中和。也就是阴性体质吃阳性食物，阳性体质吃阴性食物。这种方法，一向被认为是最理想的饮食养生法。但是，笔者认为，并非如此。在实际诊疗中，很多情况下，往往用这一方法难以达到改善体质的目的。相反，用阴阳对立统一的观点为指导，让阴性体质吃阴性食物，阳性体质吃阳性食物，却奇迹般地使体质得到改善的例子举不胜举。那么，为什么阴性体质的人，吃阳性食物使体质难以改善，而吃阴性食物却可使体质改善呢？后面将对这一问题详细说明。

二、吃阳性食物难使阴性体质变为阳性体质

前面提到传统的阴阳中和的饮食养生法，即阳性体质的人吃阴性食物，阴性体质的人吃阳性食物，并非最理想的饮食养生法。也许有人会问，难道这种阴阳中和的方法有什么错误吗？正像酸性体质的人，多摄取碱性食物，使酸碱中和那样，不是完全合理的吗？当然，笔者说它并非最理想的方法，绝不是完全否定其价值，而是在肯定其重要价值的基础上，指出其不足。

毋庸置疑，阴性体质的人吃阳性食物，阳性体质的人吃阴性食物，确实在一定时期内可使“体液”达到中和，起到治疗疾病的效果。而且，对保持原有健康状况也有一些作用。但是，这种阴阳中和的饮食法，却不能积极地将虚弱的阴性体质改造为健康的阳性体质。

而且，阴性体质的人，大量吃阳性食物后，只是使“体液”暂时达到中和状况，表面看起来好像体质比原来阳性化，但实际上却并非如此，甚至可以说是使体质更加阴性化。为使读者更好地理解这一点，下面举例加以说明。

1. 过度摄取食盐反而使体质阴性化

食盐味咸，属于阳性食物。从传统的阴阳中和理论来说，阴性体质的人，多摄取点食盐，有助于体质阳性化。阳性体质的人，控制食盐摄取量，也可使“体液”中和。如遇到阴性体质的人，往往让其每日摄取20克食盐；遇到阳性体质的人，则让其每日摄取5克食盐。

那么，为什么二者摄取食盐量会有如此大的差别呢？这是因为阴性体质的人，机体保盐的功能较差，摄入体内的盐分

容易丢失，因此，必须每日摄取20克的食盐，才能保证身体的需要。相反，阳性体质的人，机体保盐的功能较强，即使每日仅摄取5克食盐，也能很好地维持生理功能。

一般来说，患胃下垂、内脏下垂等病症的阴性体质的人，身体虚弱，平时容易疲倦，常感肩背酸痛，精力不足，冬季特别怕冷，而且经常没有食欲，不敢吃饱，稍微吃点难消化的食物，就会引起胃肠不适，如胃痛、腹胀、腹泻等。因此，他们常为这样悲惨的体质而苦恼，总想使体质改善，以便能像健康的人一样，享受丰富多彩的生活，即使饱食美味佳肴，也不会引起胃肠不适，白天可以精神饱满地学习或工作，晚上还可以尽情娱乐，到了寒冷的冬天，穿单薄的衣服也不怕冷。为此，经常千方百计地寻找使阴性体质变为阳性体质的方法。

那么，究竟如何才能使保盐功能差的体质转变为保盐功能强的体质呢？如果按照上述传统的方法，每日需要20克食盐，就摄取20克食盐的话，必然会通过阴阳中和的作用，使“体液”很快阳性化。这样的方法确实是合乎常理的饮食法，不仅可以治疗某些阴性病症，而且还可维持阴性体质者目前的健康状况。然而，从长远的眼光来看，它却不可能使阴性体质真正变为阳性体质。希望人们知道，阴性体质大量吃阳性食物，只是被动地、相对地使“体液”阳性化。这种阳性化可以说是暂时的表面现象，并不是本质性的改变。而且，长此下去，反而易导致体质更加阴性化。

下面，笔者想通过一个日常生活的例子来说明这一问题。虽然这样的比喻可能不太恰当，但多少还是有类似之处。

假如有A、B两家住户。A家每月生活费支出为20万日元，B家每月生活费支出为5万日元。那么，A家的男主人为支付生活费，必须每月挣回20万日元。而B家的男主人，每月挣5万日元就足够支付生活费了。

A家的男主人见自己家里每月需要支出生活费20万日元，就想：如果只挣回20万日元的话，妻子一定会觉得经济紧张，一点富裕都没有；如果经营好点，每月挣回30万日元的话，就可每月储蓄10万日元。后来，经过艰苦努力，改善经营，他终于每月挣回了30万日元。

那么，后来的情况如何呢？真的会每月储蓄10万日元吗？事实并非如此。这家的女主人，看到丈夫每月挣回30万日元，自然感到格外高兴。认为自己的丈夫才能出众，收入大增，因此，以后自己每月多花点也没关系。这样一来，花钱就大手大脚。本来没有必要买的东西，也随便乱买。结果，以前每月支出20万日元就够了，现在，反而需要支出25万日元，甚至30万日元。可见，挣回的钱越多，家里的生活费支出也越多。久而久之，使妻子养成了浪费的毛病。

通过这一比喻，大概可更好地理解上面所述大量摄取食盐反而使体质阴性化的问题。即阴性体质的人，每日体内本来需要20克食盐，如果按其需要摄取20克食盐的话，就可达到出入平衡。但是，如果这人将食盐摄取量增至30克，以期体质阳性化的话，其结果也必然事与愿违。因为大量补给食盐，也会使身体养成浪费的毛病。就是说，其保盐功能会进一步减弱，盐分丢失更为严重。久而久之，每日需要的盐分就会越来越多，体质也就越来越阴性化。

笔者也曾在数十年前，就这一问题进行过20天的亲身实验。就是在平常食盐摄取量的基础上，每日再额外增加10克。开始是在空腹时，一次将10克食盐冲服。结果，服后胃中特别难受，恶心欲吐。后来，改为两次食用，每次5克。具体吃法是：有时将食盐撒在粥中吃；有时在午饭和晚饭后，将苹果绞为泥状，撒上盐吃；有时用香蕉蘸上盐吃。这样，刚一增加食盐，就感到非常口渴，很想喝水。但是，为了体验盐分过剩对身体的影响，自己尽量忍耐而不随便喝水。第二天以后，就出现了明显的盐分过剩症状。早上起床时，常觉两手憋胀发硬，有时握拳都有点困难。面部浮肿，特别是眼睑更为明显，左眼睑都变成双眼皮似的。行走时觉得身体好像比平时发沉，尤其是上台阶时，感觉更为明显。如果是一天站着工作，那么，一到下午，两条小腿就肿胀发紧，比早上明显增粗，且有左跟腱钝痛感。还常感颈项、肩背拘急不舒，特别是右侧颈部较为严重。头顶部觉得非常沉重。稍用力摇头，会觉得头痛。然而，当晚上入浴时，在温水里多泡一会儿，让身体大量出汗后，则觉得特别舒服。而且，笔者注意到，这时出的汗比平时发黏，可能是汗中含盐较多的缘故。

这样的盐分过剩症状大约持续了1周时间。1周以后，症状就逐渐减轻，没有那么难受了。笔者认为，这大概是因为机体对食盐过剩的影响有很大的适应和调节能力的缘故。为证实这一点，特意进行了尿液检查，果然发现1周后尿中排出的盐分比以前大大增多。

从这一亲身实验可以清楚地看出，人们想使阴性体质阳性化，有意识地多摄取食盐，反而促使机体大量排出食盐，保盐功能更加虚弱，导致与自己愿望相反的结果。在现实生活中，这样失败的例子，确实屡见不鲜。

笔者的师兄H医师就曾遭到过这样的失败。H医师是一位非常热心、认真的饮食养生实践家，多年来一直专攻这一领域，具有极为丰富而宝贵的经验。不过，为使阴性体质阳性化，他以前就曾多摄取食盐，并尽量少饮生水、茶水，认为多饮生水和茶水，会妨碍体质阳性化。结果怎样呢？不仅没有使体质阳性化，反而弄了一场笑话。由于其大量摄取食盐，并控制饮水，致使尿量随之减少，尿色变深，盐分不得不从皮肤排出。即使在炎热的夏季，身上也几乎不出汗，只出盐分。严重的时候，用手摸一下胳膊，甚至可见到细微的盐末沙沙地下落。这说明了什么呢？只能说明他变成了通过皮肤出汗丢失盐分的体质。也就是说，想通过大量摄取食盐、控制饮水使体质阳性化，结果反而导致体质进一步阴性化。

由此可见，阴性体质的人吃阳性食物，使“体液”暂时达到中和，只能起到治疗某些阴性病症和维持目前健康状况的作用，而绝不可能达到从根本上改善体质的目的。

2. 长期饱食高热量食物反易造成阴性体质

肉食、鸡素烧等高热量食物，均属于阳性食物，固然适合阴性体质食用。那么，阴性体质的人，每日大量吃这样高热量的阳性食物，真的能变为阳性体质吗？

人们可能都有这样的体会，偶尔饱餐一顿肉食，或吃煮得热烫的食物，给身体补充一定热量的话，就会使身体很快显出阳性化特征。如在寒冷的冬夜，与朋友一起围着暖暖的火炉，饱饱地吃顿鸡素烧，并喝许多烈酒后，就会感到浑身发热，精神倍增。回家的时候，总是高兴地哼着小曲，即使大雪纷飞，也丝毫不感到寒冷。这就是吃高热量阳性食物的缘故。因此，平时怕冷的阴性体质的人，吃这样热量高的阳性食物，使阴阳得以中和，确实是符合常理的饮食法。然而，千万不可因此认为长期大量吃这样的饮食就可成为阳性体质。实际上，这样造成的阳性化，不过是被动的、暂时的和虚有其表的阳性化，而不是体质本身的真正阳性化。如果每天都这样大吃大喝，反而易导致体质更加阴性化。这是为什么呢？其主要理由如下：

（1）长期饱食，超过胃肠的消化吸收能力，会使营养物质的消化吸收率逐渐降低。多余的食物在肠内腐败发酵，难以成为身体利用的营养，不得不造成粪便量增多。而且，如果饱食损害肠道功能，还容易造成宿便停滞，进一步妨碍营养的吸收，使实际供给身体的营养反而减少。身体得不到充足的营养，各脏腑组织活动的能量必然缺乏，功能自然会逐渐下降。这样，不仅不能使体质阳性化，反而使其更加阴性化。

（2）机体为了处理摄入体内过多的营养物质，必将增加分解、合成、解毒、输送、排泄等工作量，使肝脏、胰腺、肾脏、心脏等脏器的负担额外加重，能量消耗增多，因而使用于身体正常活动的能量反而减少。这也是导致体质阴性化的原因之一。

（3）肉食属于强阳性的食物，大量摄取后，必然产生过多的热量。如果是在寒冷的冬季，尚且合适。若在炎热的夏季，往往导致大量汗出而散热。长此下去，机体的保热功能就会下降，变为容易丢失热量的体质。这与大量吃食盐后，使机体保盐功能低下一样，也意味着体质的阴性化。

除此之外，还有很多理由，这里不必赘述。总之，阴性体质的人，长期大量食用高热量的阳性食物，不仅难以使体质阳性化，反而易使其更加阴性化。

那么，怎样才能真正使阴性体质变为阳性体质呢？例如，原来是保盐功能差的体质，怎样才能变为保盐功能强的体质呢？下面将论述这一问题。

三、吃阴性食物反而使阴性体质变为阳性体质

那么，究竟有什么秘法可使阴性体质变为阳性体质呢？如以摄取食盐为例来说，怎样才能使每日需20克食盐的阴性体质，变为每日仅需5克食盐的阳性体质呢？为说明这个问题，我们不妨接着前面所举的日常生活的例子来谈。

前面例子中的那位A家的男主人，见自己挣钱越多，妻子也花钱越多。以前每月支出20万日元，现在却要支出25万日元，甚至30万日元。再看看B家，每月仅支出5万日元就够了。于是，觉得自己以前的做法有问题，必须加以改变。那么，怎样才能像B家那样节约开支，每月仅5万日元就可维持家计呢？经过反复考虑，终于想出妙计，那就是决定从下月起，一分钱也不拿回家。他故作认真地对妻子说："我公司的经营陷入困境，无法摆脱。因此，从下月起，公司就不发薪金，请你作好思想准备。"妻子听到这一消息，心想："这可糟糕了！如果丈夫下月份一分钱也挣不回来，家里以后的开销就没有着落。因此，这个月可不能再像以前那样随便花钱了，必须设法大幅度缩减开支。"后来，妻子果然一改浪费的毛病，尽量节省开支，每天买东西都要记账，能不买的坚决不买。这样，很快就大见成效，使A家每月的生活费支出也降到了5万日元。

由此可见，家庭的经济来源越多，越易使其成为浪费钱财的家庭。相反，如果切断或减少家庭的经济来源，反而能使

其变为节省钱财的家庭。

摄取食盐也同此道理一样。如阴性体质的人，身体每日消耗 20 克食盐，那么，每日摄取 20 克食盐的话，就仅能维持现状，阴性体质不可能改变。如果想变为阳性体质，也就是使身体的保盐功能增强，盐分丢失减少，即使每日摄取 5 克食盐也能满足身体需要的话，就必须实行减盐或断盐疗法。如每隔 1 ～ 2 周，有 1 天完全不摄取食盐，或仅摄取极少量的食盐。这样，经过一定时间的锻炼，就可使体质逐渐改善，最后达到上述目的。

通过以上例子，大家不难看出，改善体质的秘法，不是阴性体质的人吃阳性食物，而是吃阴性食物。

当然，也许有人对上述解释持怀疑态度，认为那仅是一般的比喻。那么，从医学道理上来说，为什么保盐功能差的阴性体质，通过减盐或断盐疗法，反而能变为为保盐功能强的阳性体质呢？下面就从医学理论方面论述这一问题。

四、为何断盐可改善机体的保盐功能

实践证明，如果我们完全不摄取食盐，或吃极度低盐的饮食，往往会导致血压下降。如果是普通的缓进型高血压患者，完全断盐数日的话，收缩期血压会很快从 200 毫米汞柱降至 140 毫米汞柱左右（不包括恶性高血压和肾性高血压患者）。因此，高血压患者到医院看病时，医生总是嘱咐其应饮食清淡，不可吃得过咸。

通过断盐而血压迅速下降的话，必然使流向肾脏的血量减少，同时也导致尿量相应减少。这样一来，体内大量的毒素难以通过尿液及时排出，就会对身体造成危害。为消除这样的危害，机体必然作出反应，设法升高血压，以使流经肾脏的血量增加。这时，肾组织会产生肾素（高血压蛋白原酶）。肾素释放入血，使血浆中的高血压蛋白原变成高血压蛋白，即血管紧张素。血管紧张素是强力的升压物质，其升压作用是肾上腺素的 60 倍。

同时，血管紧张素还可促使肾上腺皮质分泌醛固酮。那么，醛固酮又具有什么样的作用呢？简要而言，就是保钠排钾的作用。

我们知道，尿液主要是血液流经肾脏过程中，经肾小球滤过、肾小管重吸收等加工而成。最开始由肾小球滤出的尿，叫原尿。而每天经尿道排到体外的尿，叫终尿。原尿与终尿在质和量上有很大的差别。也就是说，原尿的量很多，其中还含有大量的人体需要的营养物质。因此，肾脏并不是将原尿一成不变地排出体外，而是在原尿流向肾盂的过程中，又进行了非常复杂的加工改造。如肾小管和集合管的上皮细胞一方面把原尿中的大部分水分和某些营养物质重新吸收入血，另一方面又将人体不需要的一些物质分泌到管腔中。这样，原尿就变为终尿，最后排出体外。

原尿中含有的物质很多，钠就是其中之一。在原尿流经肾小管时，身体必需的一部分钠也会被重新吸收。而在使钠得以被重新吸收方面，醛固酮发挥着极为重要的作用。

因此，如果实行断盐疗法，或吃极为低盐的饮食，机体受到缺盐困扰时，醛固酮的分泌就会增加，以增强盐分的再吸收功能，减少体内盐分的丢失。这样，经过一定时期的锻炼，保盐功能差的阴性体质，就会逐渐地变为保盐功能强的阳性体质。保盐功能差的时候，每日必须补给 20 克食盐。而保盐功能增强后，即使每日补给 5 克食盐，也可以维持正常的生理功能。

另外，之所以实行断食疗法能使体质阳性化，也是这样的道理。如实行正规断食疗法时，人们在 1 ～ 2 周内，什么东西也不吃，一点盐分也不摄取，每天仅仅饮水，这对于机体来说，确实是遇到了极大的灾难。机体就会通过上述那样的机制，竭尽全力进行抗争，进行调节，以维持正常的生理功能。因此，在断食过程中，除醛固酮分泌增加外，还有很多激素的分泌也会发生变化。这样，不仅增强了盐分的重吸收功能，而且，也增强了抗饥饿、抗营养缺乏的能力。

正因为经过10天或2周时间的正规断食，使机体对盐分的重吸收功能大大增强，所以，在刚刚结束断食而吃恢复期饮食时，要尽量地从吃清淡饮食开始，不可一下子就吃平时的饮食。实践证明，断食后，通过非常清淡的饮食而进入体内的盐分，几乎可完全被身体吸收利用。因此，很多人在断食后短短数日内，体重就可增加2公斤。笔者在指导人们断食时，就常听到有人问："先生，断食后吃这么点米汤或稀粥，体重怎么还增加这么快呢？"其实，这时的体重增加，并不是真正的肌肉或脂肪增加，而是由于体内盐分潴留，水分也随之蓄积所致。说白了的话，就是水肿。

还有的人，由于在较长时间的断食过程中一点食盐也没吃，所以在断食结束后，非常想吃咸的，往往瞒着大夫，偷偷地买些咸味的梅干、海带等食物吃。然而，他们哪曾想到，由于长时间的断食，机体保盐功能大大增强，摄入的盐分几乎能全被吸收利用，即使每次仅吃3～4个梅干，也足以引起明显的水肿。几年以前，笔者就遇到过这样的事。有一位中年女性患者，在断食疗法结束后的第二天，一大早就急急忙忙跑到笔者这里来，张皇失措地问："先生，今早起床后，我的眼睛为何难以睁大？"笔者仔细一看，果然其颜面明显浮肿，本来就不大的眼睛，变得更小了，简直看不到眼珠，心想一定是昨天她吃咸的食物太多所致。于是就问："你昨天除了规定的饮食外，是否还吃了其他咸的食物？"患者回答："其实，住院的时候，就从家里带了些梅干。昨天，断食终于结束了，就像被解放而获得自由似的，心里非常高兴，认为吃点梅干没有关系。先吃了一个，觉得格外香甜。于是，难以自控，就一个接一个地吃起来。一连吃了5个才罢休。"患者的回答证实了笔者的判断，于是对她说："你的颜面浮肿，正是由于昨天吃咸的太多所致，不必过于担心。不过，今后3天内，不许吃盐，以纠正体内盐分过剩现象。同时，要吸取教训，断食以后，绝不可随便乱吃东西。"

总之，希望大家明白，从常识来看，让保盐功能差的阴性体质的人实行断盐疗法，或让其吃极度低盐的饮食，是不合理的方法，然而却能使其变为保盐功能强的阳性体质。

另外，应用这一原理，同样可以改善家计。然而，毋庸讳言，在现实生活中，几乎所有的家庭，在经济入不敷出时，往往仅考虑增加收入。结果，越是拼命增加收入，越易养成浪费的毛病，使经济危机进一步加剧。可见，这样的想法是非常片面和愚蠢的。不知大家以为如何。笔者认为，如果能按上述改善体质的道理去考虑问题，实行“断盐”、“断食”那样的方法，克服铺张浪费的毛病，家庭经济就会彻底改善。

五、为何饮生菜汁能使体质阳性化

前面论述了通过断盐疗法可使阴性体质变为阳性体质的道理。下面接着论述阴性体质食用生蔬菜和生菜汁使体质改善的问题。

蔬菜被称为阴性食物，因此，生蔬菜和生菜汁等，当然也是阴性食物。按照传统的饮食养生理论，阴性体质的人，应当尽量地少吃这样的食物。然而，临床实践证明，适当地食用生蔬菜和生菜汁，反而能使阴性体质变为阳性体质。那么，为什么蔬菜被称为阴性食物呢？为何食用生蔬菜和生菜汁反而能使阴性体质变为阳性体质呢？

首先谈谈蔬菜的属性问题。按石冢左玄先生的钠钾论来说，矿物质中的钾、镁等元素属于阴性，钠、钙等元素属于阳性。而蔬菜中含钾多而含钠少，故属于阴性食物。再按樱泽如一先生的“无双原理”来说，水分多、热量低的食物属于阴性，水分少、热量高的食物属于阳性。蔬菜中含水分多，且热量低，故蔬菜为阴性食物。

关于食用生蔬菜、生菜汁使阴性体质变为阳性体质的机理比较复杂，需要从蔬菜中所含大量的钾与醛固酮的关系谈起。

前面谈到，人们在实行较长时间的断食过程中，每天仅仅饮水，一点食盐也不摄取，会促使肾上腺分泌醛固酮。而醛固酮则可促使原尿中含有的钠重新吸收，以对抗断食、断盐给身体造成的危害，满足机体对盐分的需求。在这里，笔者必须说明的是，人体在处于断食、断盐的情况下，脑下垂体、肾上腺等内分泌系统的变化非常复杂，至今还没有完全研究清楚。断食、断盐过程中，影响钠重吸收的激素，也不仅仅是醛固酮一种。不过，为了使一般人容易理解，笔者仍想以醛固酮为代表来加以解释。

医学研究已经证实，醛固酮不仅能阻止盐分从尿中大量丢失，还可防止盐分从汗中大量排出。东京医科齿科大学中央检查生化学科讲师坂岸良克先生指出："体内如果缺乏醛固酮这种激素的话，就会导致大量盐分从汗中排出。相反，如果给正常人补充醛固酮激素的话，就会使汗液中的盐分含量明显减少。"可见，要想成为保盐功能强的阳性体质，使盐分不从尿液或汗液中大量排出，体内就不能缺乏醛固酮这种激素。

研究还发现，一般情况下，汗液中盐分的含量约为0.3%～0.7%，平均值为0.5%左右。当然，也有特殊的情况。像前面谈到笔者的师兄H医师，由于大量摄取食盐，且控制饮水，结果导致汗液中水分极少，盐分含量极高，用手摸胳膊，可见到细小盐末下落。另外，也有的汗液中几乎不含盐分。可以说，汗液中盐分含量极高的人，是极阴性的体质；汗液中几乎不含盐分的人，是极阳性的体质。

前面曾介绍过的那位赤穗的妇女，就是汗液中盐分含量很低的极阳性体质。她在长达1年零10个月期间，每天除吃生蔬菜、生糙米粉和饮用生水外，其他任何食物都不吃，当然也不用酱油、食盐等调味品，却未发生任何问题。即使在炎热的夏季，大量汗出，不补充盐分，也可正常下田干活儿。

从一般的常识来看，那样大量地汗出，还参加田间劳动，一点食盐也不补充，体内的盐分一定会缺乏。因此，每次来医院时，笔者都要求她进行血液化验检查，以了解血中的钠含量。但是，几次检查的结果，都证实血中钠含量是正常的，绝不低下。后来，检查其尿液，发现尿中的盐分含量极低，令人吃惊。又检查其汗液，结果也与尿液一样，盐分含量低得惊人。

实践证明，同样是出汗，但汗液中盐分含量极低的人，与盐分含量极高的人相比，疲劳的程度截然不同。如二人同时登山，汗中排出盐分少的阳性体质的人，在大量出汗后，即使仅补充水分，也不会感到多么疲劳，仍可若无其事地继续登山；而汗中排出盐分多的阴性体质的人，在大量出汗后，如果仅补充水分的话，就会因体内盐分缺乏而感到精疲力竭，难以继续登山。因此，如果能将自己的体质锻炼为汗液中含盐分少的体质，即体内醛固酮含量充足的体质，那么，以后即使参加体力劳动而大量出汗，也不至于感到特别疲劳。

然而，如何才能成为体内醛固酮含量充足的体质呢？刚才说过，实行断食、断盐疗法，或吃极为低盐的饮食，可促使体内的醛固酮分泌增加，以防止盐分大量丢失。那么，照此说来，如果长时间断食的话，醛固酮的分泌真的会一直相应地增加吗？当然也并非如此。因为醛固酮不仅有促使原尿中的钠重吸收的作用，而且还有促使体内的钾排出体外的作用，所以，在长时间断食而仅仅饮水的情况下，机体会一面重吸收钠，一面相应地排出钾。这样一来，就会导致体内钾的缺乏。而为了避免体内严重缺钾，机体必然要进行调节，减少醛固酮的分泌。可见，即使长时间的断食、断盐，醛固酮的分泌也不可能一直相应地增加。

那么，怎样才能使醛固酮的分泌在长时间断食、断盐情况下进一步增加呢？这就必须借助生菜汁的作用。因为生菜汁中含钾丰富而含钠较少，所以，在断食断盐的同时，饮用一定量的生菜汁，即实行生菜汁断食法，就可纠正醛固酮分泌增加而造成的体内缺钾现象。体内缺钾现象解除的话，醛固酮的分泌就会进一步增加。

但是，即使实行生菜汁断食法，仍有较严格的时间限制，不可时间过长。为解决这一问题，笔者心想：如果不饮生菜汁，而改吃完全的生菜食，就是将几种生蔬菜绞为泥状，每日吃1200克左右，不是可以连续实行几个月吗？后来，笔者想起已故的西胜造先生的教导，证明自己这一想法是有道理的。

西胜造先生在教导人们如何减少体内盐分丢失的方法时指出:“如果吃完全的生菜食，持续6个月以上，汗液中就可以几乎不含盐分。这说明体内的盐分已很少丢失，以后可以大大减少食盐摄取量。这样，就可以预防高血压、动脉硬化、脑出血、脑软化及其他多种中老年疾病。”

另外，许多客观事实，也证实了这一点。如前面所说的那位妇女，在长达1年零10个月期间，仅仅吃生蔬菜、生糙米，一点食盐也不吃，不但没有发生任何问题，而且还可正常地从事田间劳动。

由此可见，因含钾多而被视为阴性食物，认为阴性体质不宜食用的生蔬菜和生菜汁，却是改善体质的“良药”，能使保盐功能差的阴性体质，变为保盐功能强的阳性体质。

前些日子，听到一位传统的饮食养生专家说:“真是奇怪，许多阴性体质的人，虽然长期注意饮食养生，体质却越来越差。”然而，根据笔者的理论来看，这一点也不奇怪。因为阴性体质的人，吃阳性食物，使阴阳被动地得以中和，只不过是虚有其表的阳性化。若长期过多地摄取极端的阳性食物，反而易导致体质更加阴性化。因此，阴性体质的人，只有吃阴性食物，才能真正达到改善体质的目的。

那么说，像胃下垂那样的阴性体质患者，也可以突然地大量饮用生菜汁吗？当然不行。阴性体质的人饮用生菜汁，必须有正确的方法。若方法不当，鲁莽行事，不仅不能达到预期的效果，反而易导致惨痛的失败。

六、饮用生水为何能使体质阳性化

生水也属于阴性饮食，因此，一般认为阴性体质的人应当尽量避免饮用。然而，阴性体质的人，通过练习饮用生水，却可以像饮用生菜汁那样，使体质阳性化。

那么，在现实生活中，许多阴性体质的人，大量饮用生水后，为何往往出现身体怕冷等不良反应呢？笔者认为，这主要是饮用方法不当所致。如大多数患胃下垂、内脏下垂等病症的阴性体质的人，平时本来就有怕冷的现象，若突然大量饮用寒凉的生水，则无异于雪上加霜，使怕冷症状更加严重。因此，这样的愚蠢做法是应当尽量避免的。另外，大量饮用生水，还会使尿量相应地增加，体内的盐分等矿物质也会从尿中大量排出。因此，阴性体质的人，突然大量饮用生水后，由于大量的钠从尿中排出，会很快导致体内盐分缺乏。而且，饮用生水越多，盐分排出也越多，甚至可使身体从脱盐状态发展为脱水状态，引起骤然消瘦等奇妙现象。当然，之所以会出现这样严重的症状，还是与其保盐功能差有密切的关系。

饮用生水而致身体发冷，这对于本来就容易怕冷的阴性体质者来说，是非常难以接受的。而且，从常识上来说，这是不符合阴阳中和法则的，是不适当的方法。但是，事物总是一分为二的。这一似乎不合理的方法，如果应用得当，反而会收到良好的效果。因为适当地饮用生水后，身体受到一定程度的“虐待”，自然会作出种种反应，奋起抗争，久而久之，使抗寒能力逐渐增强。

我们知道，在正常情况下，人类的体温是相对稳定的，腋下体温一般维持在36.5℃左右。之所以会这样，主要是产热、保热和出汗散热等几种作用相互配合协调的结果。而产热、保热和散热的任何环节发生变化，都会引起体温的变化。如当我们摄取滚烫的食物或高热量的阳性食物后，会觉得身上顿时暖和一些，这就是阳性食物暂时使体内热量增多所致。因此，平时怕冷的阴性体质的人，吃高热量的食物或滚烫的饮食，以使阴阳中和，被认为是合理的饮食法。

然而，正像以前说明的那样，阴性体质的人，如果长期吃滚烫的食物，或长期饱食高热量的食物，不仅难以使体质阳性化，而且还易使体质更加阴性化。因为，摄入的热量越多；越容易使机体的保热功能减弱。而机体保热功能减弱的话，体内的热量更容易散失。可见，要想使身体不怕冷的话，不仅需要有良好的产热功能，而且还必须有健全的保热功能。

因此，平时怕冷的阴性体质的人，为了造就不怕冷的阳性体质，就不能依赖取暖等使寒热中和的被动方法。而应该积极地采用刺激机体产生抗寒能力的方法。如在寒冷的冬季，鼓起勇气，脱去衣服，用干布擦身，或冷水擦浴，甚至实行冷水浴或温冷交替浴。只要能坚持这样做，就一定可达到目的。

另外，实行断食疗法，也有同样的效果。如多年因怕冷症而苦恼的T夫人，在寒冷的冬季，实行了10天断食疗法，一点热的食物也不吃，仅喝生水，结果，反而使怕冷症彻底消除。严冬之时，不要被炉，也可以熟睡了。这样的例子，笔者见过不少。因此，笔者认为，实行断食疗法，能使机体的保热和产热功能都得到锻炼。

为了使大家理解断食使机体保热和产热功能增强的道理，下面首先以日常生活常见的现象为例来加以说明。

例如，在寒冷的冬天，某房间内装有取暖炉。如果不断地往炉子里添加燃料，使火烧得很旺的话，房间里自然会非常暖和。虽然某处有些缝隙，使一部分热气跑掉，也没多大关系。因此，房间的主人便不急于修理房间。然而，从另外的角度来看，这个房间的保热性能确实不好，很容易使室内的热气散失。那么，如何才能使这家的主人积极地去修理房间，提高房间的保热性能呢？笔者认为，最好的方法就是姑且将房间的炉火熄灭。

这样一来，房间里没有热源，外面的冷空气又不断地从缝隙处钻入房间，必然使室内温度迅速下降，变得非常寒冷。女主人首先觉得受不了，就会赶快设法将房间的缝隙糊上，或用丝绵等将缝隙堵上。经过这样的修理后，房间的保热性能得以完善，不仅室内原有的热气不会大量外散，而且外面的冷风也难以进入室内。这样的情况下，如果住在里面的人，再经常活动身体，如做体操等，使身体产热增加的话，即使不再烧炉子，也完全可以。

同样的道理，如果人们平时大量摄取高热量的食物，体内热量过剩，那么，身体即使丢失些热量和浪费些“燃料”也没多大关系。这样就会造成身体保热功能减弱，产热原料浪费。相反，如果人们在隆冬严寒之时，实行断食疗法，每天仅饮寒凉的生水，使温暖身体的“燃料”缺乏，机体就必然作出反应，增强保热功能，尽可能地减少体温散失。同时，因为缺乏新的“燃料”，所以机体必须充分利用原有“燃料”产生热量，以维持体温。这样，又减少了“燃料”的浪费现象。因此，在断食结束后，即使摄取少量的食物，身体也可以保持温暖，不怕寒冷。

总之，饮用生水而使身体暂时感到寒冷，进而实行断食，使温暖身体的“燃料”缺乏，对于怕冷的阴性体质者来说，确实好像是不太合理的疗法，但是，却能使其怕冷症彻底治愈，真正变为阳性体质。

七、断食疗法更易使体质阳性化

前面谈到，长期饱食易造成体质阴性化，引起困倦多睡，白天工作没有精神，还容易导致宿便停滞和身体怕冷等症。那么，人们由此一定会想到，如果反其道而行之，实行少食或断食疗法的话，不是可以使体质阳性化吗？这是毫无疑问的。

我们在前面已经详细论述了断盐和饮用生水使体质阳性化的道理。在此基础上，对断食使体质阳性化的道理就更易理解。因为实行正规断食疗法时，不仅要断盐和饮用生水，还要断绝一切食物。这样，三大因素相加，必然导致与饱食截然不同的结果。也就是说，在改善体质方面，断食疗法较单纯的断盐或饮用生水的效果更为卓越。

这已被大量事实所证实。在笔者指导下，即使胃下垂、内脏下垂等阴性体质的典型疾病，经过一定时间的断食，也都奇迹般地治愈了。这绝不是什么偶然现象，而是必然的结果。因此，所谓断食疗法不可用于胃下垂、内脏下垂等阴性疾病的说法是站不住脚的。当然，在临床上，也有胃下垂患者实行断食疗法而失败的。笔者不仅听到过，而且亲眼见到过这样的例子。但是，仔细分析的话，就不难发现，造成失败的主要原因并不在断食疗法本身，而是由于具体实施方法存在问题。

一般来说，患胃下垂、内脏下垂等疾病的人，大多形体消瘦，体力不足，耐力较差。因此，如果让他们突然实行长时间的断食，必然会事与愿违，导致不良的后果。前些日子，某断食疗法指导者，来与笔者探讨胃下垂患者断食问题时，就曾谈到，有一位胃下垂患者，一开始就连续断食 16 天。结果，断食结束后，需要吃恢复期饮食时，却遇到了麻烦。患者毫无食欲，不仅不想喝稀米汤，甚至连水都不想喝。

为什么会出现这样的情形呢？这是因为胃下垂等阴性体质的人，机体保盐功能较差，本来就容易丢失盐分，又一下子连续实行长达 16 天的断食疗法，每天仅饮用生水，一点盐分也不摄取，必然使身体陷入脱盐状态。而机体严重缺盐时，自然会缺乏食欲，甚至不想饮水。可见，在对这样的患者实施断食疗法时，必须循序渐进，慎重而行，绝不可操之过急。

还有，胃下垂患者在断食过程中，也常出现恶心、呕吐等症状。之所以会出现这样的症状，主要是由于患者断食前的准备不够充分。然而，有的断食指导者，却简单地将这些症状看作是断食的必然反应。因此，他们不仅对患者断食前的准备工作不予重视，而且，当断食过程中出现上述症状时，也不积极地进行必要的处理，致使患者必须忍耐着巨大痛苦而继续断食。这样鲁莽的断食法，不能说没有一定的危险性。

恶心、呕吐，难以饮水，必然导致身体脱水，进而引起头晕、目眩、浑身乏力等症。在这样的情况下，还继续断食，对于原本就体力不足的胃下垂患者来说，其困难程度确实是难以想象的。而且，许多事实证明，胃下垂患者经过这样鲁莽的断食后，体力极度虚弱，往往难以顺利恢复。

此外，还有一些阴性体质的患者，在正式断食过程中并没有出现什么不良反应，进展非常顺利，但是，在断食结束而开始吃恢复期饮食时，往往由于指导失误，或患者不遵医嘱，在饮用生水、摄取食盐和生蔬菜等方面，方法不当，结果导致前功尽弃，甚至造成不良的后果。

总之，可以断言，阴性体质患者断食失败的主要原因，不在于断食疗法本身，而在于方法应用不当。如果能慎重、正确地使用这一方法，那么，就只会成功，不会失败。即使重症的胃下垂、内脏下垂患者，也可使其虚弱的阴性体质变为健康的阳性体质。至于虚弱体质如何正确使用断食疗法的问题，将在下一章中介绍。

八、冷水浴为何能治愈怕冷症

笔者在长期的临床实践中，确实见到许多怕冷症的患者，不是使用温暖身体的所谓合理方法，而是实行不合常理的冷水浴或温冷交替浴等方法，使怕冷症奇迹般地消失了。那么，为什么会出现这样的奇迹呢？

为使大家明白这一问题，这里首先介绍一下东京大学医学部吉利和教授所做的一个实验，即《手伸入冰水时的皮肤温度与氧气压的实验》。

实验表明，人们突然将手伸入冰冷的水中后，手部体温会迅速向冰水中传递、放散，也就是说，体温会迅速被冰水夺去，使局部皮肤温度下降。与此同时，由于寒冷的刺激，手部的毛细血管会立即收缩，使温暖的动脉血液难以顺利达到手部，故导致局部皮温进一步下降。当然，这种毛细血管收缩现象，并不是什么坏现象，而是机体为保护体温（阻止体温向冰水中大量放散）所作出的一种积极的防御反应。

然而，过不了多长时间，却又出现一种奇特现象。那就是手部下降的皮肤温度，又渐渐地开始回升。面对这种现象，人们不禁会问：为何随着手在冰水中的时间延长，局部体温不再继续下降，反而会逐渐回升呢？

对于这一问题，一般认为是由于局部血液的微循环方式发生变化所致。近年来的医学研究表明，人体血液的微循环有两种形式。一种是普通的微循环，一种是特殊的侧支循环，或称短路循环。所谓普通的微循环，就是动脉血液通过小动脉流入毛细血管网，在这里完成与组织间的物质交换后，再由毛细血管的静脉端流入小静脉，逐步返回心脏。而侧支循环则与此不同，其动脉血液不流入毛细血管网，而是走了近道，通过小动脉和小静脉之间的动静脉吻合支（侧支），直接从小动脉流入小静脉，返回心脏。不过，一般情况下，小动脉和小静脉之间的动静脉吻合支并不开放，而是处于闭合状态。因此，这种侧支循环，平时并不发挥作用，只有在特殊情况下，即普通的微循环发生障碍时，才有可能派上用场。如将手突然伸入冰冷的水中，由于手部毛细血管遇冷而收缩，普通的微循环发生障碍，小动脉中的血液不能顺利地流入毛细血管网，于是，动静脉吻合支就可能逐渐开放，使小动脉的血液从近道流入小静脉，返回心脏。这样一来，流经手部的温暖的动脉血液就会不断增加，从而使局部体温也渐渐回升。

当然，这只是一种推论。那么，将手伸入冰水后，真的能使动静脉吻合支开放吗？也就是说，真的会导致侧支循环吗？为弄明这一问题，吉利和教授特意进行了小动脉血液和小静脉血液的氧压差对比测定。

我们知道，由心脏射到周身的动脉血液，含有充足的氧气。正常情况下，含有充足氧气的动脉血液，要通过毛细血管网，与组织间进行气体交换，即血液中的氧气被组织吸收利用，组织中产生的二氧化碳则进入血中。经过这样的气体交换后，动脉血就变为静脉血，再由毛细血管的静脉端流入小静脉，逐步返回心脏。因此，测定发现，小静脉血液的含氧量较小动脉血液的含氧量少得多。也就是说，小静脉血液的氧气压比小动脉血液的氧气压低得多。

但是，如果因寒冷使手部普通的微循环发生障碍，小动脉的血液不经过毛细血管网进行气体交换，而是全部通过开放的动静脉吻合支直接流入小静脉的话，小动脉血液与小静脉血液的氧气压就不会有什么差别。

当然，实际上，即使遇冷使普通的微循环发生障碍，小动脉血液也不至于完全由短路直接流入小静脉，而是一部分由短路直接流入小静脉，另一部分则流入毛细血管网，进行气体交换后，再流入小静脉。这样一来，小静脉中的血液，就由未经过气体交换和已经过气体交换的两部分血液所组成。因此，实际测定发现，小动脉血液和小静脉血液的氧气压仍有一定的差别。但是，二者的差别比正常情况下小得多，就是说小静脉血液中的含氧量明显高于微循环正常时。这就足以证明，手伸入冰水中，局部皮温先下降而后逐渐回升，确实与动静脉吻合支的开放、侧支循环发挥作用有密切关系。

通过这一实验，我们可以清楚地认识到作为血液循环“备用系统”的动静脉吻合支和短路循环的重要性。事实上，许多人一到冬季，手足就特别怕冷，甚至发生冻疮，就往往是由于侧支循环功能不健全所致。一般来说，侧支循环功能健全的人，在手足突然遇到寒冷刺激时，可以随机应变，原来处于闭合状态的动静脉吻合支会迅速开放，使动脉血液由此通过，以温暖手足，因此，即使在寒冷的冬天，其手足也总是温暖的，不至于特别怕冷或发生冻疮。可见，对于手足怕冷而冬天容易发生冻疮的人来说，为改变这样的阴性体质，平时就应该寻找有效的耐寒锻炼方法，以健全血液的侧支循环功能。

然而，在现实生活中，这些人往往不是在平时设法加以耐寒锻炼，而是到了冬季后，千方百计地加以保暖，如提高室内温度，尽量用热水洗手、洗足，出门时，脚穿厚厚的皮靴，手戴保暖性能好的手套等。这样，虽然手足得到一定的温暖，起到防寒的作用，但却使侧支循环的功能难以得到锻炼。长期如此，其体质不仅难以阳性化，反而会更加阴性化。

与此不同，怕冷的阴性体质的人，如果平时能积极地实行冷水浴或温冷交替浴等锻炼方法，使身体经常受到寒冷的刺激，就会使体内动静脉吻合支逐渐发达，侧支循环功能得以健全，最后使自己的体质变为不怕冷的阳性体质。

在日常生活中，如果人们留心的话，就会发现一个现象，经常用热水洗手、洗脸的人，冬天很容易发生冻疮，而在豆腐房经常着凉水的人，却很少有生冻疮的。这就是由于豆腐房的人经常接触冷水，耐寒能力增强的缘故。因为即使在严寒的冬季，一遇到顾客来买豆腐，他们也不得不立刻把手伸进冰冷的水中去取豆腐。经过这样长期的“锻炼”，使他们的动静脉吻合支特别发达，侧支循环功能良好，所以，不仅在寒冷的冬季不生冻疮，而且，经常把手伸进冰冷的水中，也不太怕冷。

九、适度的疲劳刺激反而促使体质阳性化

前面介绍了冷水浴改善体质的道理，下面想谈谈疲劳对机体功能的影响问题。

众所周知，经常熬夜而睡眠不足，或长期从事精神紧张的工作，会导致身心疲劳。而长期过度疲劳，会使机体的生命力减弱，精力耗伤。因此，一般认为，经常熬夜容易导致“体液”阴性化。

那么，事实果真如此吗？为了弄清这一问题，许多研究人员调查了疲劳时的体液变化，特别是体液中钠和钾的变化情况。结果表明，身体疲劳时，最常见的变化就是体内钠的潴留和钾的排泄增加。

埃平格等学者曾以钠和钾在组织细胞与体液之间的移动及与此有关的细胞膜通透性变化等，来解释疲劳现象。他们根据动物实验的结果指出，机体处于疲劳状态时，心脏、肌肉、肝脏等组织细胞内的钾会减少，钠会增加；肌肉收缩时，钠会进入肌纤维内，而钾则被释放到肌纤维外。另外，研究还发现，机体在受到某些刺激而紧张时，脑下垂体、肾上腺皮质的活动会迅速增强，皮质激素分泌增加，以对抗外来的刺激，同时，体内钠和钾的代谢也发生一定的变化，甚至可见到钠潴留和钾排泄增加现象。

劳动科学研究所所长斋藤一先生，为弄清疲劳情况与血清中钠、钾含量变化的关系，做了大量的工作，并在《日医新闻》第239期发表了题为《钠钾代谢与疲劳》的研究论文。其研究的主要内容如下：

首先，按工作条件、疲劳程度等，将调查对象分为6组，

进行了详细血液检测。具体分组情况是：A组为上正常白班的一般公务员，22人；B组为昼夜有规律倒班的工作人员，21人；C组为工作时间不规律的电台、电视台演职人员，26人；D组为每日上夜班的人员，12人；E组为出租汽车司机，20人；F组为长途货运司机，32人。结果发现，与A组（上正常白班的一般公务员）相比，E组（出租汽车司机）和F组（长途货运司机）血清中钠含量明显增高，钾含量显著降低；其次，D组（每日上夜班的人员）血清中的钠含量较高，钾含量较低。由此可见，大城市的出租汽车司机（每日运营16个小时，深夜两三点钟才能回家休息，且运营中精神高度紧张）和长途货运司机（夜间开车为主，隔几天才能在自己家里睡一夜），呈现出最明显的疲劳症候。

其次，还对5名健康青年在不同实验条件下血清钠、钾变化情况进行了对比研究。具体方法是：首先连续4周测定其上正常白班时的血清钾含量及钠钾比值；然后，再连续4周测定其上夜班（每日夜间轻工作8小时，白天严格卧床睡眠9小时，每周休息1日）时血清中的钾含量及钠钾比值。进而对前后检测结果进行对比分析。结果发现，与上正常白班相比，其上夜班时血清中的钾含量较低，钠钾比值升高（与上述实际每日上夜班的D组的血清钠钾含量基本相同）。同时还发现，其血清钾含量的下降和钠钾比值的上升，是随着上夜班天数的增加，而逐渐出现并加重的。可见，对于人类来说，长期夜间工作而白天睡眠的生活方式，是最容易导致疲劳的生活方式。

最后，又让2名被检测者吃一定的食物，连续3天不许睡眠，然后，测定其第二天和第三天尿中钠钾含量及比值的变化。结果发现，随着不睡眠时间的延长，尿中的钠含量渐减，钾含量渐增，钠钾比值逐渐降低。这一变化，也证实了体内钠的潴留和钾排泄的增加。

另外，人们也许有这样的体会，炎热的夏季，在烈日下从事繁重劳动时，由于汗出较多，体重也会明显减轻。而体重减轻越明显，疲劳感也越明显。斋藤先生的实验也证明，这样的汗出，使体内水分丧失达到一定程度时，向尿中排钠就会受到明显抑制，相反，排钾就会明显增加，以致尿液中的钠钾比值降低。

不仅如此，其研究还发现，如果肾脏以外的水分丧失（例如出汗等）达到4升以上的话，尿液中的氯和钠的比值往往异常升高。这也说明钠的排泄受到抑制。

通过上述实验，虽然我们对体内各种变化的发生机理还不十分清楚，但却明确了人们在疲劳状态下机体钠钾代谢的变化规律。由此我们也认识到，一定的疲劳刺激（如在一定时期内睡眠不足等），一方面会使精力消耗，另一方面，也必然引起机体的拼命抵抗，使体质阳性化。如钠的重吸收功能增强（尽量不使钠从尿中排泄），钾的排泄增加，就是体质逐渐阳性化和防止阴性化的具体表现之一。

因此，笔者认为，要想使自己的体质阳性化，就有必要适当吃点苦头，经受点疲劳刺激。如果害怕吃苦，每日的工作非常轻松，一点疲劳刺激都没有的话，身体就很难得到锻炼。

十、樱泽式与二木式养生法可相互转换

长期以来，在日本存在着两种不同的养生方法（主要是饮食养生方面），这就是樱泽式养生法（食养法）和二木式养生法（食养法）。一般认为，樱泽式养生法适用于阴性体质的人，二木式养生法适用于阳性体质的人。

如患有怕冷症的阴性体质的人，饮用生水，会很快引起腹泻，胃部痞满堵闷，用手按压摇晃腹部时，会发出咕咚咕咚的振水声；稍微多吃点生蔬菜、生菜汁，就会引起胃肠功能紊乱，出现腹泻、腹胀等痛苦症状；长期食用低盐饮食，会引起身体消瘦，胃肠功能低下，食欲不振，倦怠乏力等症。因此，一些养生指导者，往往让他们在日常生活中，实行樱泽式养生法，尽量摄取阳性食物。如少饮生水，甚至连茶水也不多饮；蔬菜尽量煮熟、炖烂或炒熟，不吃生蔬菜、生菜汁；多摄取食盐等。此外，还要尽量少洗热水浴，因热水浴时汗出较多，易

使体内的盐分丢失。而他们实行这样的养生法，不再出现上述不适症状，便认为这种养生法是完全适合自己体质的、最好的疗法和养生法。

与此相反，体格健壮，没有体验过怕冷滋味，即使洗冷水澡也不在乎的阳性体质的人，口渴的时候，咕嘟咕嘟大量喝生水，也不会引起胃部痞满、腹泻等症；每次大口大口地吃一大盘生菜，每日饮1升生菜汁，胃肠也不会发生任何问题；长期吃极低食盐的饮食，也不会出现明显的胃部胀满、食欲不振等脱盐症状。为此，一些养生指导者，让他们在日常生活中，实行二木式养生法，多摄取阴性食物。如多饮生水；尽量饮生菜汁；尽可能吃生蔬菜，即使用火炒，也不超过2分钟；主食也尽量是充满生命力的生食，如生糙米等；食盐用量尽可能减少，养成口味淡薄的习惯。此外，还宜多实行冷水浴。而他们实行这样的养生法，觉得非常适应，于是便认为这是自己梦寐以求的真正的养生法。

这样，无论是阴性体质的人，还是阳性体质的人，都认为自己实行的养生法是最好、最正确的养生法。因此，他们不仅自己坚持实行，而且，还大力推广普及，希望所有的人都实行自己认为正确的方法。

那么，假如这样盲目地推广，碰巧遇到相反的情况，如让阴性体质的人实行二木式养生法，阳性体质的人实行樱泽式养生法，结果会怎样呢？多数情况下，接受推荐的人，刚实行不久，就会引起各自身体功能紊乱，于是，不仅放弃被推荐的方法，而且还会终生批评那种方法。

由于这样的结果，使一些人认为，这两种养生法是由不同体质的人所创立的，适合不同体质使用。就是说，樱泽式养生法，是基于樱泽先生的体质而创立的，适合樱泽先生那样的阴性体质的人使用；二木式养生法，是基于二木先生的体质而创立的，适合二木先生那样的阳性体质的人使用。甚至有的人将这两种养生法绝对对立起来，认为二者的理论、方法和适应体质均截然不同，无沟通之道，以致形成相互对立的两大学派。

这两大学派，虽然有着共同的志向，都热心于国民的保健事业，都主张以糙米为主食，并大力宣传三白（白精米、白面包、白砂糖）之害，担忧不良饮食给国民健康造成危害，却因为学术观点的对立，互相产生隔阂，难以正常交往。而且，在不良饮食泛滥，"三白"之害越来越严重的今天，要使两派团结起来，齐心协力，从根本上解决这一社会问题，使广大民众真正认识正确的饮食生活方式，进而使保健运动发展成为全民族的伟大运动，是非常困难的。

然而，笔者认为，樱泽式养生法与二木式养生法之间，并非无沟通之道，而是有着密切的联系。如前所述，只要能在日常的"阴阳中和"式的生活中，巧妙地运用改善体质的秘法，即引入"阴阳矛盾"式的生活，就可以在两种养生法之间架起沟通的桥梁。

创立改善体质的秘法，首倡"阴阳矛盾"式生活方式的人，是西氏健康法的创立者西胜造先生。正是由于他的理论和方法，才使樱泽先生与二木先生的握手成为可能。因此，笔者对西胜造先生的伟大贡献极为钦佩。但愿通过笔者这一拙著，能使广大读者真正理解西胜造先生提出的改善体质的秘法，无论是信奉樱泽式养生法的人，还是实行二木式养生法的人，都能够将自己的认识提高一步，即认识到樱泽式和二木式养生法，并非完全对立，而是可以沟通和转换的。这样的话，各学术流派指导者之间存在的隔阂才有可能消除，最后达到大团结的目的。

十一、断食为何能使酸性体质变为碱性体质

前面重点论述了使阴性体质变为阳性体质的方法，下面再谈谈与体质改善有关的另一问题，即体液的酸碱问题。

正常情况下，我们的血液经常保持着弱碱性。若血液偏于酸性，就会发生疾病。因此，社会上有不少人常将体质分为酸性体质和碱性体质两种，并且认为，将异常的酸性体质，改善为健康的弱碱性体质，无论在治疗方面，还是在保健方面，

都是非常重要的。

那么，究竟如何才能使酸性体质变为碱性体质呢？笔者认为，实际上与使阴性体质变为阳性体质的理论和方法基本相同，因此在这里一并说明。

每当提到血液的酸中毒、碱中毒理论，笔者就会不由自主地想起已故的大阪大学医学部教授片濑淡先生。片濑先生用尽毕生精力，对血液的酸碱性进行研究，发表了大量有价值的论文，使后人对这一问题有了较深入的了解。

酸中毒究竟对我们的健康有多大危害呢？关于这个问题，精通专门医学知识的人自不必说，即使稍微懂些医学常识的人，大概也都了解。另外，一般的人都认为碱性体质对健康有益，但是，疾病时的碱中毒绝不是健康所需要的。这一点，相信大家也有所了解。为了使大家进一步认识酸性体质和碱性体质，下面首先谈谈血液的酸碱度问题。

谈到血液的酸碱度，就必须先认识 pH 这一标记。我们在看有关的医学书籍或化验报告时，经常会见到 pH 这样的标记。所谓 pH，实际上就是氢离子浓度，也就是酸碱度的标志。以纯水（H_2O）为例，虽然其分子极小，却能分解为氢（H^+）和氢氧根（OH^-），因此，纯水就有一定的氢离子浓度，即酸碱度。

纯水是中性的，而医学上通常将中性的纯水的 pH 值定为 7，因此可以说，pH 值为 7 的溶液，都是中性的溶液。若溶液中的氢离子浓度较高，就会偏于酸性，pH 就小于 7；若溶液中的氢离子浓度较低，就会偏于碱性，pH 就大于 7。如溶液的 pH 为 6、5、4……就是酸性溶液；pH 为 8、9、10……就是碱性溶液。

人体体液如血液、唾液、胃液、肠液、尿液等，在正常情况下，其 pH 就各不相同。而我们一般所说的酸中毒、碱中毒，只是指血液的 pH 而言。

健康人血液的 pH，大致维持在 7.28 ～ 7.42（室温 37℃时）之间。而当血液 pH 达到 7.0 以下或 7.8 以上时，就会导致死亡。因此，正常情况下，血液的pH绝不会在7.0以下，因此，血液并不是酸性的。而人们常说的血液变为酸性，并不是变为绝对的酸性，只是指在碱性范围内，稍微倾向于酸性方面。

那么，被认为对改善体质有显著效果的断食疗法，对所谓的酸性体质、碱性体质又有怎样的影响呢？

一般认为，酸性体质的人，要多吃碱性的食物，如海藻类、蔬菜、水果等，使酸性血液得以中和，以保持有益于健康的弱碱性血液。这与前面介绍的阴性体质吃阳性食物，以期阴阳中和的理论是相同的。

当然，对于酸性体质的人，给予碱性食物，以期酸碱中和，其想法是合乎道理的。但是，必须清楚，酸性体质的人，仅靠吃碱性食物，是不可能变为碱性体质的。因为摄取碱性食物越多，机体就会尽可能多地将摄入的碱性成分排出体外，所以，摄取碱性食物后，暂时使“体液”碱性化是可能的，而真正从根本上使“体质”碱性化是不可能的。

那么，怎样才能使酸性体质真正改善为碱性体质呢？笔者认为，仍然需要采用改善体质的秘法，即所谓不合理的方法。其中最有效的方法，就是断食疗法。

大量研究证明，人们在正规断食过程中，血液都会偏于酸性，出现酸中毒现象。如检测断食者的尿液，从断食的第一天起，就可以发现酸中毒时特有的酮体。而且，直至断食结束，酮体尿可一直持续出现。这主要是因为在正规断食过程中，人们不吃任何碱性食物，仅仅消耗自己体内的脂肪等物质所致。同时，由于断食时体内各种维生素缺乏，引起新陈代谢障碍，会进一步使酸中毒现象加重。

因此，素来为碱性体质的人，实行断食疗法，即使发生点酸中毒现象，也不会严重，故比较容易耐受。而素来为酸性体质的人，却大不相同，由于断食，使其本来就偏于酸性的血液更加酸性化，结果，会引起种种痛苦的反应症状。而且，许多断食指导场所，往往在断食过程中，还让实行者进行冷水浴。

而冷水浴则会使断食造成的酸中毒现象更为严重。这主要是由于冷水浴身，交感神经紧张、兴奋，致使血液进一步酸性化。这样一来，机体无法忍受，就会拼命抗争，以求生路。如体内过剩的酸，不能及时从尿中排出时，就会引起呕吐，吐出大量的胃酸，以使体内的酸减少。因此，酸性体质的人，在断食过程中，常常出现呕吐现象。

断食引起机体的拼命抗争，实际上就是将酸性体质改善为碱性体质的过程。如果没有这样的过程，想轻而易举地达到改善体质的目的，是根本不可能的。也就是说，要想使酸性体质改善为碱性体质，仍然需要采取断食这样的所谓不合理的方法。

另外，有的人甚至认为在断食结束后，不应立即吃碱性食物，如喝糙米米汤等。这从理论上讲，可以说是正确的。因为他们认为，断食后立即吃碱性饮食的话，会使断食过程中机体好容易产生的碱性化功能（抗酸中毒功能）遭到抑制，所以，还是先吃酸性饮食为宜，如喝白米米汤等。然而，那只不过是纯粹的理论之谈，实际上，并没有必要那样神经过敏。

还有的人认为，酸性体质的人，在断食过程中，饮用生菜汁等碱性食物，对疾病的治疗有重要意义。但是，如果那样的话，就很难达到使酸性体质变为碱性体质的目的。

与此相反，碱性体质的人，如果想通过断食疗法，改善体质，使血液达到理想的弱碱性的话，那么，在断食期间，大量饮用属于碱性食物的果汁，确实会起到一定的作用。不过，即使采取这样的方法，也要有所节制，适可而止。若盲目地采用过激的方法，如饮用过多，时间过长等，则会事与愿违，导致不良后果。

十二、实行养生秘法要掌握分寸

前面介绍了使阴性体质变为阳性体质、酸性体质变为碱性体质的秘法。这些养生秘法与常规的方法截然不同，可以说是不合常理的方法，因此，一定会有不少人，对其感到恐惧、担心，不敢轻试。如胃下垂等阴性体质的人，要吃生蔬菜、饮生水、不吃食盐；平时怕冷的人，要实行冷水浴或温冷交替浴；虽然饥饿，却要断食或少食等，必须具有极大的勇气和信心，才有可能办到。不过，与此相反，一定也有不少胆子大的人，一听说上述养生秘法非常有效，就不管三七二十一，迫不及待地加以实行。这是十分危险的。

俗话说：治疗的失误往往比疾病本身的危害更为严重。因此，笔者在这里要特别强调指出，无论多么好的疗法或养生秘法，也不可盲目滥用。特别是上述养生秘法，应用时一定要掌握正确的用法，循序渐进，适可而止。如若不然，就会导致种种不良后果。

如阴性体质的人，以前从来不敢饮用生水，即使觉得好吃的生菜，也不敢轻尝，吃的饭菜都非常味重，平时不敢用冷水浴身，而现在一听说上述养生秘法，就突然改变生活习惯，大口大口地嚼食生菜，喝生菜汁和生水，迅速减少食盐用量，吃味淡的饭菜，或者立即改造浴池，实行温冷交替浴等。这样，往往遭到惨痛的失败。笔者就曾见到不少这样的例子。

例如，有些严重胃下垂的患者，听说生菜汁能改善体质，就未经一定的适应过程，而突然一次饮用 300 ~ 400 毫升生菜汁，结果引起胃肠功能损害，出现腹胀、腹泻等症状；或听说饮用生水有益健康，就立即大量饮用，结果很快引起饮食停滞不化，胃脘及腹部痞满堵闷，用手按压摇晃腹部，听到咕咚咕咚的振水声，有的甚至引起严重的腹泻，全身乏力；或听说冷水浴能预防感冒，就在寒冷的冬季，鼓起勇气，赤裸身体，实行冷水浴，结果很快引起感冒，甚至引发肺炎。这样的教训，确实不少。

另外，也有的人，听说断食疗法是根治疑难病症和改善体质的秘法，就过于相信，急于求成，想一下子实行 2 个月断食疗法，根治自己缠绵难愈的疾病。这样无视自己的身体状况，鲁莽实行长期断食疗法的人，恐怕只有等待死神的降临。

因此，笔者奉劝大家，在实行饮食养生法时，必须首先认识到“民以食为天，吃饭第一”的道理。肚子饿了，就需要吃饭；身体缺乏营养，就需要补充营养。这一最基本的法则，如同1=1，是正确的，不能忽视。我们只能在此基础上，再适当地应用断食或少食疗法，以改善体质。因为肚子虽饿，却实行断食或少食疗法，犹如1=0，是不合常理的法则，所以，不可随便滥用。也就是说，1=1式的生活，是阴阳中和而合乎常理的生活；1=0式的生活，是阴阳矛盾而不合常理的生活。二者必须配合得当，保持相对协调，才有可能达到增进健康、改善体质的目的。

而且，在日常生活中，由于我们的身体状况、自然条件等因素是不断变化的，因此，阴阳中和的生活和阴阳矛盾的生活所占的比例也应随之变动，不可生搬硬套，胶柱鼓瑟。

总之，为了达到改善体质、维持健康的目的，我们应该很好地遵循和运用上述两个相互矛盾的法则，使其经常处于平衡状态，而不应重视一方，轻视另一方。

然而，世上却有很多人，往往只重视某一法则，轻视另一法则。如现代营养学家，就是只重视合乎常理的法则，认为肚子一饿，就要增加营养，而对断食、少食的优点视而不见。许多营养学家，只注重如何补充足够的营养，对营养过剩造成的危害认识不足，甚至强迫毫无食欲的病人，每天也要摄取正常人所需要的营养量。另外，现代医学甚至现代科学，在研究中也往往只重视1=1式的合乎常理的法则，而对1=0式的不合常理的方法，如上述改善体质的秘法则不予重视，甚至加以反对。这不能不说是其一大缺陷。

与此不同，作为东洋思想代表之一的佛教，自古以来，就非常重视1=0式的不合常理的法则。如佛教提出的生死不二、烦恼即菩提、色即是空、依正不二（依即环境，正即主体）等思想，就是不合常理的法则，是辩证法的生活观、生命观和世界观。虽然饥饿，却实行断食，也是源于这一辩证思想。

那么，为什么佛教如此重视1=0式的法则呢？这是因为遵循1=1式的法则而生活，是人类以及其他动物具有的本能，非常容易做到，所以不需要特别强调。而1=0式的不合常理的法则，却很少有人自然而然地遵循，必须通过反复教导，使其树立坚强的意志，有意识地努力实行，才可能做到。因此，佛教极为重视1=0式的不合常理的法则。

然而，非常遗憾的是，这些佛教的先贤们万万没有想到，我们现代社会的一些所谓文明人，却对其传下来的1=0式的辩证思想，不能正确理解和运用，只是囫囵吞枣似地加以继承，有的甚至强制性地让人们实行，造成难以挽回的不良后果。因此，希望人们真正认识到，即使在饮食养生方面，也应该在传统的阴阳中和的饮食生活基础上，再引入辩证法的阴阳矛盾的生活，务必使二者相互配合，保持协调。如阴性体质的人，平时可少吃阴性食物，多吃阳性食物，保持阴阳中和的生活，使体液得以中和；而必要时，可以适当地摄取阴性食物，以锻炼胃肠，改善自己的体质。

笔者相信，只要人们能正确地遵循和运用这两个相互矛盾的法则，实行养生秘法时，掌握分寸，就不至于导致"矫角杀牛"般的失败。

那么，究竟怎样才能正确遵循和运用这两个相互矛盾的法则、合理使用上述养生秘法呢？后面将具体加以说明。

第四章　改善体质秘法的实际应用

前面介绍了改善体质秘法的基本理论，而要使这些秘法真正发挥作用，防止造成不良后果，还必须掌握其正确的使用方法和注意事项。因此，下面将分别论述有关秘法的正确使用方法和注意事项。

一、正确理解和运用“症状即疗法”的理论

“症状即疗法”是西胜造先生提出的特殊保健理论，在改善体质方面具有重要的价值。因此，下面首先谈谈这一问题。

一般情况下，我们在长期维持某种生活方式时，身心可以处于相对稳定的调和状态。而为了改善体质，突然改变以前的生活方式，实行不合常理的养生秘法时，必然使目前身心调和状态被打破，出现各种各样的症状。如长期以来，人们总是肚子一饿就吃饭，身体已经适应这种所谓合理的生活方式，所以不会出现什么不适症状。而当实行断食或少食疗法时，身体一下子难以适应这种所谓不合理的生活方式，就会作出反应，拼命地加以抗争。结果，使机体长期保持的调和状态被打破，出现各种各样的症状。然而，这时出现的种种症状，打破以前安定调和的状态，正是机体为求得新的调和而拼命抗争的反应。只有通过这样的抗争，才有可能适应新的生活方式。

例如，平时胃肠消化吸收功能不良的人，在严格地实行一段时间的少食疗法后，往往消瘦严重，感到全身乏力。之所以会出现这样的情况，一般认为，主要是由于其胃肠消化液的 pH 不正常，消化酶缺乏，或宿便停滞等因素而引起肠内菌群失调，致使营养吸收利用率较差，损失较多。这样的人，如果由原来的一日三餐突然变为一日两餐（即不吃早餐，

只吃午、晚两餐)，就很难适应。上午往往感到饥饿难忍，全身明显乏力，甚至出现头晕、头痛、恶心等多种症状。但是，如果能正确对待这些症状，不惊惶失措，而续断坚持实行的话，短则3个月，长则半年，就完全可以适应这种新的生活方式。上午不仅不会出现上述种种不适症状，反而会感到格外爽快。

另外，平时胃肠消化吸收功能良好、吃得虽少也能很好生活和工作的人，即使突然不吃早餐（将每日3餐变为每日两餐)，也往往感到非常轻松，上午几乎不会出现什么症状，甚至还会有感到饥饿时那种无法形容的爽快感。

因此，可以说，平时胃肠消化吸收功能不良的人，突然废除早餐后，出现的种种不适症状，是机体为适应废除早餐的生活而作出的反应。这样的反应持续一定时间，机体就会逐渐适应，原来出现的症状也会随之减轻或消失。不到半年时间，就会变得像胃肠消化吸收功能良好的人那样，上午感到身心格外爽快。

可见，刚刚不吃早餐时出现的各种症状，只是机体的抗争反应。而这样的反应症状，正像一种特殊的疗法，可以达到增强胃肠消化吸收功能、改善体质的目的。这样来看问题，就不难理解“症状即疗法”这一似乎矛盾的理论。

改善体质有一个过程，需要一定时间。在这个过程中，体质是逐渐发生变化的，因此经常会出现一些反应症状。然而，在对待这些反应症状方面，却存在着截然不同的两种态度。有的认为“症状即疗法”，有的则认为“症状即疾病”。

认为“症状即疗法”者，见到改善体质过程中出现的种种症状，就会持积极欢迎的态度。如以前根本不能饮生水的人，为改善体质，突然饮用生水，引起腹泻、胃脘痞满堵闷等症状。而这些症状正是机体对饮用生水作出的反应，应当加以欢迎。因为只有出现这样的反应，才能使体质得到改善。又如，以前从来没有吃过生菜，为改善体质，突然吃生菜或饮用生菜汁后，胃肠功能紊乱，出现腹胀、腹泻等症状，也是值得欢迎的反应症状。

但是，必须注意的是，“症状即疗法”并不是绝对的，绝不可无条件地滥用这一理论。也就是说，并非所有的症状都对改善体质有益，而应当区别对待。如饮用生菜汁或生水，只有饮用量合适，反应症状较轻时，才能将症状视为“疗法”而加以欢迎，并继续实行。若饮用量过多，反应症状过重，则往往导致不良后果，因此，这时出现的症状，可以说已经发生了质的变化，就不能再将其视为“疗法”，相反，而应将其视为“疾病”，立即停止饮用，或减少饮用量，使反应症状减轻，达到“症状即疗法”的程度后，再继续饮用。

下面再以发热为例来说明这一问题。发热是临床上常见的症状之一。我们在对待和处理发热时，有必要将发热区分为性质不同的两大阶段，即“症状即疗法”阶段和“症状即疾病”阶段。一般来说，发热不太高，仅38℃左右时，属于“症状即疗法”阶段，可根据阴阳矛盾的法则，用热水浴脚等方法，使身体出汗为宜。若为感冒初起，伴有恶寒症状时，不如脱去衣服，裸露身体，使恶寒进一步加重为好。

然而，社会上大多数的人，总是将一切症状都当作疾病，因此，在感冒恶寒时，就赶快多穿衣服，设法取暖；而恶寒解除，出现发热时，又立即以冷降温。实际上这是一个极大的错误。

不过，如果患者出现高热，体温超过40℃，那就超过了“症状即疗法”阶段，发生了质的变化，进入了“症状即疾病”阶段。这时应当遵循阴阳中和的法则，迅速以寒治热，使体温下降，以免对人体造成难以挽回的损失。

可见，症状具有两重性。正确判断症状的轻重，决定其属于“症状即疗法”阶段，还是“症状即疾病”阶段，以便采取适当的处理方法，是至关重要的。而要做到这一点，医师或养生指导者就必须具有坚实的医学知识、丰富的临床经验和严谨认真的科学态度，千万不可草率从事。

总之，改善体质的明智之法是，改变原来的生活方式，使身体出现反应症状，并使其经常保持在“症状即疗法”的阶段。因此，希望大家在改善体质时，要正确理解“症状即疗法”这一理论，慎重地实行改善体质秘法。对实行过程中出现的反应症状，要区别对待。特别是遇到轻微症状时，不应恐惧而停止实行，而应抱着欢迎的态度，继续坚持实行。例如，为改善身体的保盐功能，实行1日断盐法，往往会引起身体乏力、胃脘痞塞胀满等症状。这时，应该积极、高兴地欢迎这些反应症状。因为只有这样，才能达到改善保盐功能的目的。相反，如果一见这样的症状，就惊惶失措，认为此法不适合自己的体质，而赶忙停止使用的话，就永远无法使保盐功能得到改善。

二、从吃糙米糊逐渐变为吃糙米饭

糙米较精白米对健康有益，这是目前人们的普遍认识。然而，前面谈到，有许多胃肠功能虚弱的人，虽然非常想由吃精米改为吃糙米，但胃肠却难以适应，一吃糙米饭就出现胃痛，因此不能坚持实行，往往刚吃一两天，就又重新吃起精米来。

笔者认为，这些人因吃糙米饭而出现胃痛，就立即放弃吃糙米，重新吃起精米来，是十分可惜的。其实，如果想办法的话，是完全可以继续吃糙米的。那么，究竟有什么办法可以使胃肠虚弱的人继续吃糙米呢？这就是从吃糙米糊或糙米膏开始，逐渐过渡到吃糙米饭的方法。

所谓糙米膏，就是将糙米加水煮熟，去渣制为膏状。其具体做法如下：

首先，将150克糙米，炒为深黄色，加水1.8升，用大火煮沸，再换小火熬3～4个小时，使其逐渐黏稠，量减至一半左右。然后，用漂白布缝成三角形的口袋，将熬稠的糙米粥装入口袋内，用力挤出稠汁（去渣）即成。制成的糙米膏，重540～720克左右。吃的时候，可稍加食盐调味。

以上是樱泽如一先生介绍的糙米膏的制法。不过，制作这样的糙米膏，非常麻烦，特别费时，难以推广。因此，笔者经常让人们制作糙米糊。糙米糊的制作，非常简单。具体方法如下：

首先，将糙米磨为粉状。粗粉、细粉都可以，应根据自己的喜好和病情而定。如胃溃疡患者，以细粉为宜。每餐用这样的糙米粉 60 ～ 100 克（饭量大的用 100 克，饭量小的用 60 克），加水 270 ～ 360 毫升，搅匀，煮沸后，很快就成为黏稠的糊状。

如果煮的时间太长，糙米中所含的维生素等营养物质会遭到破坏或变质。因此，若是用细的糙米粉，一般煮沸 2 分钟左右，就应立即离火，并及时食用。若是用粗的糙米粉，则可以在大火煮沸后，再用小火煮 4 ～ 5 分钟，使粗糙米粉内的淀粉变为 a 淀粉，吃起来更加甘甜。

吃糙米糊时，应加入适量的食盐。特别是胃肠功能虚弱的阴性体质的人，吃的时候宜适当多加点食盐。

另外，如果在糙米糊煮好而离火后，趁热再打入一个生鸡蛋（最好用受过精而能孵小鸡的鸡蛋，不宜用未受过精的鸡蛋），与糙米糊混合均匀，使鸡蛋呈半熟状，吃起来更有营养。

根据笔者的经验，原来吃糙米饭而容易胃痛的人，如果改吃这样的糙米膏或糙米糊，就不会发生任何问题。即使非常重的胃溃疡患者也完全可以食用。因此可以说，这是最理想的胃病患者的饮食。以前，曾有很多到笔者医院治疗的胃溃疡、十二指肠溃疡患者，就是先吃这样的糙米膏或糙米糊。刚吃的时候，有些患者会出现轻微的胃痛、烧心、嗳气等症，但一般在几天至十几天之内，症状就可完全消失。

例如，刚刚于一周前出院的一位主妇，2 个月前，曾在某大医院进行 X 线拍片检查，发现胃小弯部有雀卵大小的溃疡灶。该院院长对她说，如果不立即手术的话，就有引起胃壁穿孔而导致急性腹膜炎的危险。但是，该患者的弟弟特别信赖笔者的疗法，反对施行手术，就劝她来本院诊治。患者刚来就诊时，必里恐慌不安，生怕胃壁穿孔。不过，其自觉症状并没有那么严重，且身体的一般状况较好。因此，笔者同意收她暂时住院，进行观察。住院后，首先让她实行糙米糊疗法。结果，效果非常理想。仅仅20天，胃溃疡的所有症状就消失了。住院1个月后，又到原来拍片的医院复查，发现溃疡灶明显缩小。面对如此卓越的疗效，连该院院长也感到惊奇。又过了1个月，第三次进行X线检查，发现原来雀卵大的溃疡灶已经完全愈合，仅仅留下痕迹而已。

当笔者反复实践，证实糙米糊对胃溃疡、十二指肠溃疡有显著疗效后，就特别想让广大的胃溃疡、十二指肠溃疡患者尽快了解这一方法。大家知道，目前，现代医学对胃与十二指肠溃疡还没有理想的疗法，手术又有很多副作用。因此，如果能将糙米糊疗法加以推广普及的话，相信大多数胃与十二指肠溃疡患者都会对手术疗法敬而远之。

那么，既然糙米糊对胃病有卓越的疗效，是不是在胃病痊愈后还应该继续食用呢？笔者认为，并非如此。不可否认，糙米糊对胃肠的刺激确实比较小，且易于消化吸收，与吃糙米饭、油炸豆腐、裙带菜酱汤、蔬菜色拉、炸猪排等难消化的食物相比，可使胃肠的负担大大减轻。但是，如果溃疡已经痊愈，还长期吃糙米糊的话，胃肠就难以得到锻炼，永远不能变为大口大口吃生菜也没问题的强健结实的胃肠。因此，为了增强胃肠的功能，逐渐地配合着吃一些难消化的食物，如生蔬菜、海藻等，使其经常受点“辛苦”，得到锻炼，是非常必要的。关于具体实施方法，举例说明如下：

例如，实行一日两餐制（不吃早餐）的人，开始在一定时期内，午餐可仍吃原来的糙米糊。这样，直到晚餐前，胃肠都没有多大负担。晚餐可改吃普通的糙米饭，且和大家吃一样的副食。一般来说，以前每日午、晚两餐都吃糙米饭而易出现胃痛的患者，现在改为午餐吃糙米糊，仅在晚上吃一顿糙米饭，就基本上不会再引起胃痛，这样一来，也会增强其实行这种饮食疗法的信心。

经过一段时间，患者逐渐适应晚餐吃糙米饭后，就可以进一步练习，午餐也逐渐改为糙米饭。如开始时，隔十天或半个月，午餐吃一顿糙米饭，以后，随着胃肠的不断适应，午餐吃糙米饭的次数可逐渐增加，直至最后将午餐全部改为糙米饭。

不过，这里需要提醒大家的是，在由吃糙米糊转变为吃糙米饭的过程中，千万不可操之过急，一定要循序渐进，谨慎而行。根据临床实际观察，由于人们的体质千差万别，病情轻重不一，所以，由吃糙米糊改为吃糙米饭的过程，长短各异。有的人仅需几个月，有的人则需几年。如笔者认识的一位患者，经过长达两年的时间，才好容易将晚餐由糙米糊改为糙米饭，午餐还仍然吃糙米糊。

如果能确实按照上述要求去做的话，那么，很多与胃肠功能虚弱有关的疾病都可以得到治愈。如有的人，原来一吃糙米饭，就损害胃肠功能，导致口腔炎发生。通过实行上述方法，胃肠功能改善后，即使每天吃糙米饭，也不再发生口腔炎。

最后，还希望大家切记，如果在由吃糙米糊改为吃糙米饭的过程中，饮食没有规律，毫无节制，如过于饱食、乱吃零食或夜宵、甜食过多、饮酒无度等，那么，其转变过程就会大大延长，甚至永远难以适应吃糙米饭的生活。而在现实生活中，确实有很多人具有这样的不良饮食习惯，并难以克服。因此，他们很难顺利地实行上述方法，往往半途而废，以致胃肠功能难以增强，体质永远得不到改善。

三、阴性体质者如何食用生蔬菜

胃肠虚弱的阴性体质的人，不仅吃糙米饭易引起胃痛，而且，大量饮用生菜汁，或大口大口地嚼吃生蔬菜，同样易造成胃肠损伤。

近年来，生蔬菜和水果的身价猛增，常被誉为健康美容食物，备受人们青睐。许多人在食用这些食物时，往往犯轻率鲁莽的错误。他们老想着多吃这些食物对健康或美容有益，就尽量地多吃，结果常常引起胃痛、腹胀、腹泻等症。笔者自身也有这方面的深刻体会。

笔者从小就不太喜欢吃生菜，充其量不过偶尔吃点萝卜泥。但是，自1950年患肝脏病以后，开始研究饮食疗法，得知吃生蔬菜可治疗多种疾病，就非常积极地亲身体验，尽量每天都吃生蔬菜。

开始吃生菜时，也不知道将生菜捣碎，就那么用口嚼着吃。不过，全靠牙齿把那么多的生菜一点一点嚼碎，再慢慢咽下，是很费时间的。这在当时大学学习十分紧张的情况下，无论如何是难以坚持的。后来，为了解决这个问题，自己就设法在吃菜前，先对生菜进行一番研碎加工。当时，市场上还没有出售现代的绞菜机和榨汁器，自己就用原始的研钵和擦馅器进行加工。凡是叶子类的生菜，就用研钵研如泥状；凡是根茎类的生菜，就用擦馅器擦碎。这样吃起来就省劲多了，可以大大缩短进餐时间。由于每次需要捣研的生菜较多，小的研钵不够大，笔者就专门买了一个最大的研钵。研棒是用槲木制的，又坚硬，又粗大。为了在家里和学校都能及时吃到研碎的生菜，还特意买了大小相同的两套研钵和研棒。一套留在家里使用，另一套放在大学医学部的教室。每天上学的时候，总是带上满满一饭盒洗干净的生菜。到中午吃饭的时候，别的同学都吃饭去了，我就将生菜取出来，用研钵研如泥状后吃下去。虽然当时还是战后恢复时期，粮食供给还很紧张，但在大学学生中，并没有见到有人每天仅靠吃生菜泥度日。可能在整个大学里，除笔者以外，还没有第二个人这样做。

由于每天都用研棒捣研生菜，所以，磨损非常快，大约1年左右，坚硬的槲木研棒，就磨损得不能用了，不得不另换新的。这样，不到5年时间，在家里就用坏了4根研棒。

当时自己之所以那样执著，就是一心希望通过吃生菜，真正恢复健康。然而，万万没有想到结果却往往与愿望相反。在很长时间内，不仅没有恢复健康，反而招来许多麻烦，引起体内多种功能障碍，出现了种种痛苦的症状。

开始的时候，由于咀嚼不细的生蔬菜纤维，刺激胃肠黏膜，常引起剧烈的胃痛、腹痛，甚至出现频繁的腹泻等症状。后来，把所有的生菜都很好地捣研为泥状再食用，腹痛、腹泻等症状随之消除了。但又出现一个新的问题。有些生菜，如葱、洋葱头等，捣研为泥状后，就释放出一股浓烈的难闻气味，大量食用，会引起恶心、呕吐。记得有一次，笔者一下子就食用了250克生葱泥，结果引起恶心呕吐，将胃中的食物全部吐了出来。自那以后，有一个多月时间，对葱极为厌恶，不要说吃葱，就是看到葱，也立即会引起恶心。因此，笔者认为，如果要将葱类蔬菜捣研为泥状食用的话，那么，每次食用量不宜超过30克。最近，随着大蒜的医疗保健功效被大肆宣传，大蒜被人们当作上等的"保健食品"，消费量越来越大。但是，即使是"保健食品"的大蒜，如果吃法错误，过多食用，也会损害胃壁，引起剧烈的胃痛。因此，必须特别加以注意。常见有不少人，把鹌鹑蛋大小的生蒜不停地放进嘴里，大口大口地嚼碎，然后饮水，将嚼碎的蒜泥送入胃中。这样的吃法，对胃肠是十分有害的。

另外，一般认为，患口角炎、口腔炎等病症，其主要原因是由于体内的维生素B_2缺乏。但是，根据笔者体会，过多地摄取生菜食时，口角炎、口腔炎等病症就经常出现。笔者认为，这可能主要是由于过多地食用生菜食，损害了胃肠壁，并使肠内菌群失调，结果，使维生素B_2的产生和吸收发生障碍，最终导致维生素B_2的缺乏。同时，在食用生蔬菜后，立即大量饮用生水或茶水，更容易引起口角炎、口腔炎。笔者在门诊诊疗过程中，经常见到一些患者为口角炎、口腔炎而苦恼。仔细询问一下这些患者的饮食情况，发现其中不少患者，有饮食中或饮食后喝茶的习惯。可见，口角炎、口腔炎等病症的发生，往往与嗜茶过度等特有的饮食习惯有密切的关系。

笔者经过几年的生菜食生活，到1955年前后，虽然积累了不少经验，身体逐渐适应，但还是常常发生口角炎。结婚以后，妻子也和笔者一样，每天大量地食用生菜泥，结果，同样发生了口角炎，而且，妻子的口角炎非常严重，两侧口角肿痛糜烂，张口都感到困难。记得有一次，一位朋友来笔者家做客，笔者与他谈论有关的保健方法，极力宣传生蔬菜的保健功效，并建议他也食用生蔬菜。不料，这位朋友听了笔者的话，不仅不赞同，反而哈哈大笑说："你实行的所谓保健法，效果可能太大了，要不怎么口角炎接连不断，连尊夫人也患了口角炎呢？你们二人，真可谓口角炎夫妻了！"听了这位朋友嘲笑的话，笔者当时实在觉得羞愧难当，无地自容。当然，这样的症状，许多大量吃生蔬菜的人也常常出现。因此，笔者深刻地认识到，胃肠虚弱的人，如果大量食用生蔬菜，就可能引起口腔炎或口角炎，出现舌头皲裂、疼痛等痛苦的症状。

为了使这样的失败不再发生，笔者希望，胃肠虚弱的人在吃生蔬菜时，一定要严守循序渐进的原则。刚开始吃的时候，可将萝卜、胡萝卜等根类蔬菜，绞为泥状食用，而且，一定要尽量从小量开始，适应以后，再一点一点地增量。叶类蔬菜，要先用绞菜机绞出菜汁，即生菜原汁。用水将生菜原汁稀释3倍后再饮用，绝对不可直接饮用原汁。关于用量，应从一小酒杯（原汁量）开始，以后根据胃肠的适应情况，逐渐增加。

这样谨慎而行的话，即使原来饮用生菜汁而腹泻较重的人，也不会发生多大问题。当然，也可能每日排泄1～2次稀便。对于这样轻微的腹泻，不必过于担心，而应当以积极的态度加以欢迎。因为这正是胃肠受到"锻炼"时作出的反应。一般来说，如果继续坚持实行，过不了多久，胃肠逐渐适应后，腹泻次数就会逐渐减少，直至变为正常的大便。

待大便正常后，就可稍微增加生菜汁的用量。当然，增加用量后，又会出现轻微的腹泻，仍然不必担心，坚持一段时间，自然会恢复正常。只要如此反复练习，胃肠不断适应，就一定会变为能饮用生菜汁的体质。

每日饮用生菜汁的时间，应尽量选择在空腹时，不宜在饭后立即饮用。因为如果在饭后立即饮用的话，生菜汁会久久地停滞于胃中，引起胃部胀满、堵闷、嗳气等症状。另外，如果不是饮用生菜汁，而是吃生菜泥（将五种以上的生蔬菜绞为泥状，不绞汁，连渣一起食用）的话，引起的症状就更明显，所以要特别注意。

根据笔者观察，许多阴性体质的人，吃生菜泥后，再饮用豆浆，更容易出现严重的腹胀。这是由于其胃肠对这些食物难以正常地消化吸收，引起肠内异常发酵，产生大量气体，气体停滞肠内，不能及时排出所致。那么，为什么气体会长时间停滞肠内而不及时排出呢？笔者认为，主要是因为这样的人存在着不同程度的“肠麻痹”现象，或肠管某处有粘连、扭曲等，使局部肠道狭窄，大便通过不畅，进而使肠内气体也难以顺利地下行而排出。

因此，阴性体质的人，要想吃生蔬菜、饮豆浆而无腹胀之苦，就有必要首先改善体质，增强胃肠消化吸收功能，特别是注重解决“肠麻痹”、肠道狭窄等问题。而解决“肠麻痹”最有效的方法就是实行断食疗法（断食疗法的具体实施办法，将在后面详细介绍）。而轻微的肠管扭曲和狭窄，随着断食疗法的反复实行，并积极配合实行金鱼运动（具体方法将在后面介绍）等锻炼方法，也会逐渐得以治愈。肠麻痹、肠道狭窄等问题解决后，肠内产生的气体就可顺利地下行，及时排出体外，腹胀的毛病自然迎刃而解。这样，以后即使吃生菜泥、饮豆浆也不会再出现明显的腹胀。

不过，阴性体质的人，即使经过上述的锻炼和治疗，已经逐渐适应了饮生菜汁和吃生菜泥的生活，也不宜突然过量食用。常见有的人，胃肠功能刚有改善，就忘乎所以，一次就用400～500毫升生菜原汁，每次吃一大碗生菜泥，结果又使胃肠受到损伤。因此，一般情况下，如果饮用生菜汁的话，每次用生菜原汁60毫升（用3倍的水稀释为180毫升后再饮用），每日饮用2次即可。若想多饮点，每日用生菜原汁也不宜超过180毫升。如果吃生菜泥的话，脑力劳动和轻体力劳动者，每日吃150克左右即可；重体力劳动和体育运动员等，每日可吃300～400克。不过，长期食用时，也要经常注意胃肠的状况。

另外，胃肠特别虚弱的阴性体质的人，开始食用生菜泥时，可以在生菜泥中加点食盐，以帮助消化吸收，减轻腹胀、腹泻等症状。但为了改善体质，以后应逐渐减少食盐用量，直至达到食用无盐的生菜泥为止。若一开始觉得生菜泥苦涩难吃时，还可以在生菜泥中稍加点水果（也绞为泥状），如苹果等。这样吃起来味道就好多了，连小孩子吃都没有多大问题。

从饮生菜汁，到吃生菜泥，胃肠逐渐适应后，就可进一步练习不吃生菜泥而改吃切碎的生蔬菜。切蔬菜时，开始可稍微切细点，以后可越来越粗。胃肠进一步适应后，就可吃不切的生蔬菜，全靠牙齿咀嚼。不过，这时仍要注意，不可一下吃得过多，以免再损伤胃肠，重蹈覆辙。当然，特殊的情况另当别论。如前面介绍的那位赤穗的主妇，经过长期练习后，每天完全吃生菜食，熟食一点也不吃，身体却非常健康。

然而，这样特殊的生菜食生活，并非每个人都能轻而易举地接受。在临床诊疗中，甚至让一些患了癌症、脑血管意外等致命疾病的人吃完全生菜食时，他们还往往踌躇不前，何况一般的人呢？当然，笔者也无意让所有的人都像那位主妇一样，每天完全吃生菜食。将其作为例子，只是想让大家知道，即使胃肠虚弱的阴性体质，应用适当的方法，经过一定的练习，也完全可以变为胃肠结实的阳性体质。

四、阴性体质的人如何才能饮用生水

前面谈到，许多阴性体质的人，特别是患有胃下垂、内脏下垂的人，最怕饮用生水。那么，如何才能使不能饮生水的体质变为能饮生水的体质呢？下面就谈谈这一问题。

笔者小的时候，体质较差，不能饮用生水。再加上不良的饮食习惯，如经常过食，偏嗜甜食、肉食等，以致在青年时代患了重病，几次遭到严重不幸。这在前面已经作过介绍。

笔者最开始练习饮用生水的日子是1950年10月24日。这个日子可以说是笔者终生难忘的。因为它是笔者人生道路上的一个重要转折点。为了说明这个问题，首先介绍一下自己练习饮用生水的原委。

1950年春，笔者患重症肝炎和胃肠疾病，用现代医学治疗，久不见效。因此，1950年8月，笔者毅然放弃现代医学的治疗，改用民间疗法。首先，在生驹山疗养院住院，实行了11天的断食疗法。在那次住院过程中，从指导先生那里看到了西胜造先生所著的《西医学断食疗法》（西医学是西胜造先生所创立的医学理论，并非西洋医学）一书。自那以后，笔者就对西氏健康法产生了极为浓厚的兴趣。

因为笔者自幼体弱多病，用过很多养生方法，不但没有获得健康，反而体质越来越弱，所以，不由得经常苦思冥想：为什么会导致这样的结果呢？究竟用什么方法才能获得健康呢？可以说，人们在不知道如何才能使自己的疾病痊愈而恢复健康的时候，是最为苦恼的时候，必然郁郁不乐，愁眉苦脸。与此相反，虽然现在患有重病，但是，突然得知用某种方法可以使自己的疾病痊愈而恢复健康时，胸中就会立刻燃起希望，觉得自己的前途一下子变得光明起来。而西胜造先生所著的《西医学断食疗法》一书，正是使笔者看到光明前途的宝贵著作。在生驹山疗养院断食过程中，虽然身体异常消瘦和虚弱，但是，当读到著作中有关治疗肝脏病的内容时，刹那间，就好像在漆黑的夜晚见到闪电一般，一道亮光照耀眼前。这样的感觉，至今还记忆犹新。

笔者详细读了西胜造先生的著作，才恍然大悟，找到了以往经常患病且缠绵难愈的真正原因。因此，自己坚信，只要根据西先生的教导，彻底改变自己原来的错误生活习惯，就一定能够恢复健康，享受幸福的人生。于是，在断食疗法结束后，自己便满怀着喜悦和希望，离开了疗养院，回到自己家里休养。

然而，自己从书本上学到的知识，在实际应用中，往往不得要领，难以正确实行。因此，非常想找一位精通西氏健康法的指导者，接受其实际指导。但是，由于当时患肝脏病、胆囊病等多种疾病，又因刚刚断食不久，身体非常虚弱，很难离家外出学习，所以只好先在家里休养了2个月左右。到10月24日，才拖着疲倦的身子到了大阪市内，接受西会（西胜造医学协会）驻关西指导者难波精三先生的指导。

难波先生根据自己的亲身体验，认为饮用生水确有疗效，因此，经常向人们推荐生水疗法。对笔者也不例外。初次见面，先生就很认真地说:“饮用生水对治疗肝脏病非常有益，请你从今天开始，就好好地练习饮用生水吧！”而且，还满有把握地说:“只要你饮用生水觉得十分甘甜了，饮水后感觉身体变得爽快了，肝脏病也就好了大半了。”

听了难波先生这番话，笔者顿时无比兴奋。心想：仅饮用生水就能解除自己经久不愈的病痛，那该多好啊！于是，从那天晚上起，就毫不犹豫地开始练习饮用生水。然而，因为笔者从未饮用过生水，所以，胃肠一下子很难适应。结果，不到一周时间，就引起腹泻，每日3～4次。同时，身体也感到倦怠乏力。腹泻持续了一周左右，总算基本止住了，但胃的状况却更坏了。因为当时笔者的胃肠功能本来就非常虚弱，虽然断食结束已经过了2个月，但还没有恢复，每天仍然只能喝稠粥，不能吃米饭。

断食结束后的一段时期，即所谓的恢复期，由于胃肠虚弱，所以不能一下子吃平时的饮食，必须从喝稀米汤开始。随着胃肠功能的恢复，逐渐改喝三分粥、五分粥、七分粥、全粥。待胃肠功能完全恢复后，再改吃米饭。笔者在生驹山疗养院断食结束后，也是按照这样的要求而一步一步进行的。恢复到喝七分粥后，虽然经常感到饥饿，但一吃全粥、米饭，就消化不了，胃中总是觉得难受，毫无食欲，所以，只好一直停留在喝七分粥的阶段。而与笔者同时实行断食疗法的人，却完全不同。他们不仅早已恢复到了吃米饭的阶段，而且，还总是觉得规定的食量不够，经常喊叫肚子饿。

笔者回到家后，继续喝七分粥。即使这样，午餐喝粥后，一直到晚餐时，也不觉得饥饿，甚至用手按压摇晃胃脘部，还可以听到咕咚咕咚的振水声。自己原来饭量很大，现在却成了这样，胃肠变得更加虚弱，不能不感到忧虑和着急。特别是和家人一起吃饭时，往往是一边以羡慕的目光看着哥哥、嫂子大口大口地吃鸡素烧，一边对自己实行断食疗法感到后悔。到如此地步，自己简直不敢奢望能吃什么美味佳肴，即使能吃茶水泡饭也可以。只要中午吃了，到晚上能感到饥饿，就心满意足了。

人类的欲望是无止境的，而笔者当时这样悲哀的愿望，可以说是最低的也是最切合实际的愿望。就这样，断食疗法结束后，连续喝粥两个半月，才恢复到能吃米饭的程度。若是现在重新来看这一问题的话，笔者认为，当时无视自己的身体状况，第一次就实行那样长期的严格断食，确实是有点过分。

一般来说，超过自己身体承受能力而实行长时间的断食疗法，虽然不一定造成难以挽回的损失，但断食结束后，体力的恢复确实需要相当长的时间。而在整个恢复期间，必须严格控制饮食，不能随便乱吃东西，这对于缺乏顽强意志的人来说，是很难做到的，他们往往在此期间叫苦连天。

总之，笔者正是在胃肠功能仍未恢复的情况下开始饮用生水的。因此，每次稍微多饮一点，胃脘部就感到痞闷不舒，用手按压摇晃腹部，经常听到咕咚咕咚的振水声。虽然如此，笔者也毫不退缩，仍然坚持练习。一次多饮不行，就一点一点慢慢地饮。后来，为了饮用方便，自己就用空酒瓶盛上生水，悄悄地装在衣袋里，无论到什么地方，都可随时饮用。当时，自己定的目标是每日饮用生水1800毫升，但在很长时间内总是难以达到，充其量只能饮用1200毫升。一超过此量，胃脘部就会感到痞闷不舒，甚至出现振水声。

不过，在此期间，自己逐渐体会到，如果多摄取食盐的话，饮用生水后，胃脘部就不会出现明显的上述症状。因此，自己在进食时就有意识地增加食盐用量。如将芝麻盐撒在米饭或生菜泥中食用后，胃的状况就明显好转，即使每日饮用1800毫升生水，也不感到难受。

当时，笔者还没有接触到樱泽如一先生提出的“无双原理”，对食盐的用法一点也不清楚。但是，却通过自己的亲身体验，逐步了解到多摄取食盐可增强胃肠的消化吸收功能，并使多饮生水成为可能（因为阳性的食盐与阴性的生水起到中和作用)。因此，在以后的数年间，笔者总是有意识地多摄取食盐。每次吃生菜泥时，都要撒些食盐。一般来说，一大碗生菜泥中，加3～4克食盐。妻子看到这样的情况，感到不可理解，总是说:"你怎么老吃咸的呢?我吃生菜泥就不喜欢加盐。"

然而，非常遗憾的是，当时虽然多摄取食盐时可以多饮生水，但一不摄取食盐的话，马上就不能多饮了。这说明，笔者当时的体质，依然是容易丢失盐分的体质，如果不大量摄取盐分，而多饮用生水的话，随着尿量的增加，盐分被大量排出体外，就会出现缺盐症状。如一两天不吃盐的话，立刻会导致形体消瘦，两颊憔悴，眼窝凹陷，一派虚弱的面容。而且，胃的消化吸收功能也很快减弱，出现明显的腹胀，食欲减退，胃脘部可听到咕咚咕咚的振水声。这时，如果赶快多摄取点食盐，上述症状又很快消失。经过如此反复实践，笔者深深地了解到食盐与胃肠的密切关系。

这样，通过大量摄取食盐，经过七八年时间的练习，才算每日能饮用生水3600毫升。而超过此量仍然不行。因此，当时笔者认为，可能这就是自己饮用生水的界限，所以，以后的数年中，一直维持着这一状态。

1965年，自己突然遇到一次交通事故，只好辞掉工作，休息了一年多。在这一年多的时间内，笔者又多次实行断食疗法和完全的生菜食疗法，共断食33天，吃完全生菜食80多天。

前面已经谈到，断食和完全生菜食疗法，能使体质阳性化，事实也确是如此。虽然这年第一次实行2周(从4月末到5月)断食疗法后，还没有感到明显的效果，但是，第二次(从8月1日开始)断食过程中，三天后就感到明显效果。早上起床后，一下子饮了400～500毫升生水，不到半个小时，胃中的水就排空了。这在以前是绝不可能的。感觉到这种情况后，自己非常高兴。心想：要是这样的话，看来还能多饮点。于是，又试着饮了400～500毫升。结果，过了半个小时左右，胃中的水又排空了，一点痞满堵闷的感觉都没有，用手按压摇晃腹部，也听不到以前那样的振水声。心想：这真是不可思议。接着，自己壮着胆子，又饮了 400 ～ 500 毫升，结果仍然良好。这样，一个上午，饮用生水 3600 毫升左右，胃部一点也没有感到难受。若是以前的话，上午即使饮用 1800 毫升，胃部也会堵闷不舒。面对胃肠状况的变化，自己确实感到惊讶。

排尿的情况也发生了很大变化。以前，早上大量饮用生水后，很快就要小便，一趟一趟频繁地往厕所跑，非常麻烦。但现在不同了。虽然早上饮用大量生水，却不像以前那样频繁地解小便。与此相反，短短几天，体重迅速增加，下肢发生轻度水肿，行走时觉得腿脚沉重。刚见到这样的情形时，自己确实有点害怕，以为肾脏出了毛病。后来，经过多种检查，并未发现任何异常，自己才算放心了。看来，之所以会出现如此情形，只能用体质变化来解释。因此，笔者不得不叹服断食疗法的神奇效果。

通过断食疗法和长期练习饮用生水，不仅使笔者由保水功能差的体质变成了保水功能良好的体质，而且，也使非常容易丢失盐分的体质变成了保盐功能良好的体质。

笔者变成这样的体质后，有时努力的话，一日饮用 5000 ～ 7000 毫升的生水，也不会出现任何问题。当然，这样说，并不是让人们每日都饮用这么多生水。而且，饮用这么多生水，也不一定对身体真有好处。而笔者之所以偶尔这样做，只是为了证明自己体质变化的情况。实际上平时每天的饮水量，也和大多数人一样，一般为 1800 毫升左右，有时饮 3600 毫升。饮水量的多少，主要根据当天饮食的质量、出汗的多少和劳动条件等因素而定。长期每日饮 5000 ～ 7000 毫升的生水，肯定是不正常的。即使有这样的保健法，也不能让大家实行。

一般的人，如果突然一日饮用 5000 ～ 7000 毫升生水，夜间必定频繁地起来小便。但是，笔者的体质已不是这样。即使饮用那么多水，夜间却一次也不小便。这不能不说是体质改善的结果。而最初练习饮用生水的一两年内（从 1950 年秋天至

1952年)，夜间总是频繁地上厕所小便。当时，笔者曾认为自己像老年人一样，身体保水的功能低下了。没想到现在却有如此巨大的进步。而且，随着身体保水功能的改善，皮肤也变得格外柔嫩润泽。

通过这一变化，使自己认识到，以前虽然也饮用生水，但水分未被身体充分利用，就很快从小便排出了体外。也就是说，身体的保水功能差，水分不能在体内充分循环。而现在饮用生水，水分可在体内充分循环，被身体很好利用后，才排出体外。

不过，尽管自己已经能够每天饮用5000～7000毫升生水，但仍然保持着多摄取食盐的习惯。因为有以前的亲身体验，所以就顽固地认为自己的胃肠虚弱，必须多摄取食盐。然而，正是由于摄取食盐较多，没过多久，就不能像断食疗法后那样轻松地饮水了。就是说，饮用生水的能力反而渐渐下降了。这就说明，通过实行断食和生菜食疗法，好容易成为保盐功能强的阳性体质，又重新变为原来容易丢失盐分的阴性体质。由此可见，人的体质是经常变化的，绝不是固定不变的。阴性体质的人，保盐功能本来就差，如大量摄取食盐，会使保盐功能更差。已经变为阳性体质(保盐功能良好)的人，如果继续大量摄取食盐的话，也会逐渐使体质重新阴性化(保盐功能逐渐下降)。与此相反，即使体质稍微趋于阴性化(保盐功能较差)，如果断盐1天的话，第二天，身体的保盐功能又会增强，即体质又趋于阳性化。

为了使大家充分理解这一问题，下面再举些事例加以说明。

如前面谈到那位从赤穗来的慢性肾炎患者，就是通过长期食用完全的生菜食，使阴性体质阳性化的。她最初吃完全生菜食时，感到胃脘痞满，腹胀严重，食欲不振，还常发生口角炎。但是，随着体质的逐渐改善，这些症状就渐渐消失了。后来，完全适应了生菜食的生活，每日仅吃生蔬菜(不用食盐、酱油等调味品)，饮用2000毫升生水，不仅不出现胃脘痞满、腹胀等症状，而且还能正常地坚持田间劳动。即使在炎热的夏季，大量出汗，不吃含盐的食物，大量饮用生水，也未发生任何问题。这样显著的变化，确实令人惊叹。可见，仅吃阴性食物，反而能造就阳性的体质。

又如，今年2月2日，离国31年后又回国的横井庄一先生，在长达28年的时间里，一直在关岛的密林中生活，一点食盐也未摄取，但身体却非常健康。这也说明，长期断盐的生活，使其体质变得极为阳性化，保盐的功能大大增强。

现在再来谈谈自己的实验。前面谈到，在实行断食疗法过程中，由于不摄取任何食物，也不摄取食盐，仅饮用生水，很容易导致体内缺盐。机体为防止陷入脱盐状态，肾上腺就会增加醛固酮的分泌，以促使尿中的钠重吸收。但是，醛固酮还可促进钾的排泄。机体为防止体内钾的过度缺乏，又会抑制醛固酮的分泌。因此，即使延长断食时间，醛固酮的分泌也不可能无限制地增加。然而，如果在断食的同时，饮用含钾较多的生菜汁的话，就可使体内丢失的钾及时得到补充，进而使醛固酮分泌增加成为可能。这样，就可使身体的保盐功能进一步增强，饮用生水的能力也可大大增强。

因此，笔者就试着在断食过程中，每日饮用2次生菜汁，每次180毫升，以补充体内丢失的钾。前后共实行这样的生菜汁断食法3次，每次10天。果然，使身体保盐的功能进一步增强。以前，如果每日饮5000～7000毫升生水，而不适当增加食盐摄取量的话，盐分从尿中丢失，就会引起体内盐分缺乏。但实行生菜汁断食后，食盐的摄取量大大减少了，即使饮用那么多生水，也没有必要像以前那样大量补充食盐。

从1970年11月起，笔者又实验性地每日大量饮用生水，一般是每日饮用7200毫升，有时每日饮用9000毫升左右。这样的实验，一直持续到第二年3月底，约150天。一般来说，在隆冬严寒季节，每日饮用这么多生水，身体必然会感到难以忍受的寒冷。但是，由于笔者经过多年的锻炼，所以并未特别怕冷。另外，即使每日饮9000毫升生水，胃也没有感到难受。可见，与 20 年前相比，自己的身体发生了难以想象的巨大变化。

在这次饮水实验过程中，自己的身体也发生一些变化。首先是大便正常了。在青年时代，自己经常为腹泻而苦恼。而 1950 年 8 月实行断食疗法后，又常为便秘而苦恼，常需服用氢氧化镁等缓泻通便剂。然而，自从每日饮用 7200 毫升生水后，大便又变稀了。开始时，虽然每日腹泻五六次，但不仅不觉得腹部难受，反而觉得特别舒服，而且身体也毫无倦怠乏力感，甚至感到头脑格外清爽。不过，尽管如此，自己还是有些担心。因为原来就大肠虚弱，长期这样腹泻的话，会使大肠的黏膜受到损伤。然而，没过多久，这样的担心就解除了。可能是由于人类具有非凡适应能力的缘故，所以，虽然每日饮用那么多生水，大便的次数却逐渐减少，最后减为每日 2 次，变为了正常的大便。

其次，就是小便情况的变化。由于饮水太多，所以排尿次数也特别多。虽然夜间一次厕所也不上，但白天频繁地往厕所跑，也很令人烦恼。特别是外出乘电车时间超过一个小时的话，如果事先没有排尿，中途就会苦不堪言。因此，仅从这一点来说，就不可推崇大量饮水的保健方法。

另外，通过实践，也使笔者认识到，如果想成为每日能饮用 9000 毫升生水的体质，最起码需要具备以下三个条件：

第一，幽门功能要良好。幽门是饮食物从胃到肠的第一关口。幽门通畅，饮入的大量生水才可能顺利地从胃进入肠中。幽门不畅的话，生水就会长期停滞胃中，引起胃脘痞满堵闷感，用手按压摇晃腹部时，还会听到咕咚咕咚的振水声。根据笔者的经验，若想使幽门功能改善，就需要纠正胸椎（特别是第 5 ～ 7 胸椎）的不全脱臼。当然，关于胸椎不全脱臼与幽门功能的关系问题，至今还未研究清楚，今后需要进一步研究。

第二，必须排除肠内宿便。简单来说，肠道的构造，与水洗厕所的下水道非常相似。大家可能都有这方面的经验，如果厕所的下水道堵塞不畅的话，上边的水就难以顺利下行，甚至会使下边的粪水逆流而出。人类的肠子也是如此，如果宿便停滞于肠内某处，就会使肠道堵塞不畅，饮入的生水自然难以顺利下行。因此，要想使饮入的生水顺利下行，就必须去除肠内停滞的宿便，使肠道保持通畅。

第三，肾脏功能必须良好。肾脏是重要的泌尿器官，饮入的生水，主要通过肾脏排出体外。如果每日饮入9000毫升生水，并全部吸收，但不能顺利地排出体外的话，是非常麻烦的，很快就会引起浮肿。

一般的人，如果具备了上述三个条件的话，经过一定的练习，即使原来是不能饮生水的体质，也可变为能饮生水的体质。

以上，笔者用了大量篇幅，详细介绍了自己从不能饮用生水变为能饮用生水的过程和体会。笔者的上述亲身体验，也许对大家有一定的参考价值。不过，这里必须强调指出，要使体质真正达到改善，绝不是一朝一夕的事情，往往需要很长的时间。笔者也是经过20年左右的艰苦努力，才逐渐达到这样的程度。不能饮用生水的阴性体质，想在几个月或一两年内就变为能饮用生水的阳性体质，是很不现实的，往往导致失败。因此，希望大家在改善体质时，不要急于求成，要一步一步，循序渐进。

但是，社会上有很多人不了解这一点，经常盲目地模仿别人的做法。特别是在实行养生方法方面，更容易犯急功近利的毛病。如昨天刚刚听了笔者大量饮水实验的讲座，今天就立即仿效，也每日饮用7200毫升生水，必然很快引起胃肠功能失调。因此，绝不可一听别人实行什么养生法，就轻率地加以模仿。

为使不能饮用生水的阴性体质，顺利地改变为能饮生水的阳性体质，下面具体介绍一下饮用生水的正确方法。

饮用生水的方法，多种多样，因人而异。如有的人，早晨起床后，一下子就饮用1200毫升。但是，这对于不能饮用生水的阴性体质的人来说，是绝对不适用的。阴性体质的人，刚开始练习饮用生水时，最好还是使用西氏健康法中推荐的方法，就像慢慢品茶似的，一点一点地饮。一般来说，每分钟饮用 1 毫升左右为宜。但是，在很多情况下，让一般的阴性体质者每分钟饮用 1 毫升生水时，他们又往往觉得过于费时，过于麻烦，难以实行。因此，对这样的人，也可以稍微改变一下方法，即每半小时饮 30 毫升（不一定每分钟都饮）。不过，重病卧床的患者若要练习饮用生水的话，仍应像品茶似的慢慢饮用，每分钟不要超过 1 毫升。30 毫升的生水，大约就是一小酒杯的量。这么一点生水，如果在半个小时内，一点一点地饮用的话，即使胃肠虚弱，一般也不至于立刻引起胃部痞满堵闷、腹泻等症状。

如果即使这样缓慢而少量地饮用，仍然出现轻微的胃脘痞满或腹泻等症的话，那就应该用"症状即疗法"的观点来看待，对出现的症状持积极的欢迎态度，不必过于担心。随着胃肠对生水的逐渐适应，这些轻微症状也会很快消失。当然，如果饮用生水后，胃脘痞满堵闷感明显者，也可暂时增加食盐摄取量，以减轻症状。

这样，经过一段时间，胃肠适应后，就可逐渐增加生水饮用量。所谓增加饮用量，并不是将每半个小时 30 毫升的量增加，而是在早晨起床后，或早餐前、就寝前，另外饮用 100 毫升生水。这样，经过一定时间，观察身体的反应，待不适症状消失，胃肠适应以后，再将 100 毫升生水增加为 200 毫升。当然，在另外增加饮水量的同时，还要继续保持每半小时饮 30 毫升生水的习惯。如此不断练习，循序渐进，胃肠的功能不断增强，同样可以变为能饮用生水的体质，即使每日饮用 2000 ～ 3000 毫升也不会引起任何不适症状（当然，平时并没有必要饮用这么多的生水）。如果经过 3 年左右的锻炼，偶尔一次饮用 400 ～ 500 毫升，也毫无关系。

但是，即使已经能饮那么多生水，也不可忘记自己原是胃肠虚弱的阴性体质。若稍有不慎，就会前功尽弃。必须注意的是，在进餐过程中，或饭后 2 ～ 3 小时内，绝不可咕嘟咕嘟大口饮用生水，而仍应保持每半小时饮用30毫升的习惯。

总之，一般情况下，不能饮用生水的阴性体质，要想成为能饮用生水的阳性体质，就应当按照上述要求，缓慢而持久地进行练习。

不过，世上的事情都不是绝对的，往往会有特殊的情况。如有的不能饮用生水的阴性体质的人，并没有经过缓慢而持久的练习，而是在比较短的时间内，就格外轻松地使自己变成了能饮用生水的人。下面就介绍几个实际的例子，供大家参考。

首先介绍的是来自高知市的一位主妇，44岁。她生来就体质虚弱，是典型的阴性体质。从年轻时起，就特别容易疲倦，做什么活都没有耐力。身体还特别怕冷，害怕做接触冷水的工作，在寒冷的冬季，总是比别人穿得厚。还患有严重的胃下垂，胃肠的消化吸收功能很差，稍微多吃点东西，就觉得胃脘膨胀堵闷，非常难受，虽经多方治疗，但均无明显效果，因此十分悲观。当然，更不能饮用生水，即使开水或茶水，每日也只能饮500毫升左右。如果强行多饮的话，就会引起胃脘堵闷胀满，用手按压摇晃腹部时，可听到咕咚咕咚的振水声。

这位患者于1971年8月来本院住院，想通过实行断食疗法，将自己的阴性体质彻底改变为阳性体质。但是，严重胃下垂的人，实行断食疗法并不那么容易，往往引起较重的恶心、呕吐等反应。这位患者就有过这样的经历。据她介绍，1969年，曾在其他断食指导所试用过断食疗法，但因第一天就呕吐严重，不得不停止实行。这次，笔者针对患者的特殊情况，没有让她一下子就实行断食疗法，而是首先实行一段时间的少食疗法，每天以喝糙米粥为主。待胃肠适应后，再实行断食疗法。断食的天数，也是从少到多，逐渐增加。开始先断食1天，间隔一段日子后，再断食1天。以后渐渐地改为断食2天、3天……最后，直至连续断食5天。断食过程非常顺利，没有出现恶心、呕吐等反应症状。在连续断食5日的过程中，曾排出大量宿便。自那以后，胃肠的状况显著改善，饮用生水感到分外甘甜。每日能轻松地饮用1800毫升生水（饮后一点也不难受，胃脘部也不出现振水声）。患者出院后，一直坚持每天饮用生水1800毫升左右。1971年11月19日，她给笔者来信，信中充满喜悦之情。她说，现在的身体状况很好，不仅消化功能增强，体重比住院时增加了2公斤，而且干起活来，感到身体轻快，精力充沛，简直像变了一个人似的。

第二位患者是家住丰中市的主妇，47岁。她也是体质虚弱，属于典型的阴性体质。多年来，除患有胃下垂外，还有严重的植物神经功能紊乱和慢性头痛等病症。经常食欲不振，胃部膨满堵闷，大便秘结不通，身体怕冷，肩背酸痛，容易疲倦，心慌心跳。尤其是顽固的头痛，缠绵难愈，令患者十分苦恼，以致一个人不能外出。当然，她也是完全不能饮用生水，即使茶水，每天也只能饮用500毫升左右。在炎热的夏季，虽然大量出汗引起口渴，但一点生水也不敢喝，茶水也不敢多饮。如果多饮，就像有规律似的，必然很快引起胃肠功能紊乱。

这位患者的女儿，去年秋天曾在本院住院，实行了2周断食疗法，使顽固的面部痤疮得以治愈。受其女儿的影响，她想通过断食根治长期不愈的疑难病症。于是，1971年9月来本院住院，实行断食疗法。然而，还没有进入正式断食期，刚刚在断食前的减食期，患者就出现种种难忍的症状，因此，无法继续实行断食疗法，只得让其实行少食疗法（不吃早餐，每日仅吃午、晚2餐，每餐喝一碗稀粥，吃200克豆腐），以调整胃肠功能。在少食疗法期间，有时则让其断食1天。如此逐渐适应，到住院25日后，则连续实行了两天断食。两天断食后的1周内，患者几乎每天都排出黑色的大便。这就是所谓的宿便。宿便排出后，其胃肠状况明显改善。首先，出现了非常爽快的饥饿感。这样的饥饿感，是患者几十年来第一次体会到的。另外，喝生水也感到非常甘甜，每日饮1500～1800毫升，胃也不觉得难受。患者刚住院一个多月，还没有进入正规治疗阶段，就能如此饮用生水，确实是比较少见的。

最后介绍的一位是家住枚方市的男子，37岁，目前还在住院治疗中。他长期以来患胃下垂和慢性肾炎，经过多种治疗，均无显著效果。于1971年9月1日来本院住院。这位男子身高175厘米，体重只有52公斤，显然是消瘦的体型。因患严重胃下垂，所以常常感到胃部膨胀不舒，食欲不振，按压摇晃心窝处，可听到咕咚咕咚的振水声。同样是不能饮用生水。即使茶水，每日也只能饮用400～500毫升。患者住院后，为调整其胃肠功能，先让其实行了10天糙米糊疗法。认为其胃肠功能有所改善后，就开始实行断食疗法。结果，断食时患者还是感到恶心欲呕。因此，只实行了3天断食，就停止了。以后，又重新实行糙米糊疗法。即不吃早餐，每日仅吃午、晚2餐。主食为糙米糊（吃的时候稍微多加点食盐，并趁热打入生鸡蛋一个），副食为豆腐200克，并饮用生菜汁（用水稀释后饮用）。通过实行这样的糙米糊疗法，患者的胃肠功能逐渐好转。胃部膨胀感逐渐消失，时常体会到爽快的饥饿感。饮用生水也感到格外甘甜，每日可轻松地饮用1800毫升左右。体力的恢复也非常顺利。断食结束时，患者体重下降为47.5公斤，而吃糙米糊45天后，体重就增至55.8公斤。也就是说，体重反而比住院前增加近4公斤。

因此，笔者让他再次实行断食疗法。这次断食12天，进展非常顺利，患者没有出现任何难受的症状。12天断食结束时，其体重降为49.5公斤（减少约6公斤）。可见，与第一次断食结束时相比，其体力还有一定的富裕。因此可以说，通过第一次断食及45天的糙米糊疗法，其体质已经有了很大改善。第二次断食过程中，患者排出大量宿便，使体质进一步改善，自觉身心格外爽快，饮用生水也觉得甘甜无比。断食期间，每日饮用3600毫升生水，胃部一点也不难受。

由此可见，即使胃肠虚弱而不能饮用生水的人，只要努力的话，每日饮用1800毫升生水，还是可以的。而且也不需要几年时间，最多几个月就可以达到目的。希望大家了解这一点。

五、如何断盐才能使阴性体质变为健康的阳性体质

使阴性体质变为阳性体质的方法是多方面的。前面介绍了吃糙米、生蔬菜及饮用生水的方法。下面再谈谈如何实行断盐疗法使保盐功能差的阴性体质变为保盐功能强的阳性体质。

食盐属于阳性食物。前面已经从理论方面谈到，一向多摄取食盐的阴性体质的人，如果实行断盐或少盐疗法，利用机体的抗争和适应能力，可以使身体的保盐功能增强。这里重点介绍断盐或少盐疗法的具体应用问题。

实行断盐疗法，并不复杂。首先，在一定时间内，确定一天为“断盐日”。可以1个月断盐1天，也可以3周断盐1天。在“断盐日”，无论吃什么食物，都不可含有食盐。如炒菜时，不仅不放食盐，也不可放酱、酱油等含盐的调味品。不过，如果有的人在刚开始实行而难以忍受整日断盐时，也可适当放宽些限制，以使身体逐渐适应。如废除早餐而实行每日2餐制的人，可以在“断盐日”，仅午餐时断盐，而晚餐时仍吃普通的加盐饮食。这样反复练习几次，身体逐渐适应后，则在“断盐日”改为整日断盐法。

那么，在“断盐日”吃什么饮食为好呢？笔者认为，还是吃西氏健康法中推荐的蔬菜粥为好。所谓蔬菜粥，就是在熬糙米粥时，加入萝卜、胡萝卜、菠菜、莴苣、白菜、芜菁等蔬菜。有时，也可根据情况，加入青芋、甘薯、牛蒡等。熬菜粥时，要将蔬菜切细。粥中不可加酱油、食盐、砂糖等调味品。蔬菜的用量，一般不宜超过总粥量的一半。如果粥中加入蔬菜多的话，保盐功能差的人食后，极易导致排尿频繁。严重时，1小时就要上厕所1次。这也表明，保盐功能差的人平时摄取盐分过剩，而吃无盐的蔬菜食后，使体内过剩的盐分突然大量排出。

另外，如果有的人嫌制作蔬菜粥麻烦的话，也可在“断盐日”仅吃甘薯，或仅吃生蔬菜、水果等无盐的食物。

实行断盐疗法，对于平时体内食盐过剩的人来说，可使

过剩的盐分排出，自然是好的。那么，对于平时体内盐分不足的人来说，结果会怎样呢？

一般情况下，体内盐分不足的人，如果实行断盐疗法，就会使体内的盐分进一步缺乏。当然，而对体内缺盐的困境，机体必然会作出必要的反应，如肾上腺会增加醛固酮的分泌，促使原尿中的钠重新吸收，减少体内盐分的排出。这样，从断盐后第二天起，肾脏重吸收盐分的功能就会增强，也就是说，身体保盐的功能会增强，即使仍保持以前的食盐摄取量，也不会导致体内盐分不足。因此，断盐疗法对于平时体内盐分不足的人来说，具有非常良好的改善体质功效。

另外，断盐疗法对于平时体内盐分过剩的人来说，同样具有卓越的治疗效果。以前，笔者曾进行过超量摄取食盐的实验。最开始的时候，先吃三四天的无盐饮食，使身体处于脱盐状态，出现胃部膨满堵闷、食欲不振、便秘等症状。以后，逐渐补充盐分，每日增加食盐 1 克。经过一定时间，体内盐分达到适当含量（不缺乏，也不过剩）时，缺盐时出现的上述胃肠症状就完全消失，恢复原来的爽快状态。在此基础上，笔者又进一步增加食盐摄取量，终于使身体出现了盐分过剩的症状。如早晨起床时，感到手和颜面肿胀发硬；外出工作回家后，下肢轻微浮肿，跟腱和膝盖等处感到钝痛；常感到头重，严重时好像头部被什么东西紧紧裹住一样；还觉得肩背颈项的肌肉拘急发紧。另外，在冬天的话，还常流鼻涕，容易发生感冒；身体还非常怕冷，实行温冷交替浴而进入冷水浴池时，好像池水比原来凉了很多。

笔者充分体验到这样的盐分过剩症状后，就果断地断盐 1 天，使体内过量蓄积的盐分排出体外，上述盐分过剩的症状又很快消失了。因此，体内盐分过剩的人，可以用断盐法加以治疗。如果是一般的保盐功能强的阳性体质，应每 2 周断盐 1 天。若患有肾脏病而身体稍微浮肿的话，可每周断盐 1 天。

如果人们能长期反复实行这样的断盐法，那么，身体就会逐渐适应少盐的生活，平时的食盐摄取量就可逐渐减少，最后，甚至能像僧侣那样，每日即使摄取极少量的食盐，也可悠然自在地生活。

六、如何运用断食疗法改善体质

1. 断食前的精神准备

前面已经说明，断食疗法之所以被称为改善体质的秘法，就在于它具有极为不合常理的特性。在正规断食（完全断食）的情况下，虽然机体饥饿，却毫不摄取食物，使身体得不到必需的营养，生命处于濒死的危险状态，这与少食疗法相比，可以说是更为不合常理的方法。实行少食疗法时，虽然摄取食物减少，但对食盐的摄取并无严格限制，而实行正规断食疗法时，不仅不摄取任何食物，而且连一点食盐也不摄取，仅能饮用生水。因此，二者对机体的影响存在着显著的差别。即使实行少食疗法或单纯的断盐疗法，也会给机体造成一定的“麻烦”，何况食物和食盐都不摄取的断食疗法呢？可以说断食疗法对机体的“威胁”是最大的，如果机体听之任之，不及时采取相应的对策，很快就有导致死亡的危险。机体为了生存下去，就必须紧急实行总动员，充分发挥体内所有组织器官的作用，去战胜断食造成的困难。这样一来，身体各组织器官的功能就不得不增强或作必要的调整。

例如，身体的保盐功能会大大加强。在未实行断食疗法时，即使身体浪费一些盐分，也不要紧。因为随时可以通过饮食加以补给。但实行断食疗法时，如果再浪费盐分的话，就难以及时得到补充，因此，机体无论如何都必须增强保盐的功能，尽量减少体内盐分的丢失，以保证身体最基本的需要。

又如，机体对营养物质的吸收利用率也显著提高。在未实行断食疗法时，经常美食、饱食，摄取的营养物质过剩，身体可以随时得到充足的营养，即使浪费一些也没关系，因此，机体对营养物质的吸收利用率较低，很多营养物质并未经过充足吸收利用，就从大便排出体外。但实行断食疗法时，由于断绝了机体的营养补给，使机体处于一定的饥饿状态，为渡过难关，保证各组织器官得到必要的营养，机体的消化吸收功能必然大大增强，以便将原来摄入的食物，尽可能地加以消化，将其中的营养成分几乎百分之百地吸收利用。

再如，身体的保热功能也可增强。平常的时候，由于摄取的饮食充足，机体可以获得足够的热量，即使浪费一些热量也不在乎。但实行断食疗法时，由于机体不能及时得到热量补给，如果体温再继续大量丢失的话，就会感到非常怕冷，所以，机体自然会增强保热的功能，尽量避免体温的丢失。

可见，如果实行断食疗法的话，会使机体功能发生种种的变化。而机体功能的变化，自然会导致体质的变化。特别是连续长时间断食的话，如断食 1 个月或 40 天后，就会明显地感到自己的体质与原来截然不同。

当然，在这样的体质转换过程中，机体必然会出现各种各样的反应症状。这是因为，在未实行断食疗法时，体内各器官都处于相对安定的环境之中，没有明显的不适应现象，而实行断食疗法时，机体突然遭到生死攸关的环境变化，必然作出反应，奋起抗争，以适应新变化的环境。所以，断食者必须首先具有这样的思想准备，遇到一般的反应症状时，应当持积极欢迎的态度，将其视为改造体质的反应（症状即疗法），不要见到一点反应，就张皇失措，放弃实行。可以说，断食时如果没有任何反应症状，那么，断食就毫无意义，不会收到任何效果。只有出现一定的反应症状，才能使体质得到改造。

其次，希望断食者明白，通过断食疗法，体内各组织器官的功能都发生了巨大变化，因此，断食疗法结束后，必须相应地改变自己的生活态度和生活方式。这一点，甚至比断食还要重要。如果断食疗法结束后，仍维持断食前的生活方式，那么，好容易通过断食疗法获得的成果，很快就会化为泡影。

例如，通过断食疗法，胃肠的消化吸收能力得以增强后，即使摄取的饮食量比原来大大减少，也能充分满足身体对营养的需求。但是，如果在断食疗法结束后，不控制异常旺盛的食欲，任意饱食，甚至超过断食疗法前的食量的话，就会使胃肠功能受损，体质更加变坏。而人们之所以会犯这样的错误，往往是事先不知道自己为什么而断食。其实，实行断食疗法的主要目的，就是为了改善体质，增强胃肠消化吸收功能，以致不吃那么多饮食（不仅比自己原来吃得少，而且比一般人也吃得少），也能充分满足身体的需要。其次，有意识地使机体饥饿，体会饥饿时那种无法形容的身心爽快感，也是实行断食疗法的目的之一。因此，断食者在实行断食疗法前，就应该明确这些目的。

当然，有的人读了笔者这一拙著，也许会想："自己原来也想实行一次断食疗法，使身体健康，胃肠结实，食欲旺盛，能够狼吞虎咽地吃东西，但是，书中却说这样的想法是十分错误的。那么，如果实行断食疗法是为了更加少食的话，吃的乐趣不是没有了吗？干脆不要断食了！"其实，如果真的有如此人生观的话，就根本不具备实行断食疗法的资格。

另外，通过实行断食疗法，身体保盐的功能得以增强，因此，断食疗法结束后，必须尽量控制食盐的摄取量，也就是说，食盐的摄取量要比原来减少。而放任自己吃咸食的欲望，偷偷地乱吃咸的梅干等，同样是对断食疗法目的认识不足的表现。

总之，想通过断食疗法来改善体质的人，在断食前就应充分了解这些问题。然而，非常遗憾的是，实际上很少有人能够做到。根据笔者所见，几乎所有要求实行断食疗法的人，都是想通过断食疗法，使自己的胃肠功能增强后，吃更多的美味佳肴。因此，笔者恳切地希望大家注意，如果有这样的错误想法，那么，无论实行多少次断食疗法，也绝不可能使体质得到改善。

一般来说，无论实行什么养生保健法，身体逐渐健康的话，饮食就应该逐渐减少。这才是合乎道理的。因为通过实行养生保健法，使胃肠的消化吸收功能得以增强，即使少食，也完全能满足身体的需要。不过，关于这一点，自己以前也并不理解。记得西胜造先生在世时，在一次讲演会后，笔者见到先生，带着既感谢又期盼的心情说："承蒙关照，使小生的身体逐渐健康了。"本以为先生会放宽饮食限制，让笔者增加食量，没想到先生却回答说："是吗，那就再慢慢地减少食量！"当时，听到这一回答，简直令笔者大吃一惊。后来，笔者经过长期的实践和深刻地反省，才认识自己原来想法的错误和先生教导的重要意义。

2. 饥饿时身心爽快才是健康的表现

一般来说，实行断食疗法的人，特别是体质虚弱者，在断食过程中往往出现种种反应症状。这样的情况，关心断食疗法的人大概都知道。笔者通过长期观察发现，如果几个人一起断食的话，越是体弱多病者，反应症状就越厉害。因此，体弱多病的人实行断食疗法时，不仅本人相当痛苦，而且指导者也特别担心，总怕患者突然发生不测事故。与此相反，如果是没有什么疾病，身体非常健康的人，实行断食疗法时，反应症状就非常轻微，不会发生什么危险。那么，为什么健康的人在断食过程中不出现明显的反应症状呢？这是因为人类本来就对饥饿状态早已适应的缘故。

我们知道，生命在地球上诞生以来，已经经历了30亿年的漫长历史。在这漫长的历史期间，我们的祖先经历了无数艰难险阻，才使生命延续至今。其中，遭受最大的苦难，莫过于饥饿。虽然生物在海洋中栖息时，没有遇到严重的食物缺乏，但自从生物在陆地上生活以来（约4亿多年），完全可以说是饥饿的历史。人类面对时常发生的食物短缺，为了尽可能地生存下去，不得不练就耐饿的功能。而且，原始人类必须在饥饿时外出寻找食物，或者饿着肚子而全力追捕猎物，因此，饥饿时身心达到最佳状态是必要的。由此可知，原始人类在饥饿时，身轻气爽，反应灵敏，是正常的生理现象。而捕获猎物后，饱餐一顿，就什么也不想干了，变得非常懒惰，反应也迟钝了，甚至索性躺下来休息一阵，也是本来的姿态。

另外，观察狮子、老虎的生活情况，也可以发现这一现象。猫和犬也是如此。如猫在饥饿时，追捕麻雀和老鼠，动作非常敏捷，然而，一旦饱餐猎物后，就好像极为倦怠似的，懒洋洋地躺到一边睡觉去了，与饥饿时形成了鲜明的对照。

可见，人类的身体本来就是在饥饿时身轻气爽，头脑清晰，反应灵敏。而非常遗憾的是，在现代文明高度发达的今天，很多人则逐渐丧失了这样的良好功能，往往稍微饥饿，就叫苦连天，感到身体倦怠，什么也不想干，甚至干脆就去休息。若对这些人说："从明天开始，不要吃早餐，每天只吃午、晚两顿，可以吗？"多数人则会问："如果不吃早餐，上午饿着肚子，怎么能工作呢？"可见他们每日饱食，根本没有体会过饥饿的滋味。

那么，如果我们的祖先也是这样，稍微饥饿就身体乏力，什么都不能干的话，结果会如何呢？可以断言，如果真的如此，人类一定早已灭亡了。根据优胜劣汰、适者生存的规律，如果是稍微饥饿就身体乏力而不能干活的人，必然被自然无情地淘汰。也就是说，这样的人就没有资格将自己的子孙留传后世。

如果这样来认识问题，那么，就完全可以理解健康的人即使断食1周或10天，仅仅饮水，也不出现明显的反应症状，是很自然的事，绝不是什么特殊情况。而体弱多病的人，断食时出现种种反应症状，则是机体为适应饥饿状态而进行奋力抗争的表现。机体通过抗争，逐渐适应饥饿状态后，反应症状就会消失。而身体具备了耐饿功能后，不如看作是恢复了我们祖先本来的生理功能。因此，也可以说，断食疗法是改造我们现代人的秘法，即再现人类本来健康状态的秘法。

同样，以这样的观点来看，体弱多病的人，断食时出现种种痛苦的症状，正是机体为达到真正的健康，即恢复祖先那样的强壮身体，而拼命抗争的表现。而且，其病弱的程度越重，抗争越厉害，出现的反应症状也越多、越剧烈，也是完全可以想象的。正因为如此，病弱程度重的人，如果一下子就突然实行长时间的断食疗法，必然会在断食过程中出现剧烈而难以忍受的反应症状，甚至危及生命，以彻底失败而告终。

所以，必须强调说明，尽管断食疗法是改善体质的秘诀，也不可无视自己的体力状况和疾病程度而鲁莽行事。因为它确实具有较大的危险性。

然而，社会上有一些人，虽然对断食疗法很感兴趣，也想通过断食疗法来改善体质、增进健康，但却不理解断食疗法的本质，只是简单地认为长期断食才有效果。这确实是非常危险的认识。笔者认为，断食疗法犹如正宗的名刀，具有两面作用。一方面具有卓越的切割效果，另一方面则具有无比的致命危险。

还有一些断食指导者，遇到断食疗法失败的例子，不是进行深刻的反省，而是百般辩解，说什么“断食疗法的效果确实卓越，许多被现代医学推出门外的患者，都通过断食疗法而得救了，即使偶尔发生事故，死亡一两人，也是难免的事”。

但是，从医学治病救人的高度来看，那种“救了99人，死了1人也不要紧”的认识，是绝对不容许的。为了将断食疗法真正纳入正规的医学体系，实行时就必须慎之又慎，百分之百地保证安全。因此，作为断食疗法的指导者，必须很好地掌握医学知识，深入研究断食疗法的适应证和禁忌证，不断改进实施方法，避免任何事故的发生。

那么，虚弱体质的人如果希望通过断食疗法改善自己的体质，应当如何实行才安全呢？下面就介绍一下具体的方法。

3. 体弱多病者的断食法

笔者认为，体弱多病的人，按照西氏健康法中推荐的方法来实行断食疗法，是比较安全的。下表（表1）就是西胜造先生推荐的断食法，具体规定了不同性别在一年之内实行的断食次数及天数，可供参考。

表1　西氏断食法实行表

	第1次	第2次	第3次	第4次	第5次
男子	2日	4日	6日	8日	8日
女子	3日	5日	7日	7日	7日

从上表可以看出，实行断食疗法，应循序渐进。开始的时候，断食天数要短。以后，由于身体逐渐适应，所以，断食天数可以逐渐增加。另外，表中所列男女断食的天数不同，男子偶数，女子奇数。其理由不太清楚。

第一次断食的时间，男子为2日，女子为3天。即使这样，恐怕体质过于虚弱的人也忍受不了。也许有的人认为，这样短的时间算得了什么，要实行的话，最短也需要1周，可能的话，最好断食10天。当然，若是身体健康的人，第一次断食时间长点，也问题不大。但是，对于身体虚弱的人来说，就必须十分谨慎，第一次断食的天数，绝对不要超过这一限度。即使平时认为自己健康的人，也不可鲁莽行事，最好也按照这样的要求实行。因为有很多人，平时总认为自己健康，但实际上并不一定，往往体内隐藏着各种各样的毛病，只是没有明显症状而已。笔者就曾遇到过这样的情况。

一位患高血压病的女士（T氏），希望实行断食疗法，所以来本院住院。在断食前，笔者给她诊察，本来要检查其胃肠的状况。但她满有把握地说："我的胃肠绝对没有问题。以前住在东京时，曾在医院进行过X线拍片检查，医生都夸奖我的胃肠非常正常。"笔者由于过于相信患者的介绍，就没再要求她做必要的胃肠检查。结果，在实施断食疗法第4天，患者突然发生大量吐血。赶快将其转到附近的K医院进行输血抢救，才没有造成大的事故。后来，在K医院进行胃的X线透视检查，也没有发现溃疡灶。那么，血是从哪里出的呢？一时弄不明白。又经过钡餐造影检查，才发现胃小弯部有一个小的息肉，终于清楚了出血的原因。

像这样的微小病变，不要说患者本人，即使医师也很难发现。但是，在断食过程中，却容易发生问题，因此绝不可掉以轻心。即使将来研究出更科学的断食法，也必须谨慎地实行。特别是在断食前，都应接受严格的精细检查，包括胃肠造影检查等，确认体内器官没有异常后，再开始实行。

当然，在断食过程中，突然出现像T氏那样的致命症状并不多，而多数情况下，主要是出现恶心、呕吐等症状。对一般的人来说，断食第3～4天是最痛苦的，常出现反应症状。但是，也有的人在断食第1天就出现严重的恶心、呕吐，因而不得不停止实行。不过，请大家放心，断食之初出现的恶心、呕吐，并不可怕，一般的断食指导者都可沉着地妥善处理。而如果是在断食第10天，或10天以后出现这些症状，就不可麻痹大意。前些天，一位姑娘（M氏）在10天断食结束后的第4天，突然腹痛剧烈，呕吐严重，连水或茶水都不能喝，很快陷入脱水状态。因此，不仅那位姑娘十分害怕，连笔者都非常担心。于是，不得不急忙进行静脉滴注，以补充水分。幸运的是，经过一天的输液治疗，其腹痛、呕吐等症都顺利地消失了。然后，又开始吃恢复期饮食。

一般来说，断食出现的反应症状能顺利消失的人，以后的身体状况都会明显改善。这位姑娘也是如此，在出现严重反应症状的第2天，就排出大量宿便。自从宿便排出后，身体状况就一天比一天好转。最后，连持续多年的慢性膀胱炎、植物神经功能紊乱和手足怕冷症等也彻底治愈了。

虽然这位姑娘现在身体很好，但回想起来还是令人后怕。如果当时救治不及时，就可能酿成大祸。因此，笔者深深地感到，为尽可能地保证安全，即使认为自己健康的人，最好也严格按照西氏断食法的要求去做。如果有的人确实非常希望一开始就连续实行10天或2周的断食疗法，那么，也必须在有丰富经验的指导者的认真指导和严密监视下进行，以免发生事故。

另外，为了使大家能正确而灵活地应用西氏断食法，下面再稍微作些解释。

首先，西氏断食法要求一年之内断食5次。但是，两次断食之间必须有合理的间隔时间。一般来说，间隔 40 ～ 60 天为宜。若间隔时间太长，断食的效果就可能减低。因此，若由于特殊原因，没有按时实行，造成缺少一两次的话，则可做一些应急处理，即在 40 ～ 60 天内，再临时增加一次断食，时间为两天。不过，如果在一年之内，实行这样的临时断食法超过 3 次的话，就不会收到理想的效果。所以，若遇到这样的情况，不如重新开始实行为好。

其次，如果有的人不愿实行长时间的断食法，也可以适当缩短断食天数。如男子将第 3 ～ 5 次的断食天数都改为 4 天，女子将第 3 ～ 5 次的断食天数都改为 5 天，仍按上述的间隔时间（40 ～ 60 天）实行。这样，连续实行 2 ～ 3 年的话，也可以达到预期的断食效果。

最后，如果有人确实想实行西氏断食法，最好先看看西胜造先生所著的《西医学断食法》一书，仔细阅读和掌握书中提出的有关断食疗法的注意事项（即断食前的五十训、断食中的五十训及断食后的五十训）后，再加以实行。

断食前、中、后，共计 150 训，实际上是为了保证实行者安全，恳切而仔细地说明了断食疗法的注意事项。若能真正按照这样的要求实行，那么，即使特别虚弱的阴性体质的人，不仅不会发生多大问题，反而可以使体质得到根本的改善。

例如，平时容易感冒或腹泻的人，经常头痛、肩背酸痛、神经痛或有风湿性疾患的人，实行本法，可使体质增强，病症痊愈。平时身体健康的人，如果在中年以后实行本法，则可进一步增进健康。中年以后感到精力迅速减退、衰老明显的人，若实行本法，可以起到延缓衰老、恢复青春的作用。患高血压的人，及早实行本法，可防止脑出血等严重并发症。低血压患者，实行本法，可预防肺炎、肺结核、癌症等疾病的发生。特别是对于胃肠病、糖尿病等患者来说，本法简直可以称得上是救世主。如果人们真正认识了断食疗法的神奇功效，那么，对于目前所谓的疑难重病就不会有任何恐惧心理。

总之，只有断食疗法才是真正改善体质的秘法和根治百病的“秘药”。但是，非常遗憾的是，迄今为止，现代医学还没有认识其真正价值。而对于如此卓越的疗法，人们不可能永远不去探究。笔者确信，在不久的将来，断食疗法一定会堂堂正正地登上时代的舞台，作为医学的重要组成部分，为改善人们的体质和根治疑难疾病作出应有的贡献。

七、如何实行一日两餐制

1. 错误的营养学使病人越来越多

前面介绍了体弱多病者可安全实行的正规断食法。另外，在日常生活中，如果每日断食一餐，即废除早餐（不吃早餐），实行一日两餐制，对于改善体质、增进健康，同样具有一定的效果。下面就具体谈谈这一问题。

最近，许多杂志纷纷刊登文章，就废除早餐的是非问题展开了一场大辩论。一些现代营养学的权威人士，从现代营养学的角度出发，历数废除早餐之害，坚决反对废除早餐。在信息传递极为迅速的今天，这些人的意见，会很快影响广大的民众。有的人以前并不知道不吃早餐对身体有益还是有害，只是自然地养成了不吃早餐的习惯。但是，一听现代营养学家说“不吃早餐对身体有害，会导致营养不良”，就赶快改变原来的习惯，从第二天早上起，即使肚子不饿，也强迫性地要进早餐。

现代营养学家认为，在一天之中，早餐作为最初的营养来源，具有极为重要的作用。因此，早上不仅要摄取足够热量的营养，还要保证早餐有足够的动物性蛋白质。另外，为了有利于营养物质的正常代谢，还必须摄取含维生素丰富的蔬菜、水果等。一般的民众，受到这样宣传的影响，自然会对废除早餐感到恐惧不安。

当然，之所以人们很容易接受现代营养学，以致使所谓的“合理地摄取充足而平衡的营养”成为潮流，也与战争年代食物缺乏、人们饱尝饥饿之苦的影响密切相关。

近年来，由于脱离贫困而逐渐富裕起来的人们，过于追求饱食、美食，享受口福，结果，使营养过剩的弊端很快暴露出来。不仅肥胖的儿童越来越多，而且食物缺乏时代很少见的糖尿病、痛风、心脏病等所谓的“富贵病”也逐年增加。最可怕的是，直至目前，被这些疾病缠身而整天身体倦怠乏力的人们，并未真正认识其发生疾病的根本原因，不是深刻地对自己平时的饱食、美食行为进行反省，而是仍然以为身体缺乏什么营养。有不少人，甚至在营养过剩而消化不良、毫无食欲的情况下，还千方百计地摄取营养。这样，就使本来可以治愈的疾病，更加恶化，以致断送自己的一生。因此，笔者认为，这些可怜的患者，实际上是错误营养学的牺牲品。

人们为了身体健康，重视日常的饮食生活，考虑如何摄取必要的营养，吃什么样的食物为好，这是无可非议的。但是，必须注意营养量的多少。

那么，一个人究竟每天摄取多少营养为好呢？关于这一问题，虽然现代营养学家进行了长期艰苦的研究，但至今还没有得出正确的结论。最近，由于肥胖症、糖尿病患者迅速增加，所以，现代营养学家不得不对其原来的学说作一定的修正。如以前盲目地崇拜高热量和高蛋白，现在则主张合理地摄取均衡营养。不过，还远远没有摆脱高热量、高营养学说的束缚。如果人们仍然按照这种营养学说去做，那么，结果也不会比现在好多少。

2. 少食营养学的诞生

虽然现代营养学者大多推崇鲁布内尔和福伊特所倡导的“饱食营养学”，但也有一些学者对其持反对态度，甚至确信只有少食才能真正使我们获得健康。

1935年，M·C麦基曾用小白鼠做实验，证明用低营养饲料喂养的小白鼠，存活期远远超过普通饲料喂养的小白鼠。普通饲料喂养的小白鼠，存活期仅600天；低营养饲料喂养的小白鼠，存活期则达1150天。以后，又有许多学者，通过动物实验，证实少食者的寿命确实超过饱食者，给现代医学造成很大影响。例如，1960～1961年，美国病理学家贝尔格用小白鼠做实验证明，吃六成饱的小白鼠，不仅比饱食的小白鼠存活期长，而且患病率也极低。

另外，很多学者经过多途径研究（包括上述动物实验），相继发表论文，指出饱食的危害性。不少学者认为，饱食是导致中老年疾病的主要原因。

首先，饱食可引起体内中性脂肪（饱和脂肪）过多蓄积。众所周知，妨碍人们长寿的最大因素就是血管的老化，即动脉硬化。长期以来，为预防动脉硬化，营养学家一致认为应防止血液中的胆固醇过多。为达到这一目的，就应尽量少吃含胆固醇多的食物，如肉、蛋等。然而，是否吃含胆固醇少的食物的人，就比吃含胆固醇多的食物的人患中老年疾病少呢？那倒不一定。例如，日本山形县和秋田县的人，与其他府、县的人相比，吃肉、蛋等含胆固醇多的动物性食品较少，但脑血管意外的患病率却是日本最高的。

又如，1970年9月，美国哈佛大学公共卫生学院和爱尔兰都柏林大学医学部的研究人员，发表了有关心血管疾病方面的极有价值的研究报告。报告指出，他们曾对爱尔兰生的575人进行了长达9年的跟踪调查，结果发现，即使吃含胆固醇多的食物的人，如果经常增加运动量，使摄入的营养全部消耗，没有脂肪蓄积的话，动脉硬化的进展速度就没有那么快，心血管疾病的发病率也没有那么高。因此，他们认为，长期饱食，使体内饱和脂肪蓄积，是加速动脉硬化发生的主要原因之一。

再如，1961年，美国的阿伦斯博士发表论文指出，过多摄取糖分的人，也容易加速动脉硬化的发生。此后，人们逐渐清楚，不仅是食糖，即使米饭、面条等饮食，如果长期饱食，造成营养过剩的话，多余的营养也会转化为中性脂肪，加速动脉硬化。

可见，要想延缓动脉硬化的发生，就不可过多地摄取营养。也就是说，昨天摄取的营养，今天必须全部消费掉，这样才能达到物质出入平衡，不至于造成体内营养过剩，从而避免脂肪的蓄积。而在昨天摄入体内的营养还没有被彻底消费之前，最好不要再摄取食物。如果这样来认识问题的话，那么，废除早餐，实行一日两餐制，不是比目前实行的一日三餐制更合理吗？

实行一日三餐制的人，在晚餐的时候，往往将营养丰富的饮食饱饱地吃上一肚，夜间又活动不多，第二天早晨起床后，昨日晚餐摄入的营养还没有怎么消费，就又接着吃早餐，这样，自然会造成物质出入不平衡，长期入多出少，每每导致体内营养过剩。

因此，目前应该极力纠正“饱食营养学”的错误，提倡正确的“少食营养学”。而废除早餐，实行一日两餐制，正是“少食营养学”所赞赏的模范饮食生活形式。在目前的现实生活中，之所以拥护一日三餐制的人占压倒多数，主要原因，就是缺乏对一日两餐制优越性的深入研究，一般的人几乎见不到这方面的研究资料。如果有大量研究资料证明，一日两餐制确实比一日三餐制优越的话，那么，要不了多久，就会得到学术界的支持，也会逐渐被广大民众接受。

不过，尽管目前缺乏研究资料，但根据大量实践者的经验，也可对废除早餐的是非问题作出有力的回答。无数事实证明，科学的发展，往往是实践比理论先行，这一点千万不可忽视。因此，我们不能否认事实，应该尊重人们废除早餐而实行一日两餐制的宝贵经验。然而，许多现代医学和现代营养学者，在对待废除早餐问题上，却不顾客观事实，轻率地加以否定。这是非常遗憾的。

3. 如何正确评价废除早餐

废除早餐，由一日三餐制变为一日两餐制，究竟对身体有益还是有害呢？笔者认为，若想对这一问题具有发言权，最好还是首先亲自实践一下，以便详细观察废除早餐后身心究竟有何变化。如果自己不实行，单凭主观想象，或仅从理论出发，靠简单的热量计算，就得出结论，必然使一般的民众得到错误的营养观，以致出现众多的受害者。这是十分可怕的。这样的学者，不能说是有责任心的学者。

再说，仅仅观察短期内（1～2个月）废除早餐者的身体情况就得出结论，也是不恰当的。如一些现代营养学家，见到有的学生偶尔一次不吃早餐就去上学，结果上课时因低血糖而晕倒，便以此为例，大肆宣传废除早餐之害。这是非常不公正的评价。若想真正评价废除早餐的是非，就应该详细观察长期（最起码1年）废除早餐者的身体情况。因为只有长期废除早餐的人，身体才能适应这样的生活方式。而突然废除早餐的人，其身体是很难适应的。所以说，一些现代营养学家，以不恰当的例子来否定废除早餐的优越性，是过于轻率的。

一般来说，长期实行一日三餐的人，废除早餐而实行一日三餐后，起码需要两三个月的过渡期，身心才能稍微适应。若完全适应，最少也需半年。在过渡期间，由于身心不适应，出现种种不适的反应症状，是非常自然的。因此，不应抓住这时期的某些症状，就大论废除早餐之非。

而且，根据笔者多年的观察发现，身体虚弱的人，慢性病患者，特别是胃肠病、肝脏病、糖尿病等患者废除早餐，在过渡期间比一般人出现的反应症状为重。如很多人不吃早餐，快到中午时就感到身体倦怠乏力，或出冷汗，手发抖等；有的在午餐前感到饥饿难忍，呵欠连连，头晕头痛，或觉得前头部拘紧沉重，像被什么东西裹住似的。尽管身体虚弱或有慢性病的人会出现如此严重的反应症状，但并不能说明废除早餐对身体有害，而只能说明越是反应症状明显的人，越有必要通过废除早餐来改善体质。

与此相反，平时身体健康的人，即使不吃早餐，也不会出现那么明显的痛苦症状，而且能够较快地适应一日两餐制的生活。上午饥饿时，反而觉得身心格外爽快，工作起来更加轻松。这正如前面所述的那样，断食过程中不出现反应症状，是人类本来应有的正常现象，也是健康的象征。而废除早餐出现种种症状的人，说明其失去了人类应有的功能，也是不健康的征兆。通过废除早餐，即每日断食一顿，逐渐改善体质，进而使疾病得以治愈，就可达到恢复健康的目的。若是反应症状完全消失了，就说明自己完全适应了废除早餐的生活，体质得到了明显改善。如果人们确实完全适应了废除早餐的生活，就不会再有非吃早餐不可的要求。因为他们永远难以忘怀不吃早餐而在上午出现的身心爽快感。现代营养学家如果以这样的人为观察研究对象，对废除早餐的评价，就会得出与原来完全不同的结论。

另外，长期以来，营养学家们常以现代营养学合乎常理为挡箭牌，认为一日三餐制比废除早餐的一日两餐制合理得多，优越得多。然而，在极为复杂的现实生活中，仅有合乎常理的招数是远远不够的。正像笔者在前面反复论述的那样，改善体质的秘法往往是那些所谓不合常理的方法。如果清楚这一点的话，对所谓合乎常理的一日三餐制，就有重新认识的必要。

总之，希望大家不要忘记，靠“肚子一饿就吃饭”这样的1=1式的所谓合乎常理的饮食生活，改善体质是不可能的。相反“虽然饥饿却不吃饭”这样的1=0式的所谓不合常理的饮食生活，才有可能使体质得到根本改善。以这样的观点来认识和评价废除早餐的功过是非，是非常重要的。

4. 从废除早餐者的体验来论其是非

在长期的养生实践和临床工作中，笔者不仅亲自体验，而且亲眼见到许多患者，通过废除早餐，实行一日两餐制的饮食生活，结果，使经久不愈的疾病逐渐减轻，甚至痊愈。在笔者的家属和亲戚、朋友中，就有一些曾患慢性疑难病症的人，20多年来，长期坚持不吃早餐，结果使疾病减轻或痊愈，尤其是胃肠病痊愈的最多。

笔者的兄长就是其中之一。他自幼胃肠虚弱，饮食稍有不慎，就引起腹泻。曾记得他在少年时代，几次因急性腹泻，拉到裤衩里，遭到母亲的训斥。他废除早餐已有15年的历史。在这15年期间，每日从事相当繁重的劳动，并未发生任何问题。而且，胃肠也变得格外结实了，即使吃生冷的食物，也很少引起腹泻。最近，他对笔者说：“如果吃了早饭再上地干活的话，反而觉得气短乏力，不怎么出活儿，还是不吃早饭为好。”

这样的体验，确实是不可思议的，每天在办公桌前思考琢磨，是绝对想象不到的。不知现代营养学家如何看待这一问题。

俗话说：天外有天，人上有人。不仅有的人实行一日两餐制可以正常地生活和工作，甚至还有人实行一日一餐制，也非常健康，生活和工作毫无问题。中学教师O氏就是一例。此人以前患肝脏病，曾到笔者医院住院，实行了10天断食疗法。通过断食，使身体顺利地恢复了健康。他从正式断食结束后的恢复期开始，就将饮食次数改为每日一餐。正式断食结束后的第10天，他出院回家。出院时，其体重为63公斤，基本上属于标准体重。因此，笔者让他以后注意，不要使体重再增加。然而，回家以后，开始实行一日两餐（不吃早餐）制，体重就很快增加，难以控制。后来干脆连午餐也不吃了，仅吃晚餐一顿。这样一来，基本使体重不升不降，保持稳定。当然，即使一日一餐，稍不注意而多吃一点的话，体重也会稍有增加。因此，平时他总是尽量控制自己的食欲。这样的情况，在一日三餐饱食还觉得不足的人看来，简直是难以想象的，但却是真正的事实。前些天，笔者还到他家拜访，实际观察其晚餐的内容。为供大家参考，还将其所用膳食拍了照片。其饮食的量与一般人晚餐的量差不多，只是生蔬菜的量显得多些。仅从这样的事例，就足可看出，现代营养学家所说“一日两餐制可导致营养不良”的空洞理论，是多么的错误。

另外，很多人废除早餐后，还发生一个很大的变化，就是大便变得通调了。世上有不少人，遇到大便秘结不通时，总是想多吃点东西，就能像机器压面条似的，将大便挤压出去。但是，实际上这样做，不仅达不到大便通调的目的，反而由于长期过食、饱食，损伤胃肠，容易引起“肠麻痹”，使大便更加不畅，宿便停滞，成为百病之源。因此，要想达到大便通调的目的，就必须坚持少食的原则。通过少食，使肠胃功能改善，宿便排出，才能真正获得健康。

那么，有的人在实行一日三餐制时，往往在早餐后，很快就排大便，但是，为什么突然废除早餐后，在一定时期内，会有大便不通的倾向呢？这是因为以前吃早餐，已形成一种条件反射，可催促便意，突然不吃早餐后，这种条件反射一下子没有了，新的排便机制还没有形成，所以，在一定时期内，会有大便反而不畅的情况。为了解决这一问题，这些人可以在早晨饮用两三杯生水，来代替原来的早餐。这样，同样可以反射性地引起排便。

废除早餐，不仅可使大便通调，而且还可使小便通畅。即使许多患肾脏病而浮肿的人，废除早餐后，上午一点一点地饮用生水，也会使浮肿渐渐消退。只要不是肾病综合征那样的严重浮肿，一般的肾脏病浮肿，几乎不必再使用利尿剂，真是令人惊讶。相反，平时吃早餐的人，身体多少都会有点浮肿。那么，为什么废除早餐会使小便排出通畅呢？这主要是由于不吃早餐，使体内的毒素充分排泄，肾脏排尿的功能得以改善所致。

废除早餐而使大小便排泄通畅，必然对身体健康极为有益。这是不难想象的。

当然，废除早餐所治疾病的例子还很多。如有的人通过废除早餐，战胜了自己多年难以解决的肥胖症；不少结核病患者，通过实行一日两餐制的饮食生活，变得非常健康了；许多为神经痛、风湿病而苦恼的患者，废除早餐后，也使病痛逐渐痊愈。真可谓举不胜举。如果有人想进一步研究废除早餐问题，不妨读一读西胜造先生所著《早餐无用论》一书。

5. 废除早餐时的注意事项

废除早餐固然有许许多多的优越性，而且实行起来也比较容易，但并不是说人们就可以随便滥用。若应用不当的话，同样也会带来不少副作用。因此，在实行过程中，还应注意下述的一些问题。

如前所述，平时身体健康的人，即使突然废除早餐，也不会有多大妨碍。而体弱多病的人，特别是严重胃下垂、内脏下垂的患者和糖尿病患者，若突然废除早餐，上午就会出现比较明显的反应症状，这无疑是增添了新的痛苦。因此，对于体弱多病的人来说，就不应当采取突然废除早餐的方法，而应当采取循序渐进的方法。开始的时候，可一点一点地减少早餐的营养量，如先将早餐的米饭改为稀粥，继而再改为水果，以后再改为生菜汁等，这样逐步实行，待身体逐渐适应后，再完全废除早餐。渐减早餐的时间长短，因人而异，一般有 2 ～ 3 周即可。

另外，有的患者，对废除早餐而出现轻微的症状，往往非常担心。因此，指导者有必要预先对可能出现的身体变化和种种症状给予详细说明，让其有充分的思想准备，不至于过分担心或半途而废。如让患者正确对待体重下降问题，就非常重要。通常情况下，废除早餐后，会在短期内造成一定的体重下降。有的下降 3 公斤，有的下降 4 公斤，因人而异，多少不等。不过，一般经过半年左右，体重就不再减轻，反而会渐渐地恢复原来的体重。然而，有许多患者并不了解这一点，往往一见体重下降，就赶快停止实行。特别是胃下垂、内脏下垂的患者，平时就比较消瘦，总想稍微再胖一点，特意废除早餐，也是为了使胃肠功能改善，达到体重增加的目的，但没想到废除早餐后，反而更消瘦了，所以格外恐慌，往往立即恢复原来一日三餐的生活。如果能预先让他们了解废除早餐后体重变化的规律，可能就不会发生这样的问题。

还有不少人废除早餐后，感到非常饥饿，于是午餐或晚餐时就额外地多吃，大大超过原来午餐或晚餐的食量。这样，可以说好容易省下的那份早餐，在中午或晚上又加吃了，致使废除早餐变得毫无意义。这也是必须力戒的。正确的做法应该是，废除早餐后，午餐和晚餐的食量不能增加。如原来一日三餐时，每餐吃两碗米饭的话，那么，废除早餐后，午餐和晚餐仍应各吃两碗。这样，原来每日吃 6 碗，现在变为了 4 碗，就达到了废除早餐而少食的目的。如果废除早餐后，午餐由原来的 2 碗，增加成了 3 ～ 4 碗的话，反而不利于健康，还不如不废除早餐为好。

实际上，对一般的人来说，废除早餐后，午餐和晚餐时仍保持原来的食量是不会有什么问题的。即使体重暂时减轻，过几个月也会逐渐恢复。不仅如此，若身体完全适应废除早餐的生活后，午餐的食量，还可以比原来减少。进而，如果长年坚持废除早餐，午餐食量也非常少，还能充分满足身体需要的话，那么，偶尔不吃午餐，只吃一顿晚餐，也不会感到饥饿难忍。如果能达到这样的程度，每日的饮食量就会比一日三餐时少得多，而且，身心更加爽快，睡眠时间明显缩短，精力格外充沛。这样的事实，用现代营养学常识来看，是无法想象的，只有实践才能真正了解。

再需要提醒的是，刚开始实行废除早餐的人，即使遇到自己非常喜欢的食物，也不要在早上或上午食用。尽快养成这样的好习惯是非常重要的。如果一遇到好吃的东西，就失去自控能力，随便乱吃，那么，无论到什么时候，身体也难以适应废除早餐的生活，其体质会比一日三餐时更差。

还有极少数人，废除早餐后，觉得等到中午会特别饥饿，于是在上午10点钟左右，就开始吃午餐。这也是不能赞成的。当然，如果是刚开始实行废除早餐，上午确实饥饿难忍时，也可这样过渡一下。但是，不能养成这样的毛病。待身体逐渐适应废除早餐的生活后，就应等到正午时才进午餐。

八、皮肤锻炼法

下面介绍的皮肤锻炼法，对于改善体质同样具有重要的意义。即使是身体经常怕冷、特别容易感冒的人，通过皮肤锻炼，也可使体质得到根本改善，在寒冷的冬天，不用暖气、被炉等取暖设备，甚至穿比较单薄的衣服，也没有什么问题。

近些年来，随着经济的高速发展，人们的生活水平不断提高，生活条件不断改善，几乎所有的家庭都安装了石油炉、煤气炉等取暖设备，甚至还备有暖被用的被炉，因此，无论多么寒冷的冬天，也不要紧，仍能像温暖的春天一样，舒适地生活。然而，值得注意的是，这样的文明生活，却有严重的副作用，使人体对于寒冷的抵抗能力迅速减弱和退化，致使容易感冒的患者越来越多。每当秋风一吹，早晚的气温偏凉时，就常常发生流感，甚至家家都有感冒的患者。还有不少人，整个冬季都感冒不断，很少有好的时候。这样的情况，怎能不令人担忧？因此，笔者恳切希望，这些人平时应当积极地锻炼皮肤功能，增强身体的御寒能力。

锻炼皮肤的方法很多，有的还特别严酷。例如，偶尔可以见到，有些刻苦修行的人，为了强健体魄，磨炼意志，长期住在山中，即使在隆冬严寒之时，也常常赤裸身体，集中精神，站立于挂满冰溜的瀑布潭中，任凭冰冷的瀑布，从头上一直浇灌到全身。然而，这样严酷的方法，对于体弱多病的人来说，突然实行是非常危险的。像动脉硬化、高血压、心脏病、肾脏病等患者，绝对不可轻率鲁莽地实行这样严酷的方法。即使对冷水浴或冷水擦身的方法，身体健康的人，在隆冬突然实行，问题不大，而体弱多病的人或老年人，则应避免使用。

那么，对于体弱多病或老年人来说，若想锻炼皮肤，应当选用什么样的方法呢？笔者认为，最好还是用西氏健康法中的裸体疗法。这是面向身体虚弱者的理想的皮肤锻炼法，不仅不会发生任何危险，而且，非常简便易行，无论从什么季节开始练习，都没有关系。

社会上有不少人，一听说让锻炼皮肤，就赶快采取干布擦身或冷水擦身的方法。但是，用干布擦身容易损伤皮肤，不太合适。本来，皮肤也是呼吸器官，若像擦出租车似的使劲地擦，难免使其受伤，影响其正常的呼吸功能。而冷水擦身，甚至冷水浴，对于锻炼皮肤，确有效果。但是，冷水浴或冷水擦身，容易使体液偏于酸性，令交感神经紧张和兴奋。如果是迷走神经紧张型的人，平时实行冷水浴或冷水擦身，使植物神经功能达到调和，自然很好。相反，如果是交感神经紧张型的人，每日坚持实行这样的方法，恐怕就会使植物神经功能平衡失调，甚至诱发神经痛、高血压等病症。

也许有人会反问："根据你前面介绍的阴阳辩证的理论来说，交感神经紧张型的人，采用使迷走神经紧张的温水浴，只是使阴阳暂时中和，很难使体质得到改善；相反，若采用使交感神经紧张的冷水浴，利用机体的抗争和适应能力，不是可以使体质趋于迷走神经紧张型，达到改善体质的目的吗？”

当然，从理论上讲是这样的。但是，我们还必须清楚，阴阳中和的生活毕竟是人类最基本的生活形式，发挥着主角的作用；而阴阳矛盾的生活，只不过是配角而已。若在日常生活中，机械而过度地使用“配角”，不仅不能保证健康，反而易导致种种失败。因此，迷走神经紧张型的人，采用使交感神经紧张的冷水浴，将阴阳中和的生活形式作为主角，就不会引起多大问题；而交感神经紧张型的人，若再采用使交感神经紧张的冷水浴，使“配角”占了主导地位，就容易出现种种问题。这一点必须注意。

那么，究竟什么样的方法既适合交感神经紧张型的人实行，又适合迷走神经紧张型的人实行呢？当然首推西氏健康法中的裸体疗法和温冷交替浴。这两种方法，无论哪种体质的人使用，都可使植物神经功能相互协调（关于其具体应用法，后面将详细介绍）。

总之，古往今来，保健法虽然很多，但往往是某种体质的人实行，可以增进健康，而其他体质的人实行，反而有害健康。因此，选用时必须充分注意。而最基本的保健法，则应该是最安全可靠且普遍适用的方法。

例如，在寒冷的冬天，实行裸体生活，对于一般的人来说，简直是不敢想象的，但某些身体特别强壮的人，却可以做到。我们有时可从报纸和电视中看到这样的报道。有些人实行这样的锻炼方法，确实使身体更加结实了。这无疑会给我们一定的启迪，使我们增强锻炼身体的信心。但这种方法是否具有普遍适应性，也就是说，是否什么人都可实行，非常值得怀疑。

另外，通过裸体生活，使皮肤的抗寒能力增强，恢复我们祖先固有的皮肤功能，当然是很好的，但是，如果仅仅这样，而其他生活方式还是现代人的，如每天仍然饱食等，同样难以获得真正的健康。因此，在实行裸体生活的同时，还必须相应地改变其他生活方式。因为在寒冷的冬季实行裸体生活时，会使交感神经紧张，体液偏于酸性，所以，有必要尽量选择碱性的食物。而且，还要经常保持心情舒畅，胸怀宽广。否则，单纯实行裸体生活，其他方面与一般人相同的话，往往会导致失败。这方面的道理，前面已经举例说明。如长期实行生菜食生活的那位妇人，就是在实行裸体疗法和温冷交替浴的同时，又吃属于碱性食物的生菜食，才使身体越来越健康，阴性体质变为了阳性体质。

笔者举这样的例子，无非是想使大家知道，阴性体质的人，吃属于阴性食物的生菜食，看起来是不合常理的，但却可以使其体质阳性化，绝不是让大家都照这样去做。

这些话稍微有些离题了。下面就具体介绍裸体疗法和温冷交替浴。

1. 裸体疗法

西氏裸体疗法，是西胜造先生在法国学者罗布雷提出的裸体疗法基础上稍加改良而创立的，因此也称为罗布雷裸体疗法。这是虚弱体质者也可放心使用的皮肤锻炼法。

罗布雷认为，皮肤的静脉，是人体体表的心脏。皮肤静脉的扩张和收缩功能正常的话，身体就健康。反之，皮肤静脉的扩张和收缩功能失调，经常处于曲张状态的话，就说明体内存在某些疾病。因为体表静脉曲张时，静脉血液不能顺利地返回心脏，其中大量的代谢废物和毒素得不到及时的净化处理，势必对脏腑组织造成毒害，引起体内各种各样的功能障碍和疾病。所以，这样的人，会经常感到疲乏无力，没有精神。

裸体疗法可以刺激体表静脉血管，使其扩张和收缩功能恢复正常，促进侧支循环的形成和静脉血液回流，从而改善全身血液循环，加速血液中代谢废物和毒素的净化处理，以减少对脏腑组织的毒害，促使坏死组织的修复；还可以增强皮肤的呼吸功能，使体内某些毒素从体表排泄，并从空气中获得一定的氧气，保证组织细胞的正常新陈代谢；对皮肤御寒能力的锻炼作用更为直接，效果也更为显著。因此，长期坚持实行裸体疗法，不仅可以明显地增强体质，促进健康，消除疲劳，而且还可防治多种疾病，如心肌梗死、脑血栓形成、脑出血、肝硬化、风湿病、哮喘、胃溃疡、癌症、肺结核、静脉曲张、皮肤疾患、感冒、头晕、头痛、手脚怕冷等。

实行裸体疗法，需要将身上的衣服脱下，间隔一定时间，再将衣服穿上。如此反复进行多次。而且，在脱下衣服时，还要打开门窗，让冷空气进入室内；在穿上衣服时，将门窗关上，使身体保持温暖。具体实行的次数、间隔的时间等，详见下面所列的裸体疗法时间表（表2）。这里着重谈一下在实行过程中需注意的一些问题。

首先，在脱衣的时候，最好将身上的衣服全部脱掉，包括背心、内裤、袜子等，使全身皮肤充分与空气接触。但是，如果不方便脱去内裤时，穿一通气良好的三角内裤也可以。

其次，在穿衣的时候，应当比相应季节所穿的衣服再稍多穿一点。例如，夏季时，可穿两件浴衣；冬季时，可以穿上棉袄，再套上棉袍。身体健壮的人，可以裹上毛毯等，坐在凳子或椅子上；病人应当躺在床上，盖上或裹上被子。如果病人自己不能做时，可以由别人帮助进行。但需要注意的是，即使多穿衣服，保持温暖，也不可达到出汗的程度。

表2　裸体疗法时间表

次数	打开门窗脱衣裸体时间	关上门窗穿衣保持温暖时间
1	20秒	1分
2	30秒	1分
3	40秒	1分
4	50秒	1分
5	60秒	1分30秒
6	70秒	1分30秒
7	80秒	1分30秒
8	90秒	2分
9	100秒	2分
10	110秒	2分
11	120秒	穿好衣服安卧片刻（2分左右）

注：即使穿衣闭户保持温暖，也不可达到出汗的程度。

再次，冬季天气寒冷时，穿衣后保持温暖的时间可以适当延长一些，但是，脱衣裸体的时间必须严守，不可缩短。脱衣裸体后，觉得身体某部位僵硬不舒时，可以进行一定的按摩或活动，但是，穿衣后，应当安静不动，保持温暖。

又次，一开始实行裸体疗法时，脱衣裸体的时间不可过长，应当循序渐进，逐步增加，使身体适应，以免引起感冒。一般可以按照下述的时间进度练习：

第1天：从20秒开始，做到70秒。

第2天：从20秒开始，做到80秒。

第3天：从20秒开始，做到90秒。

第4天：从20秒开始，做到100秒。

第5天：从20秒开始，做到110秒。

第6天：从20秒开始，做到120秒。

从第7天以后，每天都可以从20秒做到120秒。

最后，关于每天实行的时间，一般应在早上日出以前和晚上日落以后进行。但是，体弱多病者，最初应当在中午气候最暖和时进行。然后，每天提前0.5～1小时，逐渐达到能在早上五六点钟进行。

如果在饭前做，应当从饭前1小时开始（约在饭前半小时做完）；如果在饭后做，应当从饭后30分钟或40分钟开始。也就是说，无论在饭前和饭后，都要空出30分左右的时间。

另外，在洗澡以前实行裸体疗法是可以的，但是，若在洗澡以后，必须在过一个小时以后再做。

每天练习的回数，原则上规定为三回。但是，每日一回，或者每日早晚各做一回，同样也可收到效果。

最初练习时，头30天要每天坚持，绝对不可中断。满30天后，可以休息2～3天，然后再继续进行。这是为了使身体形成条件反射。

为了达到改善体质的目的，可以从9月份开始实行，坚持到12月份。然后，再从第二年3月份开始，持续到5月份。这样反复实行3年左右为宜。

2. 温冷交替浴

温冷交替浴简称温冷浴，是通过冷水和温水交替浴身（冷浴与温浴交替进行），以达到锻炼皮肤、强体治病的目的。

首先，温冷交替浴能维持人体体液的酸碱平衡。因为不同的温度，对人体的体液有不同的影响，如单纯进行温浴，体液往往偏于碱性，单纯进行冷浴，体液又易偏于酸性，而冷浴与温浴反复交替进行，则可避免单纯温浴或单纯冷浴的缺点，使体液的酸性和碱性相互中和，达到酸碱平衡。这样不仅有利于维持正常的生理功能，而且，对于酸性体质易患的疾病（糖尿病、动脉硬化、肝脏病等）和碱性体质易患的疾病（癌症、哮喘、胃溃疡等）都有重要的防治作用。

其次，温冷交替浴还可以使植物神经（交感神经和迷走神经）的功能保持协调。因为单纯的冷浴，可刺激交感神经，使交感神经兴奋，单纯的温浴，可刺激迷走神经（副交感神经），使迷走神经兴奋，而温浴和冷浴交替进行，则可使二者相互拮抗，功能协调，体质达到改善。胃与十二指肠溃疡、哮喘、妇女更年期综合征、高血压、低血压、动脉硬化等病症的发生，都与植物神经功能紊乱有密切关系。因此，温冷交替浴对这些病症具有显著的预防或治疗效果。

最后，温冷交替浴还可以增强皮肤的抗寒抗病和调节体温功能，有效地预防感冒等感染性发热疾病，对低热、头痛、神经痛、风湿痛、疟疾、怕冷症、冻疮等病症的疗效更为突出。同时，温冷交替浴还可促进全身血液循环，迅速消除疲劳，恢复精力，预防或治疗心、肝、肾等脏器的疾病；刺激骨髓，增强造血机能，防治多种贫血；刺激内分泌系统，防治肾上腺机能减退等内分泌系统疾病。长期实行温冷浴，还可防治各种皮肤病，使肌肤光滑细腻，起到美容的效果。

温冷交替浴的具体实施方法，应根据每个人的身体状况区别对待，不可千篇一律，生搬硬套。

（1）体弱多病及中老年人的温冷浴

体弱多病及30岁以上的人，实行温冷交替浴时，无论冬夏，温水的温度最好在41℃～43℃，冷水的温度最好在14℃～15℃。温冷浴的部位，应当按一定的顺序，使身体逐渐适应。首先，从手和脚开始（洗至手腕和脚踝处），习惯以后，再由脚向上浴至膝部，再上洗至大腿根。大约经一周左右，充分适应后，就可以上洗至颈部。

下面以大腿根以下的温冷浴为例，具体作一说明。

最初，全身洗温水澡后（水温为41℃～43℃），从温水池出来，用毛巾擦干上身。然后，重新进入温水池中，泡大腿根以下部位1分钟；接着，由温水池出来，迅速进入冷水池泡1分钟（同样泡至大腿根部）。这样，一温一冷，各进行3次。结束时一定是从冷水池出来。最后，擦去身上的水，待身上的水干后，穿上衣服。

对于体弱多病而不敢进入冷水池的人，可以首先练习裸体疗法，待耐寒能力增强后，再实行温冷浴就会感到容易。

（2）动脉硬化患者的全身温冷浴

动脉硬化患者对于用冷水浴身，往往顾虑重重，这是完全可以理解的。因此，这样的患者在实行温冷交替浴时，也需要循序渐进，有一个逐步适应过程。开始实行时，温水与冷水的温度差应当小一些，以后逐渐加大，直至达到理想的温度差，即温水为42℃，冷水为14℃～15℃。具体的实施方法，可参考下表（表3）。

表3　　动脉硬化患者的全身温冷浴法

温水的温度（℃）	冷水的温度（℃）	实行天数
40	30	3～5
41	20	2～3
42	20	2～3
43	14～15	2～3 如已适应，温水温度可保持在41℃～42℃

（3）普通的全身温冷浴法

这是以强身健体为目的的温冷浴方法，适合普通的健康人练习。

普通的温冷交替浴，以温水温度为（41℃～43℃，冷水温度为14℃～15℃，效果最为理想。但是，也需要像体弱多病者那样，从手、脚开始，逐渐上升至膝、大腿根、腹部、胸部，最后达到全身。

普通的温冷交替浴，是先用冷水浴1分钟，再用温水浴1分钟（病弱者的温冷浴是先用温水浴，再用冷水浴），交替进行。因此，正确地说，此法应当叫冷温交替浴（冷温浴）。称呼温冷交替浴只是语言习惯而已。

普通温冷交替浴的次数一般以7次为宜（冷浴4次，温浴3次），最初一次是冷浴，最后一次也是冷浴。如果进行5次，效果较差。如果进行11次以上，对部分人来说，又显得过多，反而容易引起疲劳。

在没有浴池设备的情况下，也可以用接水龙软管的喷头（淋浴喷头），从脚部逐渐向上喷水。淋浴设备也没有时，还可以用小水桶或水瓢从下向上浇水，如脚上浇1瓢，膝下浇1瓢，脐下浇1瓢，左肩部浇1瓢，右肩部浇1瓢，这样反复浇3次，约相当于洗浴1分钟。

另外，实行温冷交替浴要注意以下问题：

首先，在实行温冷浴时，要注意保持胸部展阔，使肺泡的面积扩大，以提高效果。

其次，有肝脏疾患者，特别是肝硬化患者，要至少实行3个月裸体疗法，使身体适应后，再实行温冷浴。

再次，严重的心脏病、高血压患者，不宜实行全身温冷浴，但是，进行手和脚的温冷浴没有关系。

最后，经常实行温冷交替浴的人，就不必要像普通洗澡那样搓洗全身，只要搓一下身体暴露部位（手、脚、脸等）和腋下、阴部等处就可以了。因为在温水中，皮肤处于伸展状态，到冷水中，又急速收缩，这时，身上的污垢就纷纷向水中掉落，所以，即使不使用肥皂，皮肤也会变得非常清洁。如果温冷交替浴是在浴池中进行，水面上会飘浮大量的污垢，这时要不断地往浴池中加水（冷水池加冷水，温水池加温水），使污垢溢出池外。

以上介绍了锻炼皮肤的两大方法，如果人们确实能长期坚持实行这两种方法，一定可使皮肤功能逐渐增强，体质得到改善。这样，不仅在严冬不怕寒冷，还可防治多种疾病。

九、腿脚锻炼法

腿脚是人体的支柱，负荷着全身的重量，且与内脏器官有着密切的关系。没有健康的腿脚，就不会有强壮的体魄。因此，平时加强腿脚的锻炼，纠正腿脚的毛病，对改善体质有着重要意义。

1. 注意脚部的毛病

前面已经谈到，世上脚腕部有毛病的人很多。这样的人，稍微走路多点，就觉得脚腕部疼痛。而且，脚腕部的毛病，非常容易引起身体其他部位出现问题。如引起扁桃体炎、咽炎、喉头炎，出现咽喉肿痛、声音嘶哑等症，甚至诱发肾炎等疾病。然而，一般的人并不了解这一点，所以，往往不注重脚的锻炼。不仅如此，即使许多从事多年临床工作的医师，也很少知道脚部障碍究竟对身体有何不良影响。因此，要求一般人懂得这样的知识似乎有些过分。

多年来，笔者在临床工作中，常提醒人们注意脚腕部的毛病。然而，大部分的人好像觉得这一问题与己无关，老是一副满不在乎的样子。这不能不令人担忧。有不少人，根本不知道自己脚腕部有潜在的毛病，因此，平时还随便参加长跑、登山等不合适的运动。当然，因为他们平时没有发现脚部有什么症状，所以，参加这些运动也是可以理解的。不过，很多脚部有潜在毛病而平时无自觉症状的人，如果实行断食疗法的话，就会使病变显露出来，感到局部疼痛。

目前，正在笔者医院住院的一位女性患者（36岁）就是这样。这位患者自幼就患胃肠病、肾脏病及皮肤病。究其原因，恐怕是由于过食豆馅包子、糕饼等甜食所致。初诊时，笔者给她检查后，对她说："你的左脚腕有毛病。"然而，她却表现出不赞同的样子，反问道："你说我脚腕有毛病，为何平时什么症状都没有呢？"但是，在她实行第一次断食疗法结束时，平时没有任何症状的左脚腕开始出现疼痛，且逐渐加重，3天以后，简直疼得不敢用力着地，因此，走路时变得一瘸一拐的。

一般来说，实行断食疗法，可使许多以前没有症状的潜在疾病显露出来，出现自觉症状。因此，断食的方法对于疾病诊断也具有重要作用。多数情况下，断食3～4天，就基本上可以知道自己原来有何潜在的疾病。如胃有毛病的人，会出现恶心、呕吐、胃痛等症状；有关节炎、风湿病的人，病变关节的疼痛会暂时加重；平时头痛的人，疼痛也会暂时加重。这样，通过这些暂时出现的明显症状，就可发现体内潜在的病变。

通过断食的方法，使体内潜在的病变显露出来，是非常好的事情。对一时出现的各种症状，不必过于恐惧。因为见到这样的情况，就意味着距根治潜在病变的日子已经不远。上述女患者后来的情况就说明了这一点。她第一次断食结束时，左脚腕出现难忍的疼痛。但是，第二次断食后，左脚腕却没有再发生疼痛，说明其潜在毛病已得以根治。这样，通过实行两次断食疗法，总算使她清楚了自己原来毫无症状的左脚腕是有毛病的。

笔者认为，能通过断食疗法而认识到自己脚部毛病的人，是非常幸运的。而世上大多数的人，却未必能发现自己脚部的潜在病变，这是非常令人忧虑的。应当尽快设法使一般的人了解脚部潜在毛病之多及其对身体的不良影响。

另外，目前虽然有的人了解一点脚部障碍方面的知识，但基本上是从书本、杂志上了解的，并没有真正认识到脚部毛病的危害性。从书本上得到的知识，与通过自己亲身实践而得到的知识，其程度有天渊之别。

笔者是通过亲身体验，才真正认识到脚部障碍与全身健康的密切关系。如果没有亲身体验，仅仅通过看书或听讲演，虽然知道西氏健康法重视脚部的毛病，但恐怕很难达到今天这样的境界。因此，下面简单介绍一下自己的体验。

1950年夏天，笔者首次实行断食疗法后，回家继续疗养，彻底放弃了现代医学的治疗方法，全力实践西氏健康法。但是，到第二年秋天时，坚持了一年的严格的饮食养生生活，便逐渐松懈下来。自己生来就特别喜欢甜食，这时又开始吃了起来。没过多久，就养成了过食甜食的毛病。而克服这样的毛病，却非常困难，简直可以说当时已经陷入了“甜食中毒”的境地。不清楚是否这一原因，致使病根越来越深。这对于笔者来说，或许是佛教所说的前世报应，不掉到深渊之底，就难以得救。这样的生活持续了数年，使自己深深体会到脚部毛病的痛苦。

开始的时候，笔者主要感到右脚掌与左脚腕钝痛，尤其是左脚腕疼痛为重。其后，则由下向上，呈曲折反射状（右—左—右—左……）传变，导致身体各部发生障碍，依次出现相应的症状。如先出现右膝疼痛，再出现左下腹部（乙状结肠部位）疼痛，以后又见到肝区疼痛。这样好像有一定规律似地出现病症，确实非常有趣。

西胜造先生早已发现这一规律。笔者学习西氏健康法时，最先感到钦佩的就是西胜造先生提出的这一学说。他指出，脚部有毛病时，会以“右—左—右—左”曲折反射的形式，逐渐影响身体上部。如先右脚腕痛（右索瑞尔氏病）的话，会以“右脚腕—左膝—右下腹—左上腹—右下胸—左胸—右肩—左咽喉部—右头部”的顺序，逐渐出现病症；先左脚腕痛的话，其逐渐向上影响部位正好与此相对。若先左脚掌痛（左摩顿氏病）的话，会先影响右踝；先右脚掌痛的话，则先影响左踝。以后再以上述规律传变。（参见图1）

当然，并不是说所有的人脚部有毛病时都按这样的规律传变，往往会有例外的情况。然而，笔者的症状确实是按这样的规律出现的。当笔者亲身体验到这一规律后，不得不钦佩西胜造先生渊博的学识和丰富的经验。受此影响，使笔者对先生的其他学说，也极为信服。

另外，笔者还逐渐体会到，脚部毛病的加重，特别是左脚腕疼痛严重时，往往是在吃甜食过多时，因此，对甜食之害有了深刻的认识。

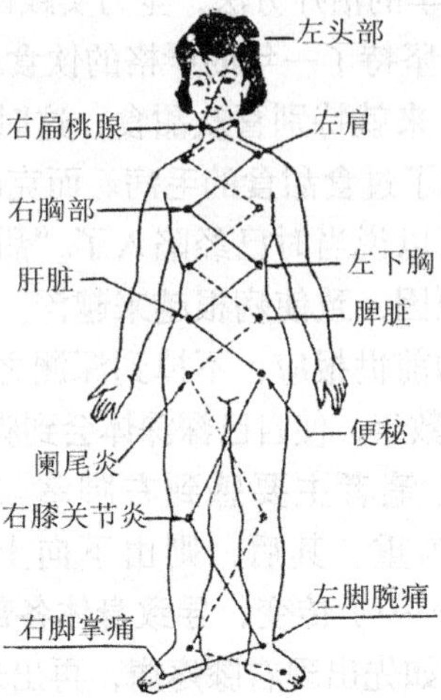

图 1　脚部障碍对身体上部的影响

脚部有毛病的人，如稍微走路多点儿脚腕就酸痛的人，绝不可一下子就实行万步运动（每天步行一万步）或快跑等，更不可参加登山、滑雪等运动。而应当先治疗脚部的毛病，以后再参加上述运动。当然，很多情况下，治疗脚部的毛病，并非一朝一夕的事，不可急于求成，更不宜一曝十寒，而应持之以恒，按照一定的方法，坚持不懈地努力去做。

那么，究竟应该用什么样的方法来治疗脚部的毛病呢？当然，最好还是用下面介绍的腿脚锻炼法。

2. 防治脚部病变的毛细血管运动

根据笔者的经验，错误的饮食和不良的精神情绪等，都会对脚部病变产生很大影响。有好几次，笔者就是因为过吃甜食，使好容易治愈的左脚腕又疼痛起来。还有，由于忧愁思虑，连续几个晚上睡眠不佳时，脚腕也会发生疼痛。因此，在治疗脚部病变时，首先要注意饮食、精神等方面的影响，努力纠正错误的饮食习惯，保持良好的精神情绪。在此基础上，再实行必要的运动锻炼法。

毛细血管运动是西氏健康法六大法则中的第四大法则。

脚部有毛病的人，坚持练习这一运动，既可使脚部病变得到治疗，又可使腿脚功能得以增强。当然，即使脚部没有毛病的人，经常练习此法，也可起到增进健康、预防疾病的作用。下面就介绍一下其治疗原理及具体实施方法。

现代医学理论认为，血液循环的原动力来自心脏的推动作用，而西胜造先生则认为，血液循环的原动力在于全身“饥饿”的细胞对于血液的渴求汲取作用。而这种渴求汲取作用又是通过全身的毛细血管网来实现的。毛细血管运动正是基于这一新的血液循环理论而创立的。

人体约有 51 亿条毛细血管，其中 70% 的毛细血管（约 35 亿条）分布在四肢。进行毛细血管运动时，四肢上举，毛细血管外侧的鲁惹氏细胞兴奋，使毛细血管收缩，血液无法继续向前通行，于是，作为旁通路线的动静脉吻合支（侧支）开放，使动脉血液超近道直接流回静脉。这样，四肢的组织细胞就不能通过毛细血管网获得营养，暂时处于“断食”和“饥饿”状态。当毛细血管运动结束后，四肢恢复原状，“饥饿”的细胞渴求氧气和营养，拼命地汲取血液，使毛细血管处形成一个“真空”环境。这样的真空环境，便成为血液循环的原动力，进一步促进血液循环。

因此，经常练习毛细血管运动，可以明显改善全身的血液循环，促进静脉血液和淋巴液的回流，消除疲劳，防治多种疾病，如高血压、心脏病、肾脏病、脉管炎、下肢静脉曲张、小腿溃疡、象皮肿、手足发凉及麻木、皲裂、冻疮等。而且，全身的每一个细胞都能经常地获得充足的氧气和营养，也可以有效地预防癌症的发生和延缓衰老。

同时，通过毛细血管运动的锻炼，使体内动静脉之间的侧支循环形成，对于防治疾病、确保健康也具有十分重要的积极意义。

毛细血管运动的具体实施方法是：枕硬枕，仰卧于平板床上；两手和两脚尽量垂直向上举起；手指伸直，掌心相对；脚尖向膝盖方向反弯，使脚掌伸平，脚面与小腿前面尽量形成直角；双手与双脚同时微微颤动（参见图 2）。

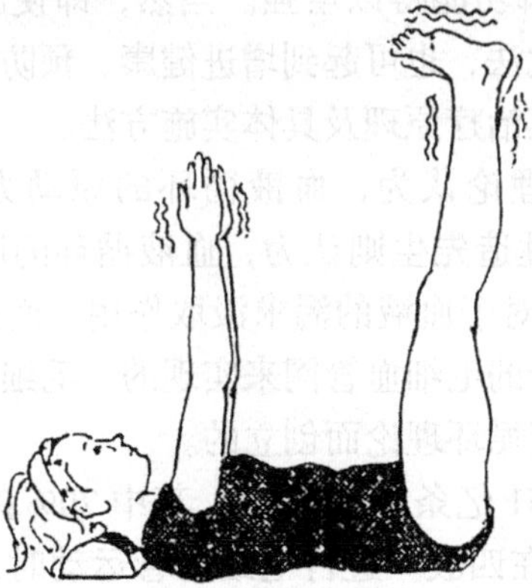

图 2 毛细血管运动

一般的人，每次练习 1～2 分钟，每日早晚各一次。习惯以后，每次练习的时间可适当延长。

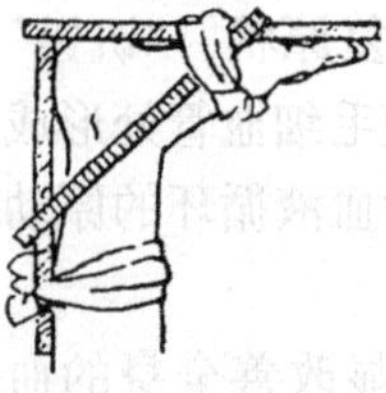

图 3 脚腕固定法

不过，脚部有病变的人，练习此法时，要特别小心。最好先用脚腕固定架将脚腕固定后再进行练习（参见图 3）。如果不将脚腕固定，在腿脚微微颤动时，脚腕必然摇晃，反而容易进一步使其受到损伤。

另外，脚腕病变严重的患者，每日练习的次数有必要增加，应当达到 10 次以上，而且，患者应绝对卧床，一步也不许行走。吃饭和大小便等，都不许下床，可由他人照顾。这样，大约练习 3 个月，即使脚部病变很重的人，也可以得到治愈。以后稍微多走点，也没关系。

然而，世上有很多人，往往不能这样严格地坚持练习 3 个月，结果，使脚部的病变得不到根治，一生都处于不健康的悲惨状态。其实，一生中仅用 3 个月时间来治疗，下决心的话，是完全可以办到的。那么，为什么这些人难以办到呢？这可能是由于人类天生具有的深重欲望在作祟。他们往往心想：

"在时间就是金钱的今天，仅仅脚部这么点毛病，就卧床治疗3个月，是绝对不可能的。"可见其想法多么危险。

总之，通过练习这一运动，不仅可明显改善四肢静脉瓣的功能，而且，由于重力和肢体颤动的作用，静脉血管内的血液可迅速返回心脏，进而经过肺脏的净化作用，成为含丰富氧气和营养的动脉血，再输送到全身。这样，必然使全身的血液循环和新陈代谢功能得到改善，起到去除瘀血、防治心血管等疾病的作用。

也许有不少人认为，从心脏到达四肢的血液，都可以畅通无阻地返回心脏。其实不然。在很多情况下会发生瘀滞不畅现象。特别是下肢，常常发生静脉曲张，青色的静脉像蚯蚓似的膨胀暴露出来。这就是由于下肢的静脉血液难以顺利返回心脏，发生瘀滞所致。

长期瘀滞的静脉血液中，不仅缺乏氧气和营养，而且还含有大量的代谢废物，因此可称其为"陈旧血液"。如果这样的"陈旧血液"不能尽快返回心肺而变为新鲜的动脉血液的话，会对身体产生极为不利的影响。如瘀滞于下肢，可引起下肢酸胀发麻，沉重乏力等；瘀滞于手足，可引起手足怕冷、皲裂、冻疮等。而通过练习毛细血管运动，血液瘀滞现象去除后，就会觉得腿脚轻快有力，即使冬季，手足也不太怕冷，更不会发生冻疮等。

还有一个有趣的现象是，通过练习这一运动，可使从心脏输出的动脉血液，到达指端与脚尖的时间逐渐相等。一般来说，四肢动物的血液循环有一个特点，就是从心脏输出的动脉血液，到达前肢与后肢的时间基本相等。而人类的动脉血液，到达脚尖的时间，却比到达指端的时间迟1分钟左右。而且，健康的人与体弱多病的人相比，也不相同。越是体弱病重的人，动脉血液到达脚尖的时间越迟。然而，通过练习毛细血管运动后，却使这一差别渐渐缩小。这就足以证明血液循环得到了改善。

此外，如果每天坚持这样的练习，腿脚的力量会很快增强。其效果远远超过万步运动和跑步等。若能坚持练习 3 年以上，腿脚力量的强健程度，连自己都会感到惊讶。如上楼梯时，自己会觉得格外轻松，老嫌别人上得太慢。

为什么进行这样简单的运动，其增强腿脚肌肉力量的效果比万步运动和跑步还好呢？正如前面所述，跑步或万步运动时，腿脚的位置比心脏低，动脉血液可顺利地到达腿脚，充分补给肌肉运动所需要的能源。而练习毛细血管运动时，手足的位置比心脏高，动脉血液到达困难，致使腿脚不能及时得到所需的能源。因此，肌肉就会在平时设法增加储备糖原和 ATP 等能源和能量。这样一来，肌肉就会逐渐发达，即使腿脚的血液稍微供给不足，在一定时间内，也可以坚持运动。这样发达起来的肌肉，可以称为练出来的肌肉。因此，每天练习数分钟这样的运动，就会出现不亚于万步运动的效果。而且，对于脚部有毛病的虚弱体质的人来说，还可使脚部的毛病得到根治。这也是其他锻炼方法无法比拟的。

还有，如果手足受伤，或发生甲沟炎等，练习此法，可使病变迅速痊愈。因为这一运动，可促进受伤部位或病灶部位的血液循环，正如“流水不腐”的道理一样，可抑制局部的细菌生长。这样的情况下，实行本法时，可单独、重点地练习伤病侧的肢体。一般来说，可以将伤病侧肢体上举，超过心脏的高度，并微微颤动，持续 3 分钟左右，然后放下肢体，休息 3 分钟左右，再重新练习。如此反复练习，不仅能促进伤病部位消肿，还可防止伤口化脓，加速伤口愈合。

由此可见，这样似乎不合常理的运动法，防治脚部病变的功效，却远远超过其他所谓合理的运动法。

3. 增强腿力的蹬举沙袋法

体质虚弱且脚部有毛病的人，通过练习毛细血管运动，使脚部病变治愈后，有必要进一步练习蹬举沙袋法，以增强腿力。这一方法也是西胜造先生倡导的。其具体做法是：首先，取仰卧位，两腿向腹部屈曲，与腹部约成直角，两足上举；脚掌之上，悬挂一定重量的沙袋（或类似沙袋的重物）；以每分钟 60 次的速度，屈伸膝部，蹬举沙袋（参见图 4）。

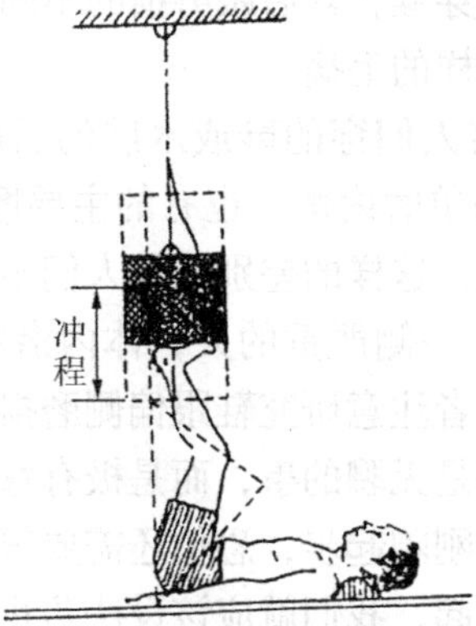

图 4　蹬举沙袋法

关于沙袋的重量，可根据各人的体力而定。不过，一开始练习时，重量要轻，一般可从 2 公斤左右练起。以后，每过一段时间，如果达到每分钟轻松地蹬举 60 次的程度，就将沙袋重量每次增加 500 克左右。这样，日积月累，长期努力练习，争取增至 25 公斤左右。当然，通过刻苦练习，如果能将沙袋重量增至自己体重的 3/4，更为理想。但是，练习时绝不可急于求成，要一个阶段一个阶段地循序渐进，不要一下子将沙袋重量增加太多。

如果人们确实能按上述方法坚持练习，那么，要不了多长时间，就可使腿力明显增强，上楼梯会觉得特别轻快，长途行走也不觉疲劳。而且，还可使大便通畅。因此，想增强腿力的人，请抽空制作沙袋，尽快练习此法。

4. 以不合常理的步行法改善体质

穿无后齿的木屐或蓬莱木屐步行，以及向后倒行等，看起来都是不合常理的步行法，但却对纠正脚部毛病、改善体质有良好效果。

近年来，大多数日本人常穿鞋子，而穿木屐的人已经寥寥无几。然而，却不可因此而轻视穿木屐对健康的益处。至于谈到穿鞋对健康是否有益的问题，恐怕意见难以一致。因此，这里并不想讨论这一问题。笔者在这里主要想提醒大家注意，无论穿木屐，还是穿鞋，其后跟磨损的不同情况，实际上反映了身体内部各种各样的毛病。

如果仔细观察人们穿的鞋或木屐的后跟，就会发现，有的单磨外侧，有的单磨内侧，也有的主要磨后边。千差万别，各不相同。可以说，这样的差别正是人们不同体质的反映。而且，越是磨损偏于一侧严重的人，体内潜藏的毛病越多或越重。目前，已有学者注意研究鞋跟偏侧磨损与体内脏器功能障碍的关系。这并不是无聊的事，而是极有意义的医学研究。当然，这样的研究才刚刚起步，恐怕还需要很长时间才能有所成果。不过，从现在起，我们就应该设法防止自己穿的木屐或鞋的后跟发生偏侧磨损。下面就以鞋跟后边磨损为例，说明其发生原因及其矫正和防止方法。

经长期观察研究发现，木屐或鞋跟后边磨损的主要原因如下：

第一，人们如果长期过量吃肉、蛋等动物性食物，或吃饭过咸（过量摄取食盐），往往引起跟腱疼痛，进而使跟腱硬化、短缩。而跟腱疼痛及硬化、短缩的人，步行时，就容易磨损木屐或鞋跟后边。一般来说，跟腱的短缩、硬化，是人体老化的表现之一。可见，错误的饮食生活，引起跟腱硬化，实际上是促进了人体早衰。因此，为预防早衰，延缓老化，就必须首先纠正错误的饮食生活，然后经常进行跟腱的锻炼，使其保持柔软状态和良好的伸展功能。特别是田径运动员或棒球选手等，如果跟腱疼痛的话，更应当尽快治疗。否则的话，将来绝对不能获得良好的运动成绩。

我们知道，无论参加哪项运动，作为基础训练，坚持不懈地跑步是必要的。也就是说，跑步锻炼，是提高其他各项运动成绩的必要条件。然而，跟腱疼痛的运动员，却非常讨厌这种训练。因此，这样的运动员，前途如何，可想而知。

另外，最近因腰痛来本院住院的患者较多。其中，不少人是因椎间盘脱出所致，尤其是第四五腰椎之间椎间盘脱出者为多。这样的患者，稍微搬动重物，就会突然感到腰痛难忍。那么，为什么会发生椎间盘脱出呢？实际上，最根本的原因还在于跟腱的硬化和短缩。如果人们的跟腱柔软，富有弹性，伸展功能良好，就不会轻易发生这种病症。因此，如果想根治这种病症，就必须首先锻炼跟腱，使其恢复柔软而伸展自如的正常状态。然而，一般的人却很少注意这一问题，治疗时往往只是死死地盯住疼痛的腰部。这样近视的疗法，是很难收到满意效果的。如使用脊椎牵引疗法，虽然可以暂时解除腰椎局部的压迫，缓解或消除疼痛，但是，跟腱硬化和短缩的毛病得不到纠正的话，以后必然会引起复发。常见有的人因经常复发，无法忍受，就干出蠢事，接受外科手术治疗，结果，使自己终生如同残废人一样。

因此，希望大家清楚这一点，要想根治椎间盘脱出，杜绝上述悲剧的发生，就必须首先锻炼跟腱。其实，锻炼跟腱，使其保持柔软和良好的伸展功能，不仅可防治椎间盘脱出，而且还可防治其他多种疾病，进而延缓衰老。

那么，究竟如何锻炼，才能使跟腱保持柔软而良好的伸展功能呢？当然，这方面的运动锻炼法和体操很多。但是，在现实生活中，抱怨工作繁忙而没有时间的人特别多。因此，许多方法即使非常有效，也很难真正得以实行。那么，如果能通过日常的步行，就达到上述目的的话，一定会受到人们的欢迎。而穿无后齿木屐步行法正是基于这一要求而提出的。

普通的木屐，下面有两个齿（前后各一个）。穿这样的木屐步行时，脚掌前面和脚后跟基本处于水平位置，因此跟腱得不到充分伸展。而无后齿的木屐，就是将普通木屐下面的后齿拔掉，仅留前面的齿。穿这样的木屐步行时，脚掌前面高，而脚后跟位置低。这样，跟腱就可得到充分伸展，起到很好的锻炼效果。

目前，大多数女子都喜欢穿高跟鞋。他们看到这样奇怪的前高后低的木屐，也许会感到好笑。不过，为了健康不得不设计这样的木屐。其实，很多女子穿高跟鞋，仅仅是从美观方面考虑，并不知道其对健康方面的不利影响。

1968年10月，在京都召开的第26届公共卫生学会上，京都女子大学家政学部讲师浅田正代指出：常穿高跟鞋的女子，有80%的人，第四五脚趾变形。且鞋跟的高度，与脚趾变形的程度密切相关。一般来说，跟高在3厘米以下者，引起脚趾变形不太重；而超过5厘米的话，则会引起较重的脚趾变形。因此，跟高超过5厘米的鞋，即使非常美观，也不宜常穿。同时，选择鞋的时候，还要注意鞋的尖部，要尽可能宽松些，不要太窄，以免影响脚的血液循环，甚至挤伤脚趾。

经常穿高跟鞋，使脚部发生障碍而行走困难时，不仅直接影响美观，而且，从力学的原理来说，也会间接影响到人体上部，难免引起种种疾病。因此，如果人们想获得真正的健康和美容，就可以练习穿无后齿木屐步行的方法。当然，并不是要求人们从早到晚都穿这样的木屐行走，一般来说，每天练习20～30分钟即可。

还有一种特殊的木屐，是由无后齿木屐改良而成，称“蓬莱木屐”。穿这种木屐，同样能起到锻炼跟腱的良好效果。

蓬莱木屐下面不仅没有后齿，而且前齿也非常特殊。其具体做法是：取一直径约9厘米的木头，从中间劈为两半，使其呈半球状，以代替普通木屐的前齿，装于木屐底部中间稍微偏前的位置（参见图5）。

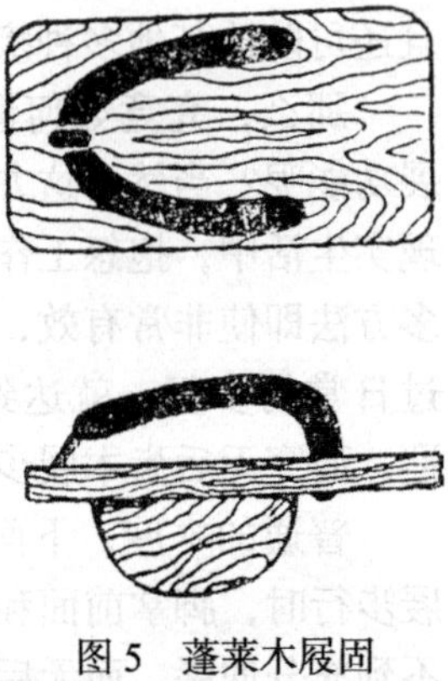

图5　蓬莱木屐固

这样的木屐，因为前齿不是普通的齿状，而是半球状，所以，穿它练习静止直立，非常难掌握平衡。如果穿上后，两腿能像站在稳的平板上面一样，直立1分20秒的话，那么，全身的肌肉几乎都要参与运动，因此对增强肌力和身体的平衡能力非常有效。不过最初练习静止直立时，不要两腿同时直立。可以先练左腿，用右腿辅助。如身体向前倾倒时，赶快用右脚木屐的前端着地，向后倾倒时，用右脚木屐的后部着地，如此来稳定身体。经过一段时间的练习，左腿能平稳地直立数十秒后，再练习右腿直立。右腿也达到上述程度后，再练习两腿同时直立。

如果穿蓬莱木屐步行的话，要慢慢地逐步练习，不能着急。一开始每天可步行5分钟左右，以后逐渐延长步行时间。若能达到并坚持每天在院子步行40分钟左右，就会像穿无后齿木屐步行一样，使跟腱和腓肠肌等得到伸展。这样，再穿鞋步行时，就不会发生鞋底后边磨损的情况。

同时，穿蓬莱木屐练习直立和行走，还可以起到防治静脉瘤、高血压、脑出血、癌症、耳鸣、耳聋等病症的作用。

由此可见，这样的步行法，虽然看起来好像不合常理，但却可有效地改善体质，不仅能使人们克服鞋后边磨损的毛病，还可防治多种病症。

但是，必须注意的是，脚腕有毛病的人，在穿无后齿木屐或蓬莱木屐步行前，首先要固定脚腕，练习毛细血管运动。待脚腕毛病治愈后，再练习此法。

以上介绍了穿无后齿木屐及蓬莱木屐步行的方法。至于向后倒行的方法，虽然也有卓越的改善体质效果，但由于篇幅的关系，此不赘述。若大家对此感兴趣的话，可参考拙著《现代医学的盲点》一书。

十、矫正脊柱以改善体质

在日常生活中，注意矫正脊柱的异常弯曲和歪斜，同样对于改善体质具有非常重要的意义。

我们的脊柱，自上而下，是由7个颈椎、12个胸椎、5个腰椎、1块骶骨、1块尾骨组成。椎骨与椎骨之间，左右均有椎间孔，脊神经就是从椎间孔穿出，到达身体各部，支配相应部位的组织器官的活动。

自古以来，就有“脊柱正常少疾病”的说法。究其原因，主要是由于脊柱正常时，从椎间孔穿出的脊神经不被压迫，可顺利到达各组织器官，及时传达正确的“指令”。而各组织器官接到正确的“指令”，就可保持正常的功能，不至于发生障碍。相反，如果脊柱某处发生异常的弯曲和歪斜，就会引起该处的椎间孔变形，使脊神经受到不同程度的压迫，难以顺利将“指令”传达到有关的组织器官，以致相应的组织器官的功能发生紊乱。

例如，第二胸椎歪斜（可将这种歪斜称不全脱位，以便与一般的脱臼区别）时，就引起心脏功能紊乱；第三胸椎歪斜时，易导致肺结核、支气管炎等病症。即使支气管哮喘症，也与第三胸椎的不全脱位有关。因此，要想根治支气管哮喘，就有必要矫正其不全脱位的毛病。还有，第三四胸椎向后方突出的人，体质多为迷走神经紧张型。因此，胸椎的不全脱位，被认为是导致植物神经功能紊乱的重要原因，而治疗植物神经功能紊乱时，就需要矫正胸椎的这种不全脱位现象。

实际上，笔者通过长期临床观察发现，越是体弱多病的人，脊柱骨不全脱位的部位越多，程度也越重。昨天诊疗的一位慢性肾炎患者的情况也证实了这一点。笔者为他检查时，就发现有好几处脊柱骨发生明显的不全脱位。既然脊柱有如此严重的毛病，要通过治疗而恢复健康，肯定需要相当长的时间。

那么，这样的脊柱骨不全脱位，究竟是怎样造成的呢？原因固然很多，但是，人类在进化过程中，从原来的四条腿行走变为两条腿行走，即变为直立行走，是最基本的原因。一般认为，由四条腿行走的哺乳动物，变为两条腿行走的人类后，至今不过 200 万～ 300 万年的历史。而四条腿行走的历史，则长达 6000 万年之久。因此可以说，人类脊柱对于直立行走的生活，并没有达到完全适应的状态。这也正是人类多病的原因之一。

不过，对于人类的这一缺陷，也并非毫无补救的办法。只要我们在日常生活中，采取一些必要的锻炼方法，就可以起到矫正脊柱歪斜等作用。下面就具体介绍这方面的锻炼方法。

1. 睡平板硬床

在席梦思高级软床逐渐普及的今天，让人们再去睡那原始的硬邦邦的平板床，似乎显得落后于时代，有点倒行逆施的感觉。然而，这种睡平板硬床的方法，看起来似乎非常落后，十分艰苦，但却是改善体质的秘法之一。

世上多数人以为松软的床铺睡得舒服，是极大的享受，但实际上并不利于消除疲劳。用肌电图测定夜间睡眠中的肌肉状态发现，在过于松软的床上睡觉，身体许多部位的肌肉经常处于紧张状态。因为每当身体稍微翻动，松软的床垫就会晃荡震颤，如果肌肉不保持一定的紧张度，就难以使身体保持稳定。这样，肌肉得不到充分的放松，也就是得不到充分的休息，第二天早上醒来时，就会感到全身疲倦，精神不爽。

与此相反，睡木板硬床看起来非常艰苦，但是，躺在上面却非常稳定，无论身体如何翻动，床板都不会晃荡。这样，全身肌肉能充分放松，休息效果会大大提高。

另外，夜间睡松软的床铺，难以纠正因白天直立行走等造成的脊柱异常弯曲歪斜和不全脱位，长此以往，使脊柱的异常状态固定化，从而易引起多种疾病。近年来，腰背疼痛的患者显著增多，也与席梦思软床的大流行有密切的关系。

然而，夜间睡硬板床，能使白天造成的脊柱异常弯曲歪斜和不全脱位得到很好的纠正，从而起到预防和治疗疾病的效果。如脊椎结核患者，通过睡平板硬床，可以使弯曲如弓的脊柱逐渐伸直，恢复健康；腰背疼痛难以屈伸的患者，通过睡平板硬床，可以缓解疼痛，使活动自如；青少年睡平板硬床，可预防脊柱异常弯曲造成的驼背，使形体姿态健美；老人睡平板硬床，可使弯驼的腰背得到矫正。此外，对于治疗肩周炎和小儿麻痹引起的脊柱异常弯曲等，也有一定效果。

睡平板硬床，还可增强皮肤功能，治疗皮肤疾病，并通过对皮肤的刺激，改善肝肾胃肠等脏器的功能，防治便秘、肠癌、脑出血等多种脏腑疾患。

睡平板硬床的具体要求是：首先，床板要平，不能有弯

曲变形。其次强调床板上铺垫物要少，保持床铺的硬度，同时，被子也不宜过厚。（参见图 6）

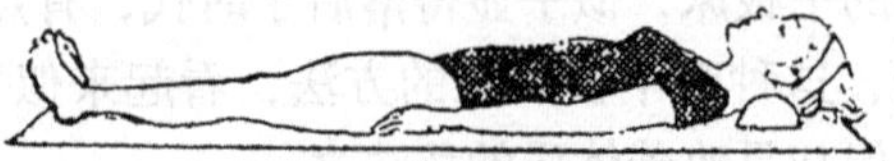

图 6　睡平板硬床

这样的要求，对于睡惯弹簧软床或平时床板上铺垫很厚的人来说，一下子确实很难适应。他们往往感到受压部位的肌肤疼痛不适，频频翻身，难以入睡。因此，不能强求他们一下子就在坚硬的平板床上睡，而应当采取一定的训练步骤，循序渐进，使其逐步适应。

一般来说，以前常睡弹簧软床的人，可以先把弹簧软床换成木板床。木板床上铺垫很厚的人，可以逐渐减少铺垫物。如原来铺两条厚褥子的，可以先减为一条。铺一条厚褥子的，可以换成一条薄褥子。进而再逐步换成两条毛毯，一条毛毯，一条床单，直至最后能达到床上什么也不铺，赤身裸体直接睡在平板光床上。

经过这样训练的人，不仅夏天可以睡在硬板光床上，甚至冬天也没问题。他们认为在硬板光床上裸体睡眠最为舒服。

有人担心硬板光床很冷，身体受不了，其实不然。在刚刚躺到光床上时，身体感到有点冷，这正好是对皮肤的一种刺激，能达到锻炼身体的作用。而且，过不了多大一会儿，光板床也会暖和起来。

大多数的人不懂这一道理，只想一钻入被窝就感到非常暖和，因此，往往盖很厚的被子，特别是天气寒冷时，屋子里要烧很旺的炉子，甚至在床上还要铺电热毯。这样，虽然一钻进被窝，感到很暖和，但是，往往造成身体出汗，过多地浪费体内的能量，同时，也使体内的水分、维生素、无机盐等营养物质大量丢失，不利于健康。

实际上，如果真正加以实行，很快就会适应睡平板硬床。而且，一旦习惯睡平板硬床以后，睡眠效果会大大提高，早晨醒来会觉得精神格外清爽，如果再睡喧腾腾的软床，会感到很不舒服。因此，他们认为平板硬床是最高级的床铺，即使外出旅行等，住高级宾馆时，宁愿睡硬床或睡地板，也不愿意睡柔软的床铺。

还有的人夜间睡眠喜欢侧卧或俯卧，认为在平板硬床上侧卧或俯卧睡眠很不舒服。这样的人，往往是因为体内存在着一定的故障，而且以脊柱的故障最为多见。因此，为了纠正脊柱的故障，应当努力练习在平板硬床上仰卧睡眠。

由此可见，西氏健康法六大法则之一的睡平板硬床，看起来似乎是非常野蛮落后的方法，但实际上对人类大有好处。难道人类生活的理想，不正是为了使身体像大猩猩那样健壮，头脑像神佛那样聪慧吗？

2. 枕硬枕头

自古以来，人们使用的枕头就没有统一的模式，可以说是五花八门，多种多样。究竟怎样的枕头最适合人体需要，对健康最为有利，虽然至今还没有定论，但是，西氏健康法六大法则中介绍的半圆形的硬木枕，确实是值得推荐的一种较为理想的保健枕。因为这样的硬枕头正好与人体在仰卧时的颈椎生理弯曲相适应。

长期使用这样的硬木枕，不仅能够矫正白天活动等造成的颈椎不全脱位，治疗颈部神经痛、肩周炎等病症，而且对头、面部的疾病，如慢性鼻窦炎、中耳炎、多种牙病等，也有很好的治疗效果。甚至对于脑动脉硬化以及外伤引起的脑震荡都有很好的疗效。

帕劳马博士指出，通过牙科的X线诊断发现，牙痛的患者，全都有第三四颈椎的不全脱位，牙齿和下颌关节的损伤等，几乎都是因为颈椎异常所致。尼徭氏也说，颈部枕以木枕，可以治疗因直立行走的力学弱点而导致的第四颈椎不全脱位，因此，可以使与其有关的各种疾病趋于痊愈。由此可见，枕硬木枕对于增进健康、防治疾病具有十分重要的意义。

本法的具体实施方法如下：

为了制作适合自己身体的硬枕头，最好选择一根圆木（桐木为佳），粗细以自己的无名指长度为半径，然后一劈两半，就可以了。当然，也可以用这样粗细的竹子，从中间一劈两半制成。此外，制作这样高矮的半圆形瓷枕也可以。

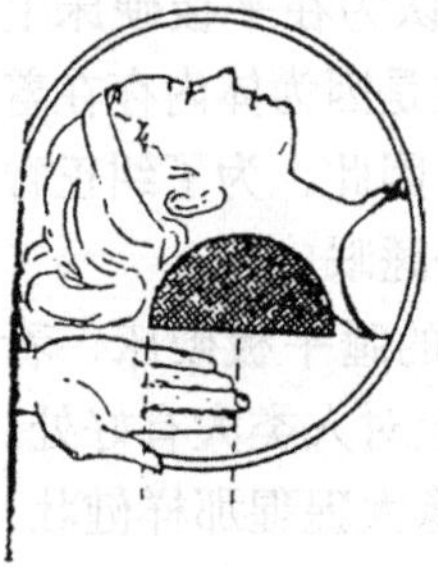

图 7　枕硬枕头

使用时，人体应采取仰卧位，将半圆枕的平面放在床上，以求稳固，圆的一面朝上，恰当地放在颈后弯曲处，也就是第三四颈椎处（参见图 7）。千万不要像平时枕软枕头那样，用枕骨去枕半圆形的硬枕，以免引起枕部疼痛或颈部损伤。

以前习惯于用软枕头的人，突然改为用硬枕头，往往会感到头痛或颈部疼痛，一个小时也难以坚持。有的突然用了一晚上硬枕，第二天竟然感到颈项和后头部麻木不舒。对于这些人，也需要有一个逐步适应的过程，不可急于求成。最初，可以用一块毛巾将硬枕裹起来用。而且，不要一下子使用时间太长，可以先练习 10 分钟或 20 分钟，以后渐渐延长练习时间。这样坚持练习两三年，就会完全适应，即使去掉毛巾，整夜使用硬枕，也不会引起头颈部疼痛或麻木等症。

一般来说，使用硬枕而发生颈项疼痛或麻木的人，多半是由于颈椎有不全脱位所致。而且，这样的人，体内往往存在某种未被发现的疾病。因此，可以认为，颈项疼痛和麻木，是纠正颈椎不全脱位出现的一种反应，对于疾病的诊治都具有积极意义。

为了锻炼身体，改善体质，不吃一点苦是不行的。柔软的枕头看来非常合理，但实际上难以改善体质。因此，想真正改善体质的人，就应当逐步使用这种看起来似乎不尽合理的硬枕。如果自己通过长期使用硬枕后，什么痛苦感觉都消失了，说明原有的颈椎不全脱位已经得到了矫正，意味着体质得到了改善，身体变得健康了。如果你习惯了使用硬枕，就会像睡惯平板硬床的人一样，认为硬枕是最好的“安眠枕”，再换柔软的枕头，反而会感到不舒服，难以安眠。

因此，在开始使用硬枕前，首先要充分了解枕硬枕的卓越功效和使用方法，以免一遇困难，就发生动摇，半途而废。

3. 金鱼运动

金鱼运动是模仿金鱼游泳的动作所编创的一种健身方法，属于西氏健康法六大法则中的第三大法则。长期练习这种运动，可以矫正脊椎的不全脱位（特别是脊椎向左右两侧歪斜的不全脱位），防治脊柱侧弯，消除脊髓神经受压引起的身体疼痛和麻痹症状，改善全身的神经（脊髓神经、交感神经、副交感神经等）功能和血液循环。同时，还可以增强胃肠蠕动，促进肠内容物的正常排泄，防治便秘、肠梗阻、肠扭转、肠粘连、阑尾炎等疾患，尤其是缓解腹痛的效果迅速。此外，金鱼运动还可以刺激骨髓，增强骨髓的造血功能，防治贫血。

金鱼运动的具体实施方法如下：

首先，去掉枕头，仰卧平板床上，身体尽可能伸展成一条直线，双脚尖一起向膝盖方向尽量仰弯（跟腱尽量伸长），使其与小腿成直角或锐角状态，两脚掌要处于同一平面，不能参差不齐。双手十指交叉，掌心朝上，放于颈后第三四颈椎处，两肘平撑于床面。身体模仿金鱼游泳的动作，迅速地作左右颤动摇摆（水平地向左右两侧交替摆动）。这是最基本的自我金鱼运动法（参见图 8）。1 日 2 次，每次 1～5 分钟，可在早晚进行。

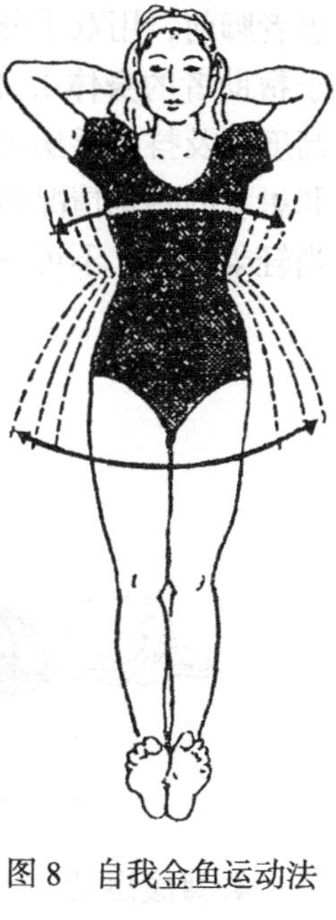
图 8　自我金鱼运动法

一开始实行此法时，身体很难随心所欲地迅速而协调地摆动，因此，需要用两肘与双脚进行配合，先缓慢地摆动，逐渐熟练后，速度就可加快。

有的人练习时，两肘不放平，总是向上抬。对这一点，要注意纠正。要努力使两肘撑平，轻轻接触床面。不这样的话，就容易将头颈部抬高，影响练习效果。

另外，也可采取俯卧式和膝立式的练习方法。

采取俯卧式练习时，两手十指交叉，掌心朝上，垫于额部。两肘与双脚尖作支撑，使身体左右摆动。

采取膝立式练习时，仍然用仰卧体位，双手十指交叉，掌心朝上，放于颈后，两腿并拢竖起，膝盖朝上，脚后跟尽量靠近臀部。双膝一起向左右两侧交替摆动，以带动脊椎向左右两侧交替扭转。一开始时，摆动的幅度可以小些，频率可以慢些，次数也可少些，以后可逐渐加大幅度，加快频率，增加次数。

如果患者本人不能练习时，也可由他人帮助练习。这时，患者去枕仰卧，身体伸直，双手伸展放于体侧。帮助者跪坐于患者脚前，用双手分别握住患者双脚踝部（患者的双脚跟贴近于帮助者的身体），向左右两侧抖动摇摆。将患者双腿抬起的高度以及抖动摇摆的幅度和频率等，要视病变部位、病情轻重和患者的感觉情况而定，特别是对于病情较重的患者，动作应当轻柔缓慢，不可一开始就猛烈地摇摆（参见图 9）。

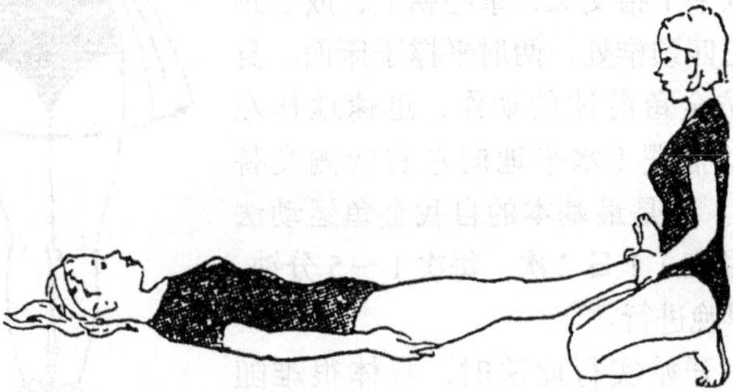

图 9　他人相助金鱼运动法

4. 背腹运动

背腹运动是西氏健康法六大法则中的第六大法则，以上身左右摇摆为主要特点，故也称左右摇摆运动。因其具有显著的强身健体作用，故又被称为“强健术”。练习时着衣宜少。若能逐渐达到在裸体状态下进行练习，效果更好。但是，对于体弱多病的人来说，不可急于练习此法，而应当首先通过睡平板硬床，枕硬枕头，练习金鱼运动，以及实行废除早餐和断食疗法等，使健康状况恢复到一定程度后，再练习此法。

背腹运动又分为准备运动和正式运动两部分。准备运动约需时间1分钟，正式运动约需时间10分钟。

每次做正式运动以前，首先要做11项准备动作，其具体做法（参见图10）与功效如下：

（1）两肩同时大幅度地上耸下落活动10次（一上一下为一次）。此动作可促进肩部的血液循环，消除肩部疲劳，防治肩周炎及肩背酸沉疼痛。

（2）头向右侧肩部尽力侧屈10次。

（3）头向左侧肩部尽力侧屈10次。平时过于饱食的人，往往从右侧颈部到右肩部的肌肉发生拘挛，头向左侧弯曲时，会引起右颈部疼痛，影响向左侧弯屈。因此，遇到这种情况，对于判断过食有一定的意义。

（4）头向前俯屈10次，下巴尖尽量接触胸部。下巴尖难以接触胸部，说明颈项部的肌肉拘挛硬化。如果不很好练习本法，在颈部遇到突然冲击时（如撞车事故等），就会造成极大的损伤和痛苦。

（5）头向后仰10次，下巴尖不可扬起，而应当贴近喉结。

以上从（2）至（5）的动作，能刺激第七对脊髓神经，发挥多种调节机体功能和防治疾病的效果。

（6）头尽力向右后方旋转（眼睛能够看到背后之物）10次。

（7）头尽力向左后方旋转（眼睛能够看到背后之物）10次。

以上（6）和（7）的动作，可以改善颈部静脉的功能，缓和眼部肌肉紧张，消除眼睛疲劳，促进胸部肌肉发达。

（8）两臂迅速由胸前向左右平展，双手手指并拢伸直，掌心向前，头向右侧和左侧各转动一次。此项动作可改善上肢静脉的功能。

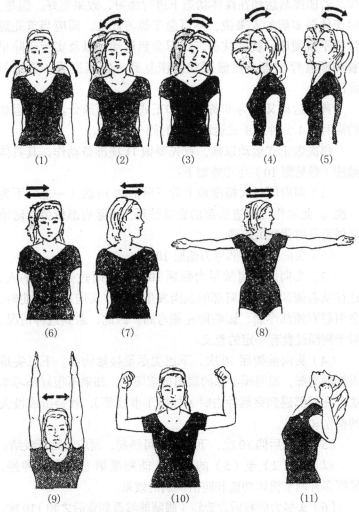

图 10　背腹运动的 11 项准备运动

（9）两臂垂直上举，双手手指并拢伸直，掌心相对，头向右侧和左侧各转动一次。此动作可使胸部的肌肉达到伸展，增强腋下淋巴结的功能。

（10）在（9）所述的两臂上举的基础上，将拇指尽量屈入掌中，其余四指包住拇指，用力握拳，然后两臂屈曲下落，上臂与肩部同高，肘部屈成直角。此动作可增强两手的握力。握力由弱变强，说明第七对脊髓神经功能得到改善。

（11）在（10）所述的姿势基础上，肘部保持与肩同高，将臂尽力向后撑，同时，头尽量向后仰，下巴颏朝上。此动作可增强胸部淋巴结、甲状腺和迷走神经的功能。

准备动作结束后，迅速将全身放松，拳头放开，两手分别轻轻地纵向放于膝上（小指和无名指接触膝部，手掌半向上）。紧接着开始做正式运动。

如果你能很好地完成以上 11 项准备运动，说明横膈以上的组织器官没有多大毛病。而且，如果每天早晚坚持练习这 11 项准备运动，使颈部肌肉、韧带得到锻炼，关节灵活，活动自如的话，即使遇到交通事故而颈部受到冲击，也可把损害降低到最小限度。因此，千万不可轻视这 11 项准备运动。

正式运动的具体做法（参见图 11）及功效如下：

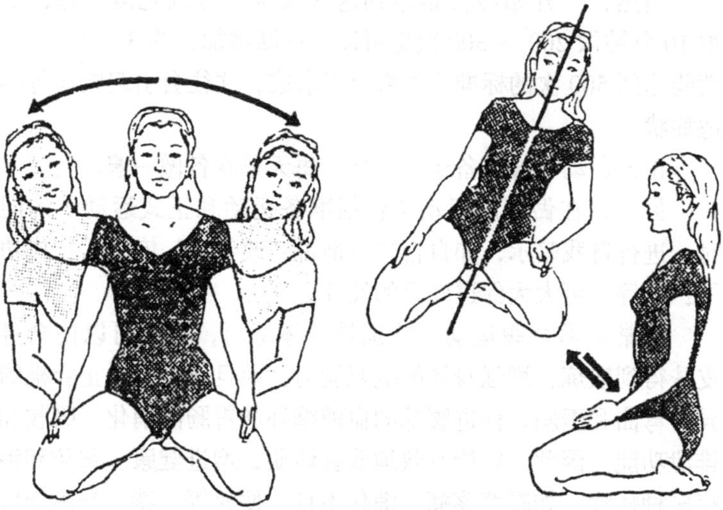

图 11　背腹运动的正式运动

通常采取在平板床上或地板上跪坐的姿势，两脚大蹈趾相触或重叠，两膝八字分开，身体重心放于尾骨部位，上身尽量伸直坐正，使尾骨到头顶形成一条直线（也可以坐在凳子上进行，但不可站着进行）。

在此基础上，将上身向左右两侧交替摆动。摆动时，腰部不可弯曲，要使整个上身像一根直棍一样，整体摆动，这样从尾骨至头顶就可始终保持一条直线。否则，腰部弯曲，容易压迫肾脏，反而对身体不利。摆动的幅度，以上身倾斜至与中心线呈 40 度角为宜，如不好掌握，可用肩部移动距离来确定。一般来说，肩外缘移至原来的身体中心线时就可以了。为了防止动作的错误，开始可以对着镜子练习。

在上身向左或向右摆动的同时，还要尽量用力将下腹外鼓，而在上身复原至正中时，要停止用力，使下腹回缩。而这样的腹部外鼓和回缩，与呼吸没有关系。

摆动的速度，以每分钟 50 ～ 55 次左右为宜（一左一右为一次），摇摆 10 分钟，总数达 500 次为标准。

当然，一开始做很难达到这一要求，可以先慢一些，哪怕 10 分钟做 200 ～ 300 次也可以，逐渐增加，约 3 个月左右，就能达到 500 次的标准。如果急于求成，往往会引起腰痛等不适症状。

正式运动也像准备运动一样，每天早晚各做一遍。

另外，在做背腹运动（包括准备运动和正式运动）的同时，进行自我暗示，如自言自语地说“改善了！恢复了！成功了！”等，可大大促进效果的发挥。

经常练习背腹运动，特别是裸体练习，不仅可以使全身皮肤得到锻炼，增强身体的抗寒能力，而且还可以矫正脊椎的异常弯曲和歪斜，促进腹部的血液循环和胃肠的消化、吸收和排泄功能。因此，它能有效地改善体质，增进健康，预防和治疗多种病症，如腰背疼痛、消化不良、便秘等。特别是由于胃肠的消化吸收功能增强，即使粗茶淡饭，吃得很少，也可以健康地生活。

另外，背腹运动，实际上是由背部运动和腹部运动两部分组成，因此它不仅兼有二者的优点，而且还避免了单纯进行背部运动或腹部运动的缺点。

单纯的背部运动，以活动脊椎为主，可以使交感神经兴奋，体液倾向于酸性，诱发高血压、动脉硬化、脑出血、糖尿病等疾病，还特别容易感冒。

单纯的腹部运动，以刺激腹腔脏器和迷走神经（副交感神经）的太阳神经丛为主，使迷走神经兴奋，体液倾向于碱性，诱发胃溃疡、哮喘、癌症等疾患。

而两者同时进行时，交感神经和迷走神经（副交感神经）一起兴奋，相互拮抗，则可使体液酸碱保持平衡，有利于维持各脏器的正常生理功能，真正达到强身健体和延年益寿的作用。

十一、骨盆矫正法

前面介绍了通过矫正脊柱异常弯曲和歪斜而改善体质的方法。然而，即使这样，由于我们在日常生活中，每天都要直立行走，甚至奔跑、跳跃，所以，仍然难免使脊柱受到损伤，发生歪斜等毛病。而且，由于受各自体质及运动习惯等因素的影响，脊柱发生歪斜的情况也各不相同。

为什么人们的体质及运动习惯等因素，会导致脊柱发生各种异常呢？这主要是由于人们身体的某些缺陷或不良的运动习惯等因素，使本应左右对称而端正的骨盆发生歪斜（不对称）所致。而且，骨盆歪斜越明显，脊柱的异常也就越重。因此，骨盆严重歪斜的人，无论怎样积极地矫正脊柱的毛病，也很难奏效。由于自己的骨盆歪斜，所以，稍微行走，就容易重新引起脊柱骨的不全脱位。因此，要想彻底矫正脊柱的毛病，就必须首先矫正骨盆的歪斜。而要想矫正骨盆的歪斜，还必须首先了解自己身体方面存在的缺陷和运动方面存在的不良习惯等问题，并有意识地加以纠正。

那么，究竟何为骨盆歪斜（不正），骨盆歪斜有哪些类型以及各类型对脊椎的影响又有哪些不同呢？其诊断及矫正方法如何呢？下面就分别论述这些问题。

1. 骨盆歪斜对脊柱的影响

骨盆是由左右髋骨、骶骨、尾骨及周围的韧带共同组成的，其状如盆。上面通过腰骶关节，与腰椎相连。下面通过髋骨外侧的髋臼，与入于臼中的股骨头构成髋关节，和下肢相接。因此，骨盆对于人体来说，具有连接上下、支持体重、保护腹腔脏器等多种重要功能。

髋关节与肩关节是同一类型的关节，活动性也很大，能作屈、伸、内收、外展、外旋、内旋和环旋等活动。然而，正因为其活动性很大，所以常常导致股骨头与髋臼不太吻合的情况。当然，如果股骨头脱离髋臼，就叫“髋关节脱位”，会造成行走困难。但是，如果股骨头没有脱离髋臼，只是二者不太吻合的话，则往往没有明显症状。不要说自己发现不了，即使有的专科医师，也未必能及时检查出来。我们可将这种股骨头与髋臼不太吻合的情况，称为“髋关节不全脱位”。实际上，世上具有这样的髋关节不全脱位的人特别多。甚至可以说，十之八九的人，或多或少都有这种情况。因此一定要予以重视。

义谷公良先生曾多年对这样的髋关节不全脱位进行研究，并创立了“义谷式力学疗法”。运用此疗法，可使骨盆及脊柱的歪斜得以矫正，进而使因其导致的多种疾病趋于痊愈。

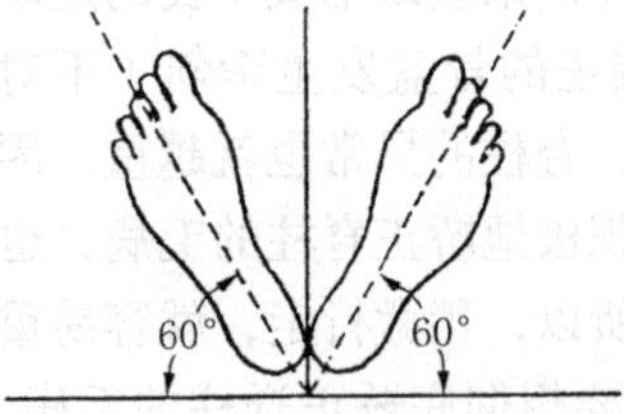

图 12 正常足相

义谷先生主要将髋关节不全脱位分为向前移位和向后移位两大类。向前移位即股骨头稍偏于髋臼前；向后移位即股骨头稍偏于髋臼后。一般来说，髋关节正常者，仰卧时，两脚自然向外侧倒，与床面约呈 60 度角（参见图 12）。而向前移位者，大腿则稍微外旋，脚尖外撇，仰卧时，脚明显倒向外侧，与床面的角度小于 60 度；向后移位者，则大腿稍微内旋，脚尖内收，仰卧时，脚难以自然地向外倒，而几乎呈直立状，与床面的角度大于 60 度（参见图 13）。另外，若向后移位较重，且大腿内旋程度大者，仰卧时，脚可过于倒向内侧，甚至超过中线，与床面形成的角度大于90度（参见图14）。

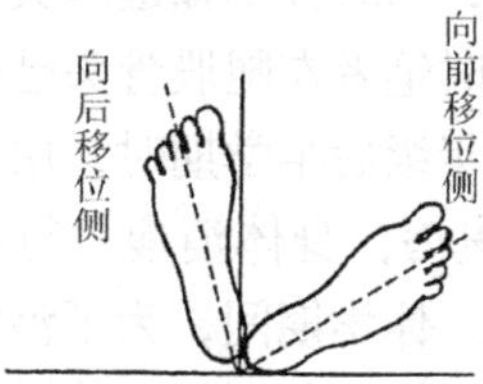

图13　髋关节向前及向后移位时的足相

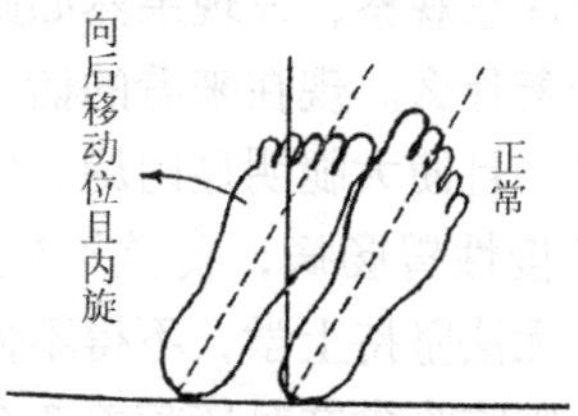

图14　髋关节向后移位且内旋时的足相

的确，在临床上，如果每天详细观察患者的腿脚情况，就会发现千姿百态的奇特现象。如让患者仰卧时，可发现有的两脚均呈直立状；有的两足均向外水平地倒下；有的两腿长短不一，相差1厘米左右；有的两脚跟腱明显短缩。而这样的足相差别，实际上与各自的体质密切相关。

另外，临床还发现，髋关节向前移位一侧的腿，会比正常情况下的腿稍微长一些；相反，髋关节向后移位一侧的腿，则比正常的要短一些。而且，大多数的人，往往是一侧的髋关节向前移位，另一侧的髋关节则向后移位（少数人例外）。

如此髋关节不全脱位的人，由于两腿长短不一，必然首先引起骨盆歪斜不正（左右高低不平，前后也发生歪斜），继而导致脊柱异常弯曲和歪斜，甚至使相应部位的椎间孔狭窄，脊神经受压，引起多种疾病。可见，这样的人，如果对歪斜的骨盆不加以矫正，而仅仅练习金鱼运动、背腹运动等，是很难使歪斜的脊柱得以矫正的。也就是说，这样的人，要想矫正脊柱的歪斜，就必须首先矫正骨盆的歪斜。

那么，如何知道自己的骨盆是否歪斜呢？也许大家非常关心这一问题。下面就介绍一下骨盆不正的诊断方法。

2. 骨盆歪斜的诊断法

关于骨盆歪斜的诊断法，义谷公良先生在《义谷式力学疗法》一书中有详细的介绍，笔者也从中受益不少。下面就首先谈谈笔者发现自己骨盆歪斜的经过及体会。

记得少年时代，有人曾说笔者步行时左脚尖内收。后来，自己注意观察，发现果然如此。不过，当时并不知道脚尖内收意味着什么。现在来看的话，可知当时笔者左腿股骨头已向后移位，且使大腿明显内旋。到中学3年级后半学期时，由于自己患慢性胃肠病，食欲不振，经常腹泻，身体消瘦，特别怕冷，无法坚持上学，不得不休学两年。休学期间，为了治疗腹泻，曾吃流食并卧床疗养3个月。在卧床疗养期间，仰卧时两脚本应自然向外分开，但是，由于怕冷，所以经常是将两脚向内相互重叠。这样的卧姿，很容易使两腿的股骨头向后移位。若平时股骨头向前移位的话，通过这样的卧姿，就可使其得到矫正或程度减轻。然而，笔者左腿股骨头本来就是向后移位，这样一来，反而使向后移位更加严重。现在看来，当时长期采取这样的卧姿，确实是非常愚蠢的。

在结束3个月的卧床生活后，发生一种莫名其妙的现象，经常觉得左大腿外侧的皮肤麻木。为什么会发生这样的情况呢？笔者向很多人请教，也都说不清楚。有的说可能是脚气病所致，有的说也许是患了神经炎。后来，有位医师说是由于腰椎不全脱位，压迫神经所致，只要矫正腰椎的不全脱位，解除对神经的压迫，大腿的麻木感就会消失。然而，笔者严格按其方法进行治疗，却没有收到应有的效果。因此，笔者也对治疗逐渐丧失了信心，不再那么积极地治疗了。

中学毕业后，笔者进入陆军学校受训。记得有很多次，教官喊"立正"时，笔者认为自己已经站得笔直了，但还是受到教官的训斥。后来才发现，在立正时，自己的头老是偏向右侧。至于为什么会发生这样的情况，当时也是百思不解。现在看来，说明当时自己的骨盆已经明显歪斜，右侧高于左侧。这样的情况下，必然可见右腿股骨头向前移位，而左腿股骨头向后移位。

骨盆严重歪斜的人，容易导致脊柱发生种种毛病，进而引起多种疾病。因此，笔者后来几乎是疾病不断。尤其是大学

3 年级时，患了缠绵难愈的肝脏病。不过，也正是由于患肝脏病，才使自己开始认真地研究各种民间疗法，才有机会与西氏健康法结缘。

西氏健康法极为重视腿脚与全身健康的关系，认为"腿脚的毛病是百病之源"。笔者了解到这一点后，就对足相的研究极感兴趣，特别注意观察自己和周围人的腿脚情况。通过详细观察，确实发现自己两腿严重不对称，长短不一。这时，原来许多百思不解的问题，才开始有了答案。知道了以前自己一直是用长短不一的两腿走路。而且懂得了脚尖内收、左大腿外侧麻木和立正时头偏向右侧等毛病的发生，都与骨盆歪斜有密切的关系，而西氏健康法六大法则中的合掌合跖法（具体方法后述）正是解决这些问题的有效方法。于是，自己就开始积极地练习这一方法，每天早、午、晚练习 3 次，一直坚持了 8 年。刚开始练习时，左大腿外侧的麻木感反而一时地加重，但是，以后便逐渐减轻，最后终于彻底消失了。

左大腿外侧的麻木，从解剖学上来说的话，是属于左大腿皮神经不全麻痹。那么，为什么笔者的左大腿皮神经会发生不全麻痹呢？归根结底，还是由于左腿股骨头向后移位并内旋，使骨盆歪斜所致。而通过练习合掌合跖法，使其向后移位和内旋得以矫正，骨盆恢复正常状态，因此，仰卧时，左右两脚的长短一致了，左大腿外侧的麻木也就消失了。

另外，最初的时候，笔者认为这样的大腿麻木感是自己特有的毛病，但是，后来在临床上发现，很多腿脚有毛病而骨盆歪斜的人，都不同程度地存在这样的问题。只是有的人症状非常轻微，以至不仔细比较两腿的感觉，就很难发现。因此，为了使大家能及时发现自己的腿脚和骨盆的毛病，现将骨盆歪斜的诊断法详细介绍如下：

（1）仰卧时，脚过于倒向外侧，为股骨头向前移位；若倒向内侧，则为向后移位。

（2）股骨头向前移位的腿，比正常的腿长，且骨盆高于对侧，系皮带时，可感觉到此侧骨盆高，照镜子也可发现。相反，骨盆低的一侧，说明股骨头向后移位。

（3）在镜子前面直立，闭合双眼，将肩上下耸落两三次，然后，突然睁眼，看哪边肩较低。肩较低一侧的股骨头，一般是向前移位。因为股骨头向前移位时，使该侧骨盆偏高，脊柱便向对侧倾斜，如果不予理睬，上身就易倾倒，为了不使上身倾倒，脊柱上部多发生弯曲。这样，反而使骨盆高的一侧的肩变得较低。

（4）如果骨盆高的一侧的肩不低的话，那么，头颈就会向该侧倾斜，引起斜颈。笔者原来就是这样。

关于斜颈的问题，这里稍微说明一下。可能大家也遇到过这样的情况。有的婴儿，躺着的时候，脸老是侧向一边，即使有意识地将其脸扭向对侧，但很快又会恢复到原来的状态。有的家长见到这样的情况，感到非常奇怪，就去找医师看。结果，被诊断为“斜颈”，每日给予按摩治疗。其实，之所以会发生斜颈，主要是由于骨盆歪斜。若治疗时仅仅按摩颈部，不注意矫正骨盆的歪斜，那么，肯定不会取得良好的效果。若能通过合掌合跖法，使其两腿并齐、骨盆端正的话，斜颈自然会得以矫正。

同样的道理，笔者原来的头颈向右侧倾斜，主要是因为右腿股骨头向前移位所致，所以，治疗时就必须首先矫正右腿股骨头向前移位的问题。

由此可见，治疗疾病时，仅仅注意局部是不行的，必须时时关注整体。也就是说，要注意局部与整体的关系，从根本上进行治疗。

（5）步行过程中，如果有人从后面叫自己，必然由股骨头向后移位而腿短的一侧转身回头，绝不会由腿长的一侧转身回头。

（6）步行时，多由股骨头向前移位一侧的腿（较长的腿）迈出第一步。

（7）坐在椅子上，两腿相搭时，多见股骨头向前移位一侧的腿（较长的腿）在上。另外，被称为“摩顿氏病”的脚掌部疼痛，也多发生于股骨头向前移位一侧的脚。用力按压该侧脚掌时，患有“摩顿氏病”的人，会感到明显疼痛。当然，也有例外的情况，诊断时不可过于死板。

（8）跪坐而两脚拇趾相重叠时，常见股骨头向前移位一侧的脚（长腿的脚）在上，向后移位一侧的脚（短腿的脚）在下。而且，腿长的膝部较腿短的膝部稍微靠前。

（9）不能端正而坐。将腿伸开而随便坐时，两腿多偏向腿短的一方。如果伸向腿长的一方，上身就容易倾倒，必须用手适当支撑。

（10）盘腿坐而容易向后倾倒者，多是股骨头向后移位非常严重的人。笔者的父亲就有这样的毛病，以致影响健康，57岁就去世了。

（11）蹲厕时，长的腿稍微向前。

（12）举物向上时，多见长的腿向前迈步。

（13）用扫帚扫地时，多由长腿一侧向短腿一侧扫。

（14）打高尔夫球或棒球时，多由长腿一侧向短腿一侧打。

（15）穿木屐或鞋时，长腿的脚，后跟外侧磨损较重；短腿的脚，后跟内侧磨损较重。

（16）直立时，从后面看其跟腱，正常情况下，跟腱是笔直的。而异常时，长腿的跟腱往往向外弯曲；短腿的跟腱，则向内弯曲。

（17）行走时，长腿的内侧，常溅泥点或尘土。

（18）使用鞋拔子时，穿长腿一侧的鞋，多从外侧插入；穿短腿一侧的鞋，多从内侧插入。

（19）在浴池洗澡，半蹲着擦肥皂时，多是较短的腿用力着地（身体重心落在短腿一侧），较长的腿屈曲而不太用力。

（20）从臀部来看，很多人左右两侧臀部的大小不同。一般是腿短一侧的臀部较大。但往往又伴有该侧大腿变细的情况。这主要是由于股骨头向后移位，压迫股动脉，使大腿的血液循环不良，肌肉营养障碍所致。

（21）从颜面来看，鼻尖多弯向长腿的一侧；眉毛的位置则见长腿侧偏低。此外，目与耳的大小，受骨盆歪斜的影响，也会发生一定的变化。

以上就是骨盆歪斜的诊断法。虽然所列表现不可能概括骨盆歪斜者所有的情况，但是，只要对照这些表现，再结合自己平时的运动习惯等，基本上可以作出判断。

一般来说，对于轻微的髋关节不全脱位，即使用X线拍片检查，也很难发现。因此，详细观察自己的形体变化，再结合自己的运动习惯等，进行综合分析，对于诊断来说，是具有重要意义的。

前面絮絮叨叨说了很多。最后，希望大家明白，自己平时许多不注意的运动习惯等，会使骨盆歪斜的情况越来越重。如为了健康，打高尔夫是可以的。但是，如果总是由长腿一侧向短腿一侧打的话，久而久之，就会使股骨头向前移位者更加向前，向后移位者更加向后。这样，必然加重骨盆的歪斜程度，进而使脊柱的歪斜也更趋严重，导致种种疾病的发生。棒球选手也是这样。因此可以说，每个人无意识的运动习惯、毛病等，实际上都是其体质的具体表现。即使一般常说的左手好使，或右手好使等，也是人们不同体质的反映。俗话所说的特长也是如此。如果一个人有某方面的体育特长，再特意加以训练的话，就会使其特长迅速得到发挥，甚至有可能成为世界一流选手。这就是说，越是体质特殊的人，成功的可能性也越大。但是，与此同时，这样训练的结果，其体型上往往出现明显的平衡失调。

可见，每个人的运动习惯、特长等，如果不很好地把握，那么，长处就会变为短处，优点就会变为缺点。因此，为了矫正骨盆的歪斜，进而矫正脊柱，改善体质，就必须有意识地改变自己原来的某些运动习惯，并采取适当的方法，弥补自己的短处。即使是自己平常最不拿手、最不习惯的运动，也应该努力练习。下面就从这一观点出发，具体谈谈骨盆歪斜的矫正方法。

3. 骨盆歪斜的矫正法

前面谈到，骨盆歪斜实际上是由于自己平时无意识的运动习惯、身体姿势等因素造成的，因此，为了矫正和预防骨盆歪斜，就必须有意识地改变自己以前的运动习惯、身体姿势等，尽量练习与原来相反的运动和身体姿势。

例如，跪坐而两脚踇趾重叠时，原来是右脚在上，现在则改为左脚在上；原来是右膝靠前，现在则改为左膝靠前。打高尔夫球时，原来一直是由长腿一侧向短腿一侧打，现在则可在休息时，努力练习向相反的方向打。用扫帚扫地时，尽量改为向相反的方向扫。在浴池洗澡擦肥皂时，改为与原来相反的半蹲姿势。即使蹲厕时，也要考虑哪条腿的膝部稍微靠前。穿裤和脱裤时，原来是先穿长的腿，先脱短的腿，现在则改为先穿短的腿，先脱长的腿。用手将物举高时，原来是长腿迈出一步，现在则改为短腿迈出一步。有人从后面叫自己时，原来是由短腿的一侧转身回头，现在则改为由长腿的一侧转身回头。

当然，无论什么运动，如果按原来的习惯去做，自然会觉得非常灵活。而改变原来的习惯，一定会感到很不方便。这种做法好像很不合理，但却是改善体质的秘法。因此，无论多么不习惯，也应当努力练习。只有这样，才有可能使自己原来存在的股骨头向前或向后移位现象逐步得到纠正，骨盆左右恢复平衡，进而使骨盆上面的脊柱歪斜得以矫正，脊神经受压现象得以解除，为全身的健康打下良好的基础。

在这方面，西氏健康法的创始人西胜造先生给我们作出了很好的示范。记得先生在世时，住东京中野区。其家正好在高圆寺车站与中野车站之间，先生回家时，并不是老在一个车站下车，而是轮流交替地在两个车站下车。也就是说，在中野车站下车时，就往前走一段路；在高圆寺车站下车时，就往回返一段路。弟子们问他为什么要这样做时，他解释说：如果老是从一个车站下车回家，身体总是朝着一个固定的方向，就容易发生偏斜；若轮流交替地从两个车站下车回家，身体经常变换方向，就会保持平衡，不至于发生偏斜。可见其考虑多么精细周到。

此外，为防治骨盆歪斜，还可以练习下述的专门运动。

(1) 合掌合跖运动

合掌合跖运动是西氏健康法六大法则中的第五大法则，也称合掌合跖法或合肢运动，经常坚持练习，可使股关节灵活，治疗股关节脱位或不全脱位，矫正骨盆畸形和脊椎弯曲歪斜，使身体左右两侧保持对称平衡，特别是能使腰部和下肢两侧的肌肉、血管、神经等组织发育均衡，功能协调一致。同时，还能增强骨盆内与腹腔内各脏器的功能，防治多种内脏疾病，尤其是对于妇科疾病，如子宫发育不良、子宫后倾、子宫肌瘤、宫外孕、不孕症等，疗效更为突出。

妇女妊娠时，经常练习合掌合跖运动，可以促进胎儿发育，矫正胎位异常，促进正常分娩。

其具体实施方法如下（参见图 15）：

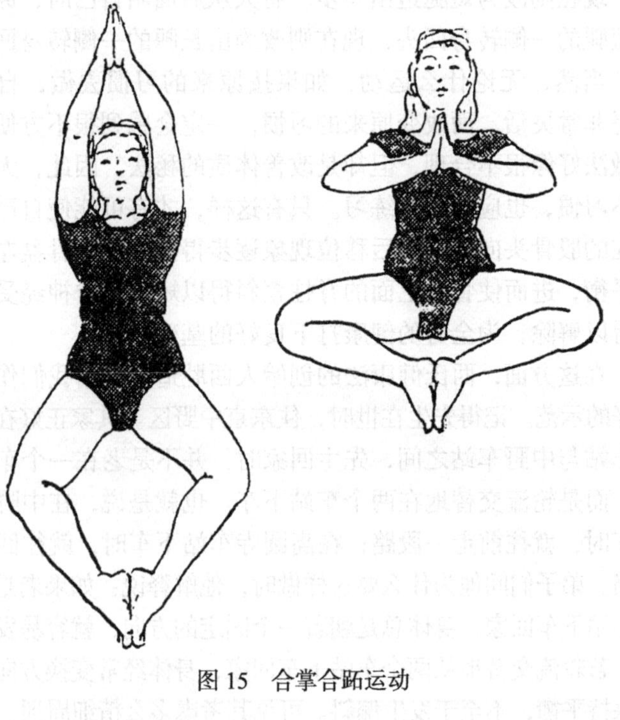

图 15　合掌合跖运动

首先，颈部枕以硬枕，仰卧于平板床上，双手抬至胸上，手指指尖相触，挤压、放松，反复数次。接着，两手指尖用力挤压相合，以两前臂为长轴，将两手腕旋转数次。然后，两手掌相合，静止不动。

在上述姿势的基础上，再将两膝分别向外弯曲，尽量贴近床面，使两脚掌（跖）紧密相合。继而以合掌和合跖的状态，像蛙泳一样，同时作上下运动。即将两手向头顶方向伸展，与此同时，两脚向下移动（移动的距离，约为脚的长度的一倍半），然后，将两手和两脚收回原状。这样反复进行10次左右为宜。当然，也可逐渐增加次数，达到50～100次。需要注意的是，两手和两脚上下运动时，始终应处于相合状态，不可分开。运动结束后，以合掌合跖状态，安静地躺着休息1～10分钟，不可立即站立起来。此运动可以每天早晚各练习一次，也可一日练习三次。

（2）强腹正髋法

骨盆歪斜的人，练习本法，可使股关节不全脱位逐渐得到矫正，进而使两腿长短一致，骨盆得以端正。若青少年练习本法，还有助于身体发育。另外，身体虚弱的人练习此法，还可增强腹肌力量，防治胃下垂、内脏下垂等疾病。

其具体实施方法如下（参见图16）：

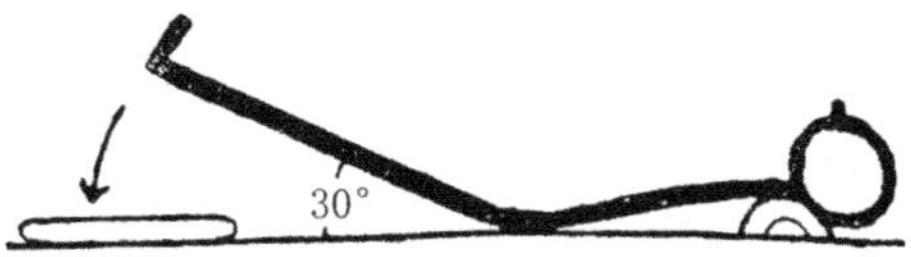

图16　强腹正髋法

取仰卧位，两腿伸直，稍微分开（两腿成20～30度角）；两腿同时缓慢上抬，抬到自己觉得最费劲的高度（与床面约成30度角）时，静止不动，全身用力（尤其是腹部要用力），坚持10秒钟左右（可以慢慢地默念数字，从1到10）。然后，全身突然放松，使两腿同时迅速地自然下落。此为一回。休息

10秒钟左右，再如此重复练习。每次练习2～3回。每日练习2～3次。

本法一般可以在早上起床和晚上睡觉前练习。不过，每次练习的回数不宜太多，以免造成疲劳。另外，在两脚落下之处，可以垫些柔软的垫子，以免引起脚痛。

第五章 断食疗法的正确应用

一、断食疗法的研究和应用现状

断食的历史非常悠久。数千年前，许多国家的人们，就由于宗教的原因，或为了修养精神、锻炼意志而实行断食。如释迦牟尼、耶稣、穆罕默德等宗教创始人，都曾多次断食。当然，与此同时，也有不少先人，通过亲身体验，了解到断食对于治疗疾病、增进健康确有卓越的效果，于是，便将其作为民间疗法或保健法，让众人实行。

在日本，千叶县成田山新胜寺的参笼断食，具有较长的历史。有名的二宫尊德和作家仓田百三等，就曾在这里实行断食。但是，这些先人实行断食，多半是由于宗教的原因或为了修养精神。而真正将断食作为一种治疗方法加以实施的设施，则出现于本世纪初期。尤其是第二次世界大战以后，这样的设施便迅速增加，断食疗法也得以流行。这种局面的出现，与西氏健康法的创始人西胜造先生特别强调断食疗法的效果有密不可分的关系。

笔者最早实行断食疗法是 1950 年，也正是断食疗法刚刚流行之际。当时，在整个日本，还没有任何一家正式医院或诊疗所实施断食疗法。也就是说，当时的断食疗法，不可能在正规医师的指导下实施。因此，所有想实行断食疗法的人，只能在没有医师资格的普通人开设的设施（如道场等），由所谓的民间疗法指导者指导而加以实行。即使这样，实行者也很多。有不少人，是因为久患疾病，用现代医学的治疗方法治疗无效或疗效很不满意而感到绝望后，才开始实行断食疗法的。

笔者本人也是其中之一。因上大学时，患慢性肝炎、胆囊炎、十二指肠炎、大肠溃疡等疾病，在大学的附属医院接受现代医学治疗，但总是时好时坏，无法根治。后来，连自己十分信赖的教授也说：“你的病总是这样反反复复，不如回家慢慢地疗养为好。”听了教授的话，笔者顿时感到失望，不知如何是好。过了些时间，冷静下来后，心想：“既然现代医学已经没有更好的治疗方法，那么，何不试试民间疗法呢？”于是，自己便开始阅读各种民间疗法的书籍，并亲自尝试多种方法。尤其是当读到筑田多吉先生所著《家庭实用护理秘诀》一书时，对其中的断食疗法极感兴趣，就很想一试。但是，由于笔者当时是大阪大学医学部的学生，又是肝脏病患者，所以，遭到主治医师和许多同学的坚决反对。他们认为，这样的疾病，无论如何也不可实行断食疗法，不过，笔者心想，民间疗法之所以能扎根于民间，并通过普通百姓一代一代地流传下来，其中必然有其可贵之处。因此，笔者决心亲自试一试。

就这样，如前所述，笔者于1950年8月在生驹山疗养院实行了11天断食疗法。虽然第一次断食没有得到自己预期的显著效果，但病情确实有所好转。体会到这一点后，又于1951年3月，在东大阪市的释迦断食所实行了第二次断食。这次断食12天，病情进一步好转，使自己看到了恢复健康的希望。因此，后来也更加认真地向断食挑战。每当体力恢复后，就再实行断食。如此反复断食，使长年不愈的胃肠病、肝脏病也逐渐好转。但是，由于自己在正式断食结束后的食物渐增期，以及后来的日常生活中，不能严格遵守节制饮食的规定，经常过食，导致失败的情况也不少。当然，这些失败的教训，对笔者来说，也是非常可贵的。它对于笔者全面正确地认识断食疗法起了巨大的作用。

由于自己有了这样的断食体会，所以，在医学部毕业后，就将断食这种治疗秘法加以应用。遇到长期用现代医学治疗无效而适合用断食疗法的慢性疾病，只要患者愿意接受此法，笔者就谨慎地指导他们加以实行。结果，很快就收到了意想不到的良好效果。慢性胃肠病自不必说，即使许多现代医学所谓的疑难病症，如支气管哮喘、慢性荨麻疹、湿疹、过敏性皮炎、过敏性鼻炎、风湿性关节炎、慢性肾炎、慢性肝炎等，通过断食而显著好转的病例也不少。自己作为一名现代医学的正规医师，找到了这样有效的疗法，确实感到无比的高兴。因此，热切地期望这一疗法能尽快登上现代医学的舞台，为全人类的健康和幸福作出贡献。

然而，笔者也清楚地知道，要达到这一目的，还需要做大量的工作。因为在当时，虽然各断食道场已经积累了大量宝贵的断食验案，但是，从现代医学角度来说，还缺乏足以证实其价值的客观资料，所以难以被现代医学专家接受。为了使断食疗法能尽快被现代医学专家接受，笔者决定亲自搜集足以对这一疗法作出客观评价的资料。

首先，因为笔者通过断食疗法使自己的慢性肝炎得以治愈，所以对断食引起的肝功能变化特别感兴趣。凡是在本院实行断食疗法的患者，都详细地检查其断食前、中、后的肝功能情况。关于这些资料，以后将专门发表。

其次，最近应用断食疗法对森永牛奶砷中毒的患儿进行治疗，也获得了较满意的效果。目前，用同样的方法，对重症肌无力的患者进行治疗，也不断取得令人瞩目的疗效。

还有，一些曾在本院住院实行过断食疗法的医师，也感到有必要重新对断食疗法作出科学的评价。1967 年 7 月，大阪大学医学部的矢野敦雄先生和奈良医科大学的川岛昭司先生等，还专门成立了由医师和医学生参加的“断食研究会”。到今年（1974 年）2 月，他们已召开了 11 次研讨会。虽然第 1 次研讨会时，仅有 5 人参加，但第 11 次研讨会时，参加人数已发展到 30 名。看到现代医学工作者对断食疗法的关心程度不断高涨，笔者从内心感到高兴。同时，回想起 20 多年前几乎所有医师都对断食疗法漠不关心的情景，真是感慨万千。

最近，一些大学的附属医院和现代医学的综合性医院，也开始研究断食疗法。如东北大学、九州大学等，发表了断食疗法治疗精神因素所致疾病的成果；东京的北品川综合医院，发表了断食疗法治疗慢性肾炎、溃疡性结肠炎、特异性皮炎等慢性器质性疾病的验案。此外，一些开业医师，也应用本法治疗各种病症。如淡路岛的今村基雄医师，发表了断食疗法治疗卡勒米油中毒症（急性 PCB 中毒症）的验案。这些医学专家研究成果的发表，立刻使断食疗法显露出蓬勃生机。

据初步统计，到目前为止，在日本国内，由正规医师指导而应用断食疗法的大小医院已有十多所。而且，估计在近期内，其数量还会大大增加。

从实行断食疗法的人数来看，近些年，每年都超过 1 万人。与此相比，由医师管理的断食设施就显得过少，远远不能满足需要。因此，大部分希望实行断食的人，不得不求助于散在各地的由民间人士管理的断食道场。这样一来，便大大促进了民间断食道场的发展。据统计，目前全国的断食道场已达 40 多所，呈现出相当活跃的景象。

这些断食道场实施断食疗法的具体内容和方法有所不同。例如，有的道场实施正规断食法（完全断食法），断食者在 1 周或 10 天的断食期间，只可饮水，禁止摄取任何食物，有的甚至连饮水都作某种程度的限制。而有的道场则实施不太严格的断食法（改良断食法、不完全断食法），断食者在正式断食期间，可以饮用一定的生菜汁、果汁、牛奶等。至于正式断食期以外的主食，有的让吃糙米，有的让吃精白米；关于饮食的次数，有的实行一日两餐制，有的实行一日三餐制，均因指导者的经验不同而有所差异。

关于断食的时间长短，各道场也稍有不同。一般来说，断食时间的长短，是根据断食者的体力和病情而定，但也与各道场指导者的经验和安排有关。有的道场安排每次断食时间较短，实行的次数较多，如每次 4 ～ 5 天，反复实行 2 ～ 3 次；有的道场则安排一下子连续断食 10 天或 2 周。

另外，近些年来，世界各国的医师也纷纷研究断食疗法，发表了大量研究成果。如莫斯科精神病研究所的尼古拉耶夫教授及其弟子，积极地应用断食疗法治疗精神分裂症、支气管哮喘、肥胖症等，取得了显著疗效。美国的邓肯教授等，应用本法治疗肥胖症、轻型糖尿病、高血压等，也取得可喜成果，并指出了实行本法可能出现的副作用及其预防措施。还有德国、英国、法国、波兰、丹麦等国，断食疗法的研究也搞得有声有色。可以预见，在全世界范围内，开展对本法的大研究已为期不远。

二、正规断食过程中的注意事项

对于希望实行断食疗法的人来说，不仅期望通过断食疗法取得确实的疗效，更希望实行过程中确保安全。因此，这些人在选择断食道场时，应当充分了解各道场的具体实施方法。特别是体弱多病的人，更应加倍注意，以免发生事故。因为以前就曾有过这方面的教训。如有的人患严重胃下垂，身体消瘦，却实行不恰当的断食疗法，结果导致不良后果。

关于体弱多病者也可安全实行的断食法，即西氏断食法（见表 1），已在前面作过介绍，体弱多病的人可参照实行。当然，即使不能断食那么长时间，也没关系，可以根据自己的身体情况，适当缩短断食时间。

在这里必须提醒大家注意的是，实行严格的正规断食疗法时，一定要选择经验丰富的断食指导者进行指导，不可盲目实行。有些人认为断食两三天，算不了什么，就在家里实行。结果，有不少导致失败。其失败的主要原因，往往是在正式断食结束后，不能严格遵守逐渐增食的规定，而突然暴饮暴食。因此，要判断某患者是否适合应用正规断食疗法时，不仅要看其所患病种和病情的轻重，而且还要看其自制能力和人生观如何。没有自制能力和断食目的不正确的人，即使实行正规断食疗法，也难以取得良好的效果。

正规断食疗法的全过程，可分为逐渐减食期、正式断食期和逐渐增食期三个阶段。实行者必须严格遵守三个阶段的有关规定。这些规定都是前人经过长期实践、认识到确有必要才提出来的。也可以说是前人长期实践经验的总结。因此，为保证断食疗法安全实行，并取得确实的疗效，断食者不应忽视三个阶段中的任何一个阶段。

1. 断食前和断食中的注意事项

正式断食前的准备工作非常重要。一般来说，从断食2～3周前开始，就应当节制饮食，减少饮食量，不可偏食和过食，特别要尽量控制饮酒、吃甜食和吸烟。然而，事实上许多人却不这样做。他们往往在断食前，大量食用自己平时喜欢吃的食物。而且，越是临近断食期，就吃得越多，好像怕以后吃不上似的。这说明人们对断食的意义还认识不足，对断食的正确步骤和方法缺乏了解。

事先没有充分准备的人，匆匆忙忙到断食道场，想尽快实行正式断食，确实令断食指导者感到为难。因为人们在长期饱食、美食后，立即实行正式的断食疗法，身体往往难以适应，易出现严重的倦怠、头痛、恶心、呕吐等反应症状，陷入不应有的痛苦境地。所以，凡是希望实行断食疗法的人，在进入断食道场前，都要有一定的准备阶段，即逐渐减食阶段。而且，这一阶段要尽可能长一些。对于那些进入断食道场前一天还美食、大食的人，断食指导者要格外注意，以免发生不良后果。

西氏断食法对逐渐减食非常重视，要求逐渐减食的天数与正式断食的天数相同。如要实行3天的正式断食，就必须先有3天的逐渐减食期；要实行5天的正式断食，就必须先有5天的逐渐减食期。在逐渐减食期间，饮食量要一天比一天减少，到减食期的最后一天时，饮食量接近断食，才是正确的减食。如要实行3天正式断食，那么，在3天的逐渐减食期间，第1天应将食量减为平时的3/4，第2天减为平时的1/2，第3天减为平时的1/4；如要实行5天的正式断食，那么，在5天的逐渐减食期间，第1天应将食量减为平时的5/6，第2天减为平时的2/3，第3天减为平时的1/2，第4天减为平时的1/3，第5天减为平时的1/6。其余皆依此类推。

关于日常的工作，健康者自不必说，即使体弱多病的人，除病情严重者外，在整个断食过程中都不宜休息，要继续工作。

断食的天数要从短到长，循序渐进。如一开始，可以先断食1～2天，以后逐渐增加，使身体逐渐适应。这样，到第四五次时，即使断食七八天，也不会感到多么困难。若一开始就断食1周或10天，即使平时身体健康的人，也会感到头昏眼花，难以坚持正常的日常工作。因此，如果一开始就断食10天的话，那么，前后相加，必须休息三周多。

正式断食期间，参加工作与否，对精神和身体的影响截然不同。如果一天到晚躺着不工作的话，不要说担心经济方面的损失，就是漫长的时间也非常难熬。还有，断食过程中，如果从事轻微的工作，就可以从一定程度上避免饮食的诱惑，不觉得饥饿难忍。如果一天到晚躺着没事干，肚子一饿，头脑里就往往浮现出各种各样自己喜欢吃的食物，反而增加精神上的痛苦。因此，断食期间，要尽量参加一些力所能及的工作。而且，为避免食物的诱惑，最好少看电视中放映的食品广告等。若实在觉得无事可干的话，可以阅读一些书籍，提高自己的精神修养；或以此为机会，深刻反省自己的过去，考虑今后的人生道路，以达到身心的全面改善。

2. 断食后的注意事项

正式断食疗法结束后，进入逐渐增食阶段。西氏断食法规定，逐渐增食阶段的天数也与正式断食的天数相同。如正式断食5天的话，断食前的逐渐减食阶段为5天，断食后的逐渐增食阶段也为5天。这样，整个断食过程就是15天。如果进一步慎重实行的话，可以再将断食前的逐渐减食阶段和断食后的逐渐增食阶段各增加10天，使整个断食过程变为35天。

关于逐渐增食的具体实施方法，参见下表（表4）

表4　　不同断食日数断食后的逐渐增食表

	2日断食	3日断食	4日断食	5日断食	6日断食	7日断食	8日断食
断食后1日	精米米汤 120mL	精米米汤 120mL	精米米汤 120mL	精米米汤 120mL	精米米汤 120mL	精米米汤 120mL	精米米汤 120mL
断食后2日	稀粥 360mL	麦米汤 250mL	麦米汤 250mL	糙米米汤 250mL	糙米米汤 250mL	糙米米汤 360mL	糙米米汤 360mL
断食后3日	稀粥 450mL	稀粥 450mL	稀粥 360mL	麦米汤 360mL	麦米汤 360mL	糙米米汤 300mL	糙米米汤 250mL

续表

	2日断食	3日断食	4日断食	5日断食	6日断食	7日断食	8日断食
断食后4日	普通食量的六成	稠粥250mL菜汤适量	稀粥450mL	稀粥360mL	稀粥270mL	麦米汤360mL	糙米米汤300mL
断食后5日	普通食量的七成	普通食量的六成	稠粥450mL菜汤适量	稀粥450mL	稀粥360mL	稀粥270mL	麦米汤360mL
断食后6日	普通食量的八成	普通食量的七成	普通食量的六成	稠粥450mL菜汤适量	稀粥450mL	稀粥360mL	稀粥270mL
断食后7日	普通食量的九成	普通食量的八成	普通食量的七成	普通食量的六成	稠粥450mL菜汤适量	稀粥450mL	稀粥360mL
断食后8日	同上	普通食量的八成半	普通食量的八成	普通食量的七成	普通食量的六成	稠粥450mL菜汤适量	稀粥450mL
断食后9日	同上	同上	同上	普通食量的八成	普通食量的七成	普通食量的六成	稠粥450mL菜汤适量
断食后10日	同上	同上	同上	同上	普通食量的八成	普通食量的七成	普通从食量的六成
断食后11日	同上	同上	同上	同上	同上	普通食量的八成	普通食量的七成
断食后12日	以后均同上	以后均同上	以后均同上	以后均同上	以后均同上	以后均同上	以后均为普通食量的七成半

注：1. 本表适用于一年实行5次断食的西氏断食法。

2. 表中所述菜汤，宜用淡味的菜汤，不可多放食盐。

为帮助大家正确掌握此法，现将表中的要点说明如下：

本表规定的食量，是成人一餐的食量。每日实行午晚两餐制的人，一日总食量为此量的2倍。在正式断食结束后，应尽量不吃早餐，仅吃午晚两餐。即使觉得每餐的食量不足，也不要随便增加。食用的所有食物，不要过热，也不宜过凉。

正式断食结束后，如果饮用生水不足，会导致便秘。因此，要充分饮用生水。而食盐的摄取量则需严格控制，若摄取过多，会损害肾脏功能。

三、正规断食疗法的禁忌证

长期以来，由于西药的副作用，作为一种严重的公害影响整个日本列岛，使人们深受其害，导致人们对现代科学的态度发生了巨大的转变，即由原来盲目崇拜的态度转为批判的态度。因此，近些年来，所谓的自然食品、自然食疗法等，开始流行起来。而且，人们也越来越对断食疗法表示关心。但是，这并不是说人们已经认识了断食疗法的真正价值，故不可过于高兴。相反，让人感到忧虑的是，如果这一方法应用不当，就会发生种种事故。

笔者认为，若想使断食疗法的应用既安全，又有效，就必须首先准确无误地掌握其适应证和禁忌证。即事前必须对所有欲实行断食疗法的人进行详细诊察，慎重地判断其是否适合使用断食疗法。

正规断食疗法的适应证，本来就较难掌握。即使经过一定的检查，没有发现明显的异常，也很难保证在实行断食疗法过程中不发生任何问题。更何况目前许多断食道场，根本没有必要的检查设备，仅仅是根据各指导者自己的主观经验来判断，就更难保证安全。因此，为了保证断食者的安全，尽可能地杜绝事故的发生，每个断食指导者都有必要掌握断食疗法的禁忌证。

目前，大多数断食道场认为，正规断食疗法的禁忌证主要有：胃与十二指肠溃疡、慢性肾炎晚期、重症糖尿病、长期大量使用肾上腺皮质激素者、肝硬化晚期、肺结核活动期、严重心脏病、恶性肿瘤（癌症、肉瘤、白血病等）、体重不足（比标准体重低20%）者和癫痫等。

为什么要将这些病症列为断食疗法的禁忌证呢？下面稍微加以说明。

（1）将胃与十二指肠溃疡病列为断食疗法的禁忌证之一，很多人都不太理解。但是，对于断食指导者来说，最怕的就是这样的患者。因为胃与十二指肠溃疡病的患者，在断食过程中，有时会发生吐血或便血，甚至导致严重的事故。而且，在所有的断食事故中，这类事故所占的比例最大。

医学研究已经证明，精神紧张是导致胃与十二指肠溃疡病发生的原因之一。而断食疗法对于人们来说，很容易造成精神紧张。因此，对胃与十二指肠溃疡患者实施断食疗法，就有可能使其病情一时加重。

然而，一般的人不了解这一点，总认为断食的时候，胃肠处于完全的休养状态，其原有的溃疡自然会好转。但事实并非像人们想象的那样。很多情况下，溃疡不仅不会好转，反而潜伏着极大的危险性，说不定什么时候就会发生吐血或便血。

笔者在遇到这样的事故前，也像初生牛犊不怕虎一样，见到胃与十二指肠溃疡的患者，就毫不犹豫地施行断食疗法。当然，确实有不少患者断食后，效果很好。有的经X线拍片检查，证实其溃疡龛影已完全消失。但是，当遇到一位患者在断食过程中突然发生吐血和便血的事故后，就再也没有以前那样胆大了。

因此，笔者认为，在实施断食疗法以前，非常有必要对希望实行者进行胃肠X线检查、大便潜血试验、胃液酸度测定等，以确定其是否患有胃与十二指肠溃疡。为进行这些必要的检查，希望各断食道场尽快与有关医师和附近的大医院联系，以得到及时的配合和支持。将来，若断食疗法的价值得到公认，而在现代医学的大医院广泛实施的话，那么，事前用胃镜直接观察胃内壁的情况，就应当成为常规的检查项目。

（2）运用断食疗法治疗慢性肾炎，确实取得了可喜的成果。如北品川综合医院等，就积累了这方面的大量验案。然而，究竟在慢性肾炎的哪个时期实行断食疗法为好呢？这还是一个值得探讨的问题。

目前，对于慢性肾炎来说，用现代医学治疗，还难以达到理想的效果。因此，许多慢性肾炎患者对断食疗法寄予厚望，是完全可以理解的。我们没有理由辜负这些患者的殷切期望。但是，在对其实施断食疗法之前，一定要详细进行血液和尿液检查，了解肾脏的功能如何，然后，再判断其是否适合使用。根据笔者的经验，血中非蛋白氮含量在50mg/dl以下者和以上者，即使实行同样天数的正规断食疗法，其结果也截然不同。因此，对血中非蛋白氮含量超过50mg/dl的慢性肾炎患者，应忌用或慎用正规断食疗法。

另外，对于肾病综合征患者也应慎用。如果断食前，测定其血清蛋白含量在6.0g/dl以下的话，可以实施1～2天的短期断食疗法，决不可实施1周或10天的长期断食法。然而，临床上常见一些患者，错误地认为断食时间延长的话，效果也会相应地增加。因此，他们在实行断食疗法时，往往要求延长断食时间。因此，断食指导者千万注意，不可被他们的要求所左右，以免陷入悲惨的境地。

肾病综合征患者，在血清蛋白量低的时候，通过断食，虽然可见到一时性的浮肿减轻或消退，但断食结束后，浮肿往往会重新出现或加重。

当然，由于严格的断食，使体内脱水，血液浓缩，测定血清蛋白时，会见到其含量较断食前有所增加。这也是使浮肿一时减轻或消退的原因之一。但实际上血清蛋白的绝对量并不比断食前多，甚至还会比断食前减少。因此，在断食结束而脱水现象纠正后，再测定血清蛋白时，就会见到其含量比断食前明显降低。这也正是导致浮肿重新出现或加重的主要原因。如果患者不是这样来认识问题，而是以为断食可使浮肿减轻或消退，就再次实行断食的话，其结果只能是事与愿违。因为第一次断食已经使血清蛋白总量有所减少，对消除浮肿造成了不利的影响，而再次断食的话，血清蛋白总量必然会进一步减少，进而导致浮肿加重。所以，对这样的患者施行断食疗法时，必须经常测定其血清蛋白含量，认真仔细地分析其变化情况，以决定适合断食的天数，千万不可盲目地延长断食天数。

（3）糖尿病、胃下垂和肥胖症等患者，在实行断食疗法时，偶可引起低血糖，出现头晕、汗出、心悸等痛苦症状。有的甚至发生脑下垂体和肾上腺激素平衡失调，或肝脏功能不全等。

一般来说，实行断食疗法的人，在正式断食阶段，均会有不同程度的血糖降低。如有的降至50mg/dl，有时甚至降至40mg/dl。不过，即使血糖值降至40mg/dl，也不一定都出现低血糖的症状。也就是说，如果人们在正式断食前，经过逐渐减食阶段，使身体逐渐适应了低血糖环境的话，那么，进入正式断食阶段后，即使血糖明显降低，也能很好地适应，就不至于出现上述痛苦的症状。从这一点也可以看出，断食前的逐渐减食阶段是非常必要的。为了使正式断食能安全而无痛苦地顺利进行，希望人们在断食前要认真地逐渐减食，绝不可敷衍了事。

然而，有的断食道场却不重视这一点，只要人们愿意断食，即使没有经过逐渐减食阶段，也照样实施。可以说，这是没有真正理解断食的本质。这样实施的断食法，是十分错误和危险的断食法，很容易导致事故发生。

总之，上述患者之所以在正式断食阶段会发生低血糖症状，主要还是因为其身体不能适应断食的状态。因此，为防止事故的发生，作为安全而科学的断食法，在实施前就不仅要测定血压、脉搏的情况，而且应详细了解其血糖值的变化情况。有可能的话，还要进行肝肾等功能检查。对于重症糖尿病、肝功能不全、内分泌功能严重紊乱的患者，要禁用或慎用本法。

（4）对肾上腺功能进行检查，也很重要。近年来，西医对于肾病综合征、湿疹、白塞氏病（口眼生殖器综合征）、慢性肝炎、支气管哮喘等疾病，多用肾上腺皮质激素进行治疗。这些患者使用肾上腺皮质激素制剂后，往往会见到一时的症状减轻。然而，时间一长，就会出现严重的副作用，导致肾上腺功能低下。结果，激素一停，症状反而进一步加重。这样，自然使很多患者对现代医学治疗丧失信心，随即将目光转向民间疗法，如此一来，在进入断食道场的众多患者之中，就难免会有这样的肾上腺功能低下患者。这样的患者实行断食疗法，往往很难耐受。因此，在对这样的患者实施断食疗法前，除进行一般的检查外，还有必要检查其肾上腺功能。若发现肾上腺功能低下者，应禁止实施。而且，即使暂时没有发现肾上腺功能低下，也不可掉以轻心。因为有些患者肾上腺功能低下的情况，往往会在断食过程中表现出来。所以，即使在断食过程中，也要严密注意其肾上腺功能的变化，一旦出现功能低下的情况，就应立即停止实施。

（5）根据以往对断食者进行肝功能检查的情况来看，许多断食者在断食中或断食后，肝功能常发生显著的变化。特别是有慢性肝功能障碍的人，在断食中或断食后，有时甚至出现肝功能恶化的情况。因此，对断食者来说，将肝功能检查作为一项常规检查是非常必要的。如果对肝硬化患者实施断食疗法，一定要严密观察其肝功能的变化，一旦发现肝功能异常，就应立即停止实施。

（6）关于活动期的肺结核患者，是否可以应用断食疗法的问题，曾在断食指导者之间进行过深入的讨论。结果，大多数断食指导者认为，断食有引起结核病灶扩大的危险性，因此，不宜使用。

但是，也有报告指出，在对一些肺结核患者应用链霉素、卡那霉素等抗结核药物治疗的同时，再配合断食疗法，不仅没有使病灶扩大，反而在断食后，随着体力的恢复，病灶还明显缩小。还有报告说，即使是活动期的肺结核，每次实行 2～3 天的短期断食疗法，也很少导致病灶扩大；相反，不少患者，在一年之内，将这样的短期断食疗法，间隔适当的时间，实行数次，却使病灶显著缩小，症状明显好转。

笔者认为，尽管有肺结核患者用断食疗法好转的报告，也不可随便滥用。因此，事先一定要对实行者进行胸部 X 线检查，同时检查血沉，确定肺结核的有无及其程度。即使对肺结核病人实施断食疗法，也必须严密观察其病情变化，一旦出现病情加重的征兆，就应停止实施。

（7）心脏病患者应用断食疗法的效果，往往因病情轻重而异。如不少轻度风湿性心脏瓣膜病患者，应用断食疗法后，病情显著好转；而有的重症心肌梗死或过去曾患严重心肌梗死的人，却在断食过程中猝死。因此说，严重的心脏病患者应用断食疗法有一定的危险性。虽然目前还难以确定病情严重到什么程度就禁止使用断食疗法，但笔者认为，只要发现心功能不全和有心脏器质性损害时，就应慎用或禁用。因此，断食前有必要仔细检查心脏的情况，特别是心电图检查不可缺少。

（8）关于恶性肿瘤如癌症、肉瘤、白血病等，是否可应用断食疗法的问题，目前还存在一些争论。有报道说，对早期肺癌、乳腺癌等患者施行断食疗法后，病情明显好转。但不知其可信度如何。另一方面，也有报道说，胃癌患者实行断食疗法，反而加速了死亡。

总之，恶性肿瘤即使实行断食疗法，也很难真正控制病情发展。因此，在断食前，若怀疑患恶性肿瘤，就应该进行必要的检查。确诊为恶性肿瘤的患者，应积极采取多种方法综合治疗，不可过于依赖断食疗法。

（9）对怀疑有风湿性或类风湿性疾病（如常见四肢关节肿痛，或关节内积液，关节局部发热等症状）的人，在实施断食疗法前，要进行血液检查，除了解血沉的情况外，还要了解ASLO和CRP、PA和IE的值。

在临床上，确实见到不少风湿性或类风湿性疾病的患者，实行断食疗法后，很快出现令人可喜的变化，关节肿痛消失。但是，却往往在断食后的逐渐增食阶段，肿痛重新发作，甚至比原来还重。对这样的患者进行血液检查的话，可发现CRP和RA的值明显异常。因此，如果能在断食前预先进行这方面的检查，就可从某种程度上避免这类情况的发生。

（10）对痛风患者实施断食疗法也要慎重。一般来说，痛风患者在断食前有高尿酸血症者，在正式断食阶段，血中的尿酸含量会迅速增加。甚至有不少患者，断食前的尿酸值正常（成年男子为3.5～7.9mg/dl，成年女子为2.6～6.0mg/dl），而在正式断食阶段，却增加至13～15mg/dl。特别是有些断食前血中尿酸值超过9mg/dl的痛风患者，在正式断食阶断，由于血中尿酸值异常升高，会引起痛风症状急剧加重。有的患者由于关节剧痛，连上厕所都不能，以致断食疗法无法继续实施。

因此，怀疑有高尿酸血症的患者，在断食前一定要检查血中的尿酸值。若尿酸值超过 9mg/dl，就不宜再实施断食疗法。

（11）关于对贫血患者实施断食疗法的问题，也要根据病情轻重而定。一般来说，贫血患者在正式断食阶段，由于体内脱水，使血液浓缩，其红细胞数量、白细胞数量、血色素、红细胞压积等值，暂时会比断食前增高。但是，在断食结束后，由于脱水状态和血液浓缩的情况消失，再测定红细胞数量、白细胞数量、血色素、红细胞压积等，就会发现其值反而较断食前降低。这说明断食疗法并没有真正使贫血状况得到改善。

因此，笔者认为，对于轻度贫血的患者来说，如果实施短期的断食疗法，只要间隔时间适当，即使多次实施也问题不大。但绝不可一下子就断食 1 周或 10 天。

如果贫血较重，如女性的低血色素性贫血，红细胞数量在 300 万 /mm³ 以下、血色素低于 10g/dl、红细胞压积在 30% 以下者，即使血清蛋白量在 6.0mg/dl 以上，每次断食的时间也不宜超过 1 天。

以上介绍了断食疗法的主要禁忌证及其有关的现代医学检查手段。笔者相信，将现代医学的检查手段，应用于古老的断食疗法之中，对于保证断食疗法的安全实施及其价值的充分体现，一定会有重要的作用。但是，非常遗憾的是，目前，除少数大医院外，一般实施断食疗法的医院和道场，都没有上述的现代医学检查设备。因此，希望这些没有检查设备的医院和道场，要尽可能地与附近的大医院取得联系，以便随时进行必要的检查，防止不测事故的发生。

综上所述，无论从实践体验方面，还是从医学研究方面，都证实断食疗法不仅是根治疑难病症的“秘药”，而且也是改善体质的秘法。因此，今后进一步确立安全可靠的实施方法，是至为重要的。

四、改良断食疗法

改良断食疗法是与正规断食疗法相对而言。前面已经谈到，所谓正规断食疗法，就是非常严格的断食法，即完全断食法，在正式断食阶段，只可喝水或茶水（如生水和柿叶茶水），其他一切食物都禁止食用，有的甚至连饮水都加以限制。而改良断食疗法，要求则不如正规断食疗法严格，也就是说，在正式断食阶段，可以食用一定量的饮食。因此可以说改良断食疗法是正规断食疗法的变法，是不完全的断食法。

改良断食疗法主要用于不适合使用正规断食的病人和意志薄弱而难以耐受正规断食者，当然也可以作为一般的体质改善法，在医师的适当指导下，在自己家里使用。

改良断食法种类很多，如琼脂断食法、蜂蜜断食法、果汁断食法、苹果泥断食法、加酶果汁断食法、生菜汁断食法、生菜泥断食法、米汤断食法、清汤断食法等。下面分别就这些方法作一简要介绍。

1. 琼脂断食法

琼脂也称琼胶、石花胶，通称洋菜或洋粉，是用海产的石花菜类植物提制而成的一种植物胶，为无色、无固定形状的固体，溶于热水，可制羊羹等食品，也可作微生物的培养基等。琼脂断食法就是在断食过程中可以食用一定量的琼脂食（用琼脂为主要材料制成的特殊食品）。

（1）琼脂断食法的特点

首先，琼脂断食法可以有效地防止断食过程中发生肠闭塞、肠扭转等症，使断食疗法得以安全顺利地进行。它特别适合于腹腔或盆腔组织器官有粘连病变的患者应用。其次，因为琼脂食中含有一定量的蜂蜜（或黑砂糖）、食盐等，可供给人体部分营养，所以，它与正规断食法相比，较少引起全身乏力感，更容易被人接受。最后，因为琼脂断食法不需要像正规断食那样在断食前后严格地减食，所以，实行起来非常容易，无论谁都可以轻而易举地办到。

（2）具体实施方法

西胜造先生最初提出的琼脂食，是先用棒状的琼脂 1.5 根（约 12 克），加水 540 毫升，煎熬至 450 毫升左右，再加入一定量的蜂蜜和氢氧化镁（缓泻药）而成。这是一餐的基本食量，每天可以吃两餐，也就是说一个人每天可以吃 3 根琼脂（约 24 克）。除此之外，任何食物都不吃。但是，可以随便喝生水和柿叶茶水。如果有的人每餐吃不了 1.5 根琼脂，可以改为 1 根（约 8 克）；大饭量的人，也可以每次用 2 根。每餐的琼脂量不足 1 根时，很难达到填充支撑肠管的作用，因此，最少也不应当少于 1 根。

关于蜂蜜、氢氧化镁和琼脂的配合比例，可参照下表（表 5），根据断食天数的长短，适当调整。

表 5　　琼脂食的配合比例

断食天数	琼脂量	氢氧化镁量	蜂蜜量
1 天	1 根	3 克	27 ～ 30 克
3 天	1 根	3 克	22 克
5 ～ 7 天	1 根	3 克	15 克

另外，也可将上述琼脂食稍加改变，如去掉氢氧化镁，加入食盐 3 克；或用等量黑砂糖取代蜂蜜。

琼脂食在未冷却凝固之前呈液体状态，冷却凝固之后，呈固体状态。究竟如何吃，应根据自己的喜好决定。可以饮用液体的，也可以吃固体的。

断食时间较短的情况下（2 ～ 4 天），一般不需要在断食前实行严格的逐渐减食法，甚至可以从吃普通饮食突然转变为实行琼脂断食法。但是，琼脂断食刚刚结束后的恢复期饮食，应当从喝粥开始，不要一下子就改为普通饮食。特别是断食时间在 1 周以上者，恢复期的饮食更应当从喝极稀的稀粥开始，逐渐改为半稠的稀粥、稠粥，再恢复普通饮食。这样对身体较为有利。

2. 蜂蜜断食法

蜂蜜断食法就是在断食过程中可以食用一定量的蜂蜜。

（1）蜂蜜断食法的特点

实行蜂蜜断食法，人体每天可以从蜂蜜中获得约 300 千卡（1255 千焦耳）的热量，这样，在断食过程中，人体消耗的主要是脂肪组织，不会像正规断食那样引起肌肉瘦弱和全身乏力倦怠的感觉，甚至每天干一些轻活儿也没关系。在断食疗法结束后，也较少出现食量反而增多的现象。因此，它是减肥的理想方法。

同时，实行蜂蜜断食法不需要复杂的食物加工过程，因此较琼脂断食法更为简单易行。尤其是蜂蜜甘甜可口，备受爱吃甜食的少年儿童的欢迎。

（2）具体实施方法

每次用30～40克蜂蜜，以360毫升生水溶化冲淡后饮用。每天早、午、晚饮用3次为宜。

在实施蜂蜜断食法过程中，也可以配合实行其他健康方法（如西氏健康法等）。

3. 果汁断食法

果汁断食法是一种别具风味的改良断食法，在断食过程中，不是饮用蜂蜜，而是饮用一定量的水果汁。

（1）果汁断食法的特点

在断食过程中饮用果汁，与平时饮用果汁绝不能同日而语，其甘美痛快的感觉难以形容，简直就像在十八层地狱中遇到了救命的菩萨。而且，不同时期，有不同的水果上市，各种各样的果汁断食法，会增添无限的乐趣。对喜欢喝果汁的人来说，是最理想的方法。

果汁中也含有一定量的营养，特别是含维生素较多，因此，在断食过程中，出现疲乏倦怠感觉较轻，同样可以坚持适当的工作。

（2）具体实施方法

果汁以各种水果制成。人们喜欢的水果，主要有苹果、梨、葡萄、橘子、草莓等。即使苹果，多数人还是喜欢稍带点酸味的。

关于果汁的用量，每次以1杯（180毫升）至1.5杯（270毫升）为宜，一日饮用2次（中午、晚上）或3次（早、午、晚）。

另外，如果在实行果汁断食法的同时，能配合其他健身方法（如西氏健康法等），效果会更加提高。下面举笔者医院实施的果汁断食法的一个例子（表6），供大家参考。

表6　果汁断食法一例（甲田医院）

①饮食 早上：废除早餐。 午餐：苹果汁1.5杯（270毫升）。 晚餐：苹果汁1.5杯（270毫升）。 除此之外，不吃其他食物。 ②每天喝生水和柿叶茶水1～2升。 ③每天早上服氢氧化镁（缓泻药）20毫升（用180毫升水送服）。 ④睡平板硬床，枕木枕。 ⑤每天练习3次金鱼运动，每次2分钟。 ⑥每天练习毛细血管运动3次，每次2分钟。 ⑦每天练习合掌合跖运动3次，每次100下。 ⑧每天练习背腹运动3次，每次10分钟。 ⑨每天实行裸体疗法3次。 ⑩每天实行温冷浴1次（冷水—温水—冷水—温水—冷水—温水—冷水—温水—冷水，各1分钟）。

4. 苹果泥断食法

苹果泥断食法可以说是苹果汁断食法的一种变法。它不是饮用苹果汁，而是食用苹果泥。

（1）苹果泥断食法的特点

实行苹果泥断食法，每天人体不仅可获取300千卡（1255千焦耳）左右的热量，而且还摄取了一定的食物纤维，因此，它除具有苹果汁断食法的优点外，还有很好的润肠通便作用。

（2）具体实施方法

用绞馅器将苹果绞为泥状就成为苹果泥。每次食用中等大小的苹果1.5个（约300克）即可，每日吃2次。也就是说，每日吃3个苹果制成的苹果泥。

在苹果被绞碎前，最好放在冰箱内冷藏保存，使其中的果糖的甜度增加。用这样的苹果制成的苹果泥会更加好吃。当然，吃苹果泥时，也可以加入少量的食盐。

一般来说，苹果汁断食法与苹果泥断食法的作用大同小异，各人可根据自己的喜好选择运用。不过，胃肠功能虚弱的人，还是选择苹果汁断食法为妥，而且，也可以在苹果汁中加少量食盐。

另外，制作苹果泥时，本来应连皮一起绞碎，但是，由于近年来农药的大量使用，苹果皮往往有农药残留，所以，还是去掉皮较为安全。

5. 加酶果汁断食法

所谓加酶果汁，就是在普通果汁中加入了一定量的食用酶（市场上出售的食用酶液体），因此，加酶果汁断食法也是果汁断食法的一种变法。

（1）加酶果汁断食法的特点

加酶果汁不仅具有果汁的营养成分，而且含有大量的酵母菌、多种维生素 B（如维生素 B_1、维生素 B_2、维生素 B_6、维生素 B_{12} 等）和多种酶类，它除能给人体提供一定的热量以外，还可以促进体内各种物质的新陈代谢，维持正常的生理功能。特别是能有效地增强胃肠的消化功能，抑制肠道腐败菌的繁殖，增进食欲，治疗消化不良、腹泻、维生素 B 缺乏症等。因此，加酶果汁断食法较单纯的果汁断食法更具有显著的优越性，当然，需要的费用自然要高一些。

（2）具体实施方法

实施加酶果汁断食法时，果汁的用量和饮用的次数等，都与果汁断食法的实施方法相同（每次用果汁 180 毫升～ 270 毫升，一日饮用 2 ～ 3 次），所不同的就是在每次饮用果汁时，要加入 30 ～ 40 毫升的食用酶液体。

一般来说，市场上出售的食用酶液体，含糖分较多，不利于酵母菌生长繁殖。只有在使用食用酶液体前，先倒出一次用量（30 ～ 40 毫升），用七倍的水加以稀释，放置数小时至半天，使其中的酵母菌大量繁殖后，再加入果汁中饮用，才能充分发挥食用酶液体的保健效果。

6. 生菜汁断食法

生菜汁断食法就是在断食过程中可以饮用一定量的生菜汁。

（1）生菜汁断食法的特点

生菜汁虽然不像果汁那样甘甜可口，但其营养远比果汁丰富，而且，其排除体内毒素、增强组织细胞活力等功效，也远非果汁可比。当然，若在饮用时，稍加果汁和食用酶液体等，以改善其味道，就会使这一方法更趋完美。

但是，由于生菜汁对胃肠黏膜刺激性较大，所以，胃肠虚弱的人或胃下垂、胃与十二指肠溃疡患者应当慎用。

（2）具体实施方法

首先，要准备新鲜蔬菜 5 种（5 种以上更好），而且，应当尽量选择自然栽培的，即不使用农药和化肥而栽培的蔬菜。每种蔬菜的量，原则上要求基本相等，但是，也不必过于认真，差一点也没关系。将这些蔬菜冲洗干净，制取生菜汁。

生菜汁的制取，可以先用绞馅器将生菜绞成泥状，再用纱布包住菜泥，将菜汁挤出，剩余的渣滓扔掉。有条件的，也可以用榨汁器直接榨出菜汁。

挤出的生菜汁原汁，叶绿素浓度较高，对胃黏膜的刺激较大，如果不加稀释服用，胃弱的人，易发生胃炎。因此，最好加 1 ～ 2 倍的水，将生菜汁稀释后服用。

另外，根类的蔬菜如胡萝卜等，也可以同叶类蔬菜一起绞汁服用。但是，由于胡萝卜中含有维生素 C 氧化酶，易破坏维生素 C，为了使维生素 C 氧化酶失去活性，可以在生菜汁中加入少量的柠檬汁等酸度高的果汁。

关于生菜汁的饮用次数和饮用量，一般来说，每天中午和晚上各饮用 1 次，每次取原汁 200 毫升，加等量的水将其稀释为 400 毫升即可。但也有的人每次服用量可增加 1 倍左右。另外，如果每次饮用时，加入蜂蜜 30 克左右，或再加食盐 5 克左右，断食期间还会显得精力充沛。有不少轻体力劳动者，坚持实行这样的断食 1 周甚至 10 天，每天还能像往常一样干活。

7. 生菜泥断食法

生菜泥断食法与生菜汁断食法稍有不同，即在断食过程中，不是饮用生菜汁，而是食用生菜泥。

（1）生菜泥断食法的特点

生菜泥除具有生菜汁的营养外，还含有大量的蔬菜纤维，有利于排除肠内的宿便。因此，生菜泥断食法在防治便秘、排除体内毒素等方面，较生菜汁断食法更胜一筹。

当然，它同样也存在不足之处。如生菜泥比生菜汁更难吃和难消化，对胃肠的刺激性也大，胃肠功能弱的人，食用后往往引起腹胀不适等症。因此，胃肠虚弱的人和胃下垂、胃与十二指肠溃疡患者，同样要谨慎使用。

（2）具体实施方法

首先，也像实行生菜汁断食法一样，选择自然栽培的新鲜蔬菜 5 种（或 5 种以上）。不过，要尽可能保证根类蔬菜和叶类蔬菜各占一半。根类蔬菜可以选萝卜、胡萝卜、藕、山芋等。然后，将其冲洗干净，绞碎或研捣为泥状。

一般来说，叶类蔬菜，可以用绞馅器绞碎；根类蔬菜可以用细的擦菜板擦研磨碎。

每次食用量以 300 克为宜（根类与叶类各 150 克）。如果有的人一次吃不了这么多，可以减少为 200 ～ 250 克。每日中午和晚上各吃 1 次。

若有人因讨厌生菜泥的味道，实在难以下咽，可以在每次的生菜泥中绞入苹果 1/4 个（或加入少量柠檬汁），掺入蜂蜜 30 克左右，这样就会好吃一些，而且还能使身体获得一定的热量。若再加少量食盐，味道会更好。特别是对于胃肠功能虚弱，吃了生菜泥后容易腹胀的人，加入少量食盐，可以减轻腹胀程度。

若吃加盐的生菜泥仍然感到腹胀较重的人，可以暂时停止食用生菜泥，改为生菜汁断食法。这样一来，腹胀就会明显好转。

实行生菜泥断食法，可以持续 1 周或 10 天左右。当然也要根据自己的实际情况（如体力强弱、胃肠的耐受能力等）来决定，不可生搬硬套。

另外，如果每天吃的生蔬菜量加倍，达到1200克，那就不能称为“断食疗法”，而应称为“纯生菜食疗法”。

实行纯生菜食疗法，一般是每天食用生蔬菜1200～1500克（根类与叶类各半），可以持续1～2个月，甚至更长的时间，同样可以达到改善体质、根除疑难病的目的。

8. 米汤断食法

米汤断食法就是在断食过程中，可以饮用糙米熬的米汤汁。

（1）米汤断食法的特点

米汤不仅味道可口，具有一定营养，可以避免正规断食法引起的全身乏力和精神不安，而且对胃肠黏膜有一定的保护作用，能克服生菜泥和生菜汁刺激胃肠的缺点。因此，米汤断食法非常适宜于胃肠功能虚弱的人实行。特别是对于胃下垂、胃与十二指肠溃疡等患者，更有良好的治疗效果。

（2）具体实施方法

熬取米汤的方法有两种，一种是先用糙米熬粥，然后将米渣去掉，即成米汤。另一种是直接使用糙米粉末，熬熟后，不去渣滓，即为米汤。另外，用糙米粉末熬米汤时，可以直接用生糙米粉熬，也可以先将糙米炒熟，再研为粉末使用。究竟采取哪种方法，可根据自己的喜好决定。

每餐可用糙米约25克，熬取米汤一碗。喜欢稍稠点的话，可以用糙米30克。喝的时候，可加入少量食盐，并吃梅干一个。每日可吃两餐（午餐和晚餐）。

9. 清汤断食法

清汤断食法是以在断食过程中饮用特制的汤汁为特点，应用范围非常广泛。

（1）清汤断食法的特点

清汤味道鲜美，具有较丰富的营养。因此，清汤断食法非常容易实行，在断食过程中，很少发生强烈的饥饿感，有的甚至照常坚持工作，好像没有实行断食一样。其具体优点，可归纳为以下几个方面：

①断食过程中很少发生饥饿难忍的痛苦现象，且每次饮用540毫升清汤，会有饱腹的感觉，精神上可以得到一定的满足。

②不会像正规断食法那样因严重的精神不满足导致断食后的过食。

③断食结束后，容易继续坚持少食养生的方法。

④断食过程中，几乎不会出现身体疲乏倦怠的感觉，甚至可照常坚持工作。

⑤断食过程中，不易引起不良反应和危险事故。

⑥即使在家庭也可以实行，可避免住院的麻烦。

⑦即使在寒冷的冬天，也可以顺利实行，因为喝热乎乎的清汤，会使身体感到温暖。

⑧不会造成显著的体重下降，因此，即使怕消瘦的人，也不必要过于担心。

⑨肥胖的人较长时间实行，同样也可以收到逐渐减肥的效果。而且，主要是减少脂肪，不会造成肌肉瘦弱。

⑩能促进宿便排泄，防治因宿便引起的多种疾病。

（2）具体实施方法

清汤的熬取和服用方法是，每次将海带10克、干香蕈10克，放入540毫升水中煎煮片刻后，捞去海带和香蕈，仅留清汤汁，再加入酱油30～40克，黑砂糖或蜂蜜30克，在冷却之前，全部喝完。每日中午和晚上各饮用一次。

在熬取清汤时，有的也可加些调味的小鱼，但是，有过敏性疾患的人，最好不要使用动物性食物。

在实行清汤断食期间，每日应喝生水和柿叶茶水1～2升，其他食物一概不吃。此外，每日早晚还应当各服用缓泻药氢氧化镁20毫升（用180毫升水送服），以促进宿便排泄。

但是，要注意根据每天的大便次数多少适当调节氢氧化镁的用量。一般来说，每天大便保持2～3次为宜，若次数过多，可减少或停止服用氢氧化镁。如停服氢氧化镁后，大便次数仍然在4次以上，可以减少清汤中的酱油用量。

如果每次服用氢氧化镁20毫升，仍然大便不通，可以逐渐地适当加大用量。

另外，对于肾脏功能不良，稍微多吃点盐就浮肿的人，不宜实行清汤断食法，而应实行生菜汁断食法或果汁断食法，以免引起浮肿。

第六章 断食疗法应用验案

多年来，笔者应用断食疗法，配合少食、生菜食及有关的健身运动等，治疗多种疾病，如高血压、心脏病、急性及慢性肾炎、轻度肾病综合征、脂肪肝、急性及慢性肝炎、慢性胃肠炎、溃疡性结肠炎、三叉神经痛、风湿病、过敏性皮炎、湿疹、支气管哮喘、妇女更年期综合征、子宫肌瘤、乳腺肿瘤、顽固性头痛、习惯性便秘、肥胖症、进行性肌营养不良症、重症肌无力、硬皮病等，均取得显著疗效。有关验案也曾在一些杂志和书籍中发表，下面仅录部分验案，供大家参考。

一、治疗重症肌无力验案

重症肌无力是一种神经肌肉间传递功能障碍的慢性疾病，治疗极为困难，故被国家厚生省（卫生部）确定为疑难病症。其主要特征为受累横纹肌极易疲劳。临床表现可分为眼肌症状、延髓肌症状和肢体症状三大类。

眼肌无力者，可出现暂时性眼睑下垂、斜视、复视（将一个物体视为两个）、闭目无力等症。

延髓肌受累时，会影响说话、咀嚼、吞咽等功能。如说话时间稍长，就出现声调低弱而带鼻音。咀嚼无力者，进餐时间延长，或仅能进流食。严重者会发生吞咽困难，饮水自鼻孔流出。若呼吸道分泌物无力咳出时，可引起窒息，危及生命。

肢体肌肉受累者，可见四肢、颈部、肩背和腰等部位的肌力低下，出现身体倦怠、颈项肩背酸困、洗脸梳头无力、难以上举重物等症状。严重时，连翻身的力量都没有。

目前，现代医学对本病发生的原因还不十分清楚，因此没有真正的根治方法。临床所用药物，如酶抑宁、吡啶斯的明（抗胆碱酯酶药）等，只不过是对症治疗。服药后会产生一定的效果，使症状减轻，但过不了多久，症状又重新出现。因此必须长期服药。这样一来，又容易发生新的问题，即药物蓄积中毒，令人担忧不已。

总之，人们普遍认为，一旦被诊断为重症肌无力，就犹如盖上了终生不愈的大印。然而，笔者应用断食疗法等治疗此病，却收到了意想不到的效果。

最初，笔者的朋友猪股正夫先生，因患此病久治不愈，十分苦恼，来商谈对策。笔者见别无良法，就劝他实行西氏健康法。他接受了笔者的建议，于1973年4月15日，来到笔者主持的八尾健康会馆进行治疗。当时，主要是让他吃完全的生菜食，并实行裸体疗法、温冷交替浴和保健体操等。结果，患者原有的眼睑下垂、复视、咀嚼无力、吞咽困难及全身乏力等症状，日渐减轻。仅仅治疗45天，症状就全部消失了。5月31日，患者非常高兴地离开会馆。回家以后，又坚持实行上述方法1个月，身体变得更加结实，即使比一般人多干活，也不觉得疲劳。

猪股先生是全国重症肌无力病友会大阪分会的会员。其疾病日渐好转的消息很快就在广大病友中流传，引起极大的反响。于是，该病友会的70多位患者，都先后来到本会馆，咨询有关的保健及治疗方法。以后，就在各自的家里实行。还有不少患者住入本会馆，积极地实行断食疗法，使病情得到显著好转。下面就是几个典型的例子：

病例1：I氏，50岁，自卫队教育部长。

I氏身为陆上自卫队航空学校的教育部长，担负着培养高素质年轻飞行员的重任，但是，却于1972年12月，患了重症肌无力这十分可憎的疾病。

起初，患者仅是左眼睑时而下垂，未引起重视。以后逐渐波及右眼睑，且发生复视，常将一个物体看成两个。这时，患者才感到有点害怕，赶忙到附近医院的眼科检查。但几次都被诊断为眼睛疲劳和斜视。治疗一段时间，不仅症状不见好转，反而继续加重，甚至连咀嚼食物和饮水都感到困难。而且，自觉全身极度乏力。先是上肢为主，连端一杯水都很困难。以后下肢也逐渐受累，步行越来越费劲。可见典型的重症肌无力特有的三类症状已全部出现。后来，患者又到某现代医学的大医院接受几次精密检查，终于在 1973 年 3 月，被确诊为重症肌无力。

医院让他在门诊治疗，所用药物无非是酶抑宁、吡啶斯的明等。但是，其病情不仅不见好转，反而有逐渐增重趋势。患者感到疑虑，多方征询良策。不少医师对他说，就目前的情况来说，施行胸腺摘除手术是最有效的方法。结果，患者于同年 5 月底，在大阪大学附属医院接受了手术治疗。

当时，许多人都对这一手术的效果寄予厚望。因为报纸、电视等新闻媒介，曾多次报道不少患者手术后病情明显好转。然而，无情的事实，却使这位患者感到非常失望。手术以后，症状仍未减轻，还必须每天服用酶抑宁之类的药物，才能勉强进食。

1973 年 10 月中旬，患者在无可奈何之际，突然从报纸上得知在本会馆接受笔者治疗的重症肌无力患者，通过实行断食和生菜食疗法等，使病情好转甚至痊愈的消息。于是，10 月 20 日就急忙来本会馆就诊。

当时，断食疗法等治疗重症肌无力究竟有多大效果，还不十分清楚。特别是对胸腺摘除术后的患者，是否同样有效，还不能肯定。不过，已有前例可作参考。那就是重症肌无力病友会大阪分会副会长垣渊先生，由于接受胸腺摘除手术后，效果很不满意，就实践笔者指导的保健和治疗方法，结果使病情显著好转。因此，笔者首先让 I 氏在家里实行有关的方法。

I 氏确实是位意志坚强的患者，实行笔者指导的方法非常认真。如废除早餐，实行一日两餐制，并节制食量；将常吃的精米改为糙米；每天饮用生菜汁，练习保健体操等，自不必说。即使在寒冷的冬天，也一丝不苟地每天实行温冷交替浴和裸体疗法。经过如此治疗，患者的各种症状都逐渐减轻，因此，所服西药也逐渐减少。

这样，使原来感到前途暗淡的 I 氏，突然看到了一线曙光，决心更认真地实行笔者指导的方法。而且，从1974年2月3日开始，入住本会馆，向断食疗法挑战。然而，I氏是极为阴性的体质，肠内停滞大量宿便，难以耐受长时间的断食。刚刚进入正式断食第二天，就感到严重乏力，因此不得不中止断食。以后，笔者让他一面吃恢复期饮食，一面继续耐心地实行各种保健体操，以使体质扎扎实实得到改善。到4月末，又让他回家疗养。患者回家后，也与在会馆一样，认真实行各种方法，特别是注重节制饮食。到9月底，其体力明显恢复。因此，于10月初，再次来会馆实行断食疗法。

患者第二次断食的情况与第一次截然不同。断食两三天，不仅没有出现上次那样的反应症状，而且感到身心爽快。到第四天时，还感到体力充裕，快步行走都没问题。这充分说明，患者通过前一段时间的刻苦努力，体质得到一定程度的改善。同时，在第二次断食过程中，患者排出大量漆黑的大便。这就是所谓的宿便。宿便排出后，其病情迅速好转，肌无力的症状逐渐消失。不到一个月，身体就变得像正常的健康人一样。尤其是体重的恢复，速度惊人。患者第一次断食结束时，体重为45公斤，吃了1个月恢复期饮食后，才升到47公斤。也就是说，整整1个月，体重才增加了2公斤。而第二次断食前，患者体重为52.5公斤，经过5天正式断食，体重降至47.5公斤，比断食前减少了5公斤。但是，后来仅仅吃了10天恢复期饮食，体重就增至52.5公斤，恢复到了断食前的水平。

那么，为什么第二次断食后体重恢复如此迅速呢？这主要是由于大量宿便排出后，胃肠的消化吸收功能增强所致。

I氏离开会馆，回到家中，仍按照笔者的要求，继续实行严格的少食养生法。结果，使体质不断改善，精力更加充沛，且体重也经常保持在57～60公斤的正常范围。

患者体质的改善还表现在其他许多方面。如以前患者比较怕冷，容易感冒，而体质改善后，抗寒能力明显增强，即使在隆冬季节，穿单薄的衣服，也没关系。那年冬天，尽管流感严重流行，但患者一次感冒也未发生。

另外，第一次断食前，患者是极阴性的体质，稍微多饮点生水，胃脘部就痞满堵闷，按压腹部时，可听到咕咚咕咚的振水声。且引起食欲不振，即使到了吃饭的时间，也毫无饥饿的感觉。饮用生菜汁也是这样。最初，患者认为生菜汁有营养，一次就饮用 500 ～ 700 毫升，结果导致严重的胃脘及腹部胀满。这也说明其体质为阴性，不适合大量饮用生水和生菜汁。因此，笔者让其先将每日的生水饮用量控制在 700 ～ 900 毫升，生菜汁饮用量控制在 180 毫升。

但是，第二次断食后，患者的胃肠功能与以前大不相同。即使多饮生水和生菜汁，甚至直接大口大口地嚼吃生蔬菜，不仅不觉脘腹难受，反而因大便通调，感到腹部更加舒畅。这显然说明其体质已由阴性转为阳性。

前面谈到，从东洋医学角度来看，阴性体质的人都存在一定程度的“肠麻痹”。由于“肠麻痹”的影响，使肠内产生的气体难以顺利下行，故经常出现胃脘痞满和腹胀等症。而“肠麻痹”又往往是肠内宿便停滞所致。因此，宿便排出后，就可使“肠麻痹”现象解除，进而使肠内产生的气体顺利下行。这样一来，即使多饮点生水或生菜汁，也不至于引起严重的脘痞腹胀。I 氏第二次断食后胃肠功能的改善，也充分证明了这一点。由此可见，断食疗法确实是改善体质的秘法。

最近，I 氏给笔者来信，高兴地说：“自己现在非常健康，每天都在精力充沛地工作，过去令人烦恼的重症肌无力几乎被忘掉了。”

病例 2：K 女士，主妇，34 岁。

K 女士幼时比较健康，没有患过什么大病。但是，结婚生第二个女儿后，由于长期劳累，睡眠不足，终于在 1973 年 6 月，患了重症肌无力。

最初，患者仅有复视现象。到九月份，开始出现眼睑下垂，特别是右眼为重。到附近医院的眼科检查，只是诊断为眼睛疲劳。经口服和注射维生素制剂，症状不仅不见好转，反而继续加重。到年底的时候，竟感到咀嚼困难，不能嚼咸菜、豆类等硬的食物。说话发音也不太清楚。而且，四肢的力量迅速减退，步行感到困难。第二年（1974）1月10日，到国立金泽医院住院，接受精密检查，才被确诊为重症肌无力，并开始服用吡啶斯的明（每日5片）治疗。

在疾病刚得到确诊之后，患者并不知道其病的厉害，心想着治疗一段时间就会痊愈。但是，没想到过了很长时间，病情仍不见好转。仅仅在服药后，症状暂时缓解，可以稍微活动，而药效过后，又连翻身的力气都没有了。这时，患者才知道其所患疾病是缠绵难愈的，因此，开始感到前途暗淡，每日过着犹如监狱般的住院生活。

患者正在悲观失望之时，突然从朋友那里得知许多这样的患者在笔者的健康会馆得以治愈的消息。于是，赶快用电话与笔者联系，咨询治疗的方法。笔者详细地向她作了介绍。但是，由于她当时正在现代医学的医院住院，完全实行笔者会馆的方法确实困难，所以，笔者就让她根据客观条件，尽可能地实行。

对现代医学治疗感到绝望的K女士，听了笔者介绍的方法，感到非常高兴，认为除了实行这一方法之外，别无他法。于是，就非常认真地按照笔者指导的方法去做。没过多长时间，果然出现了奇迹。不仅觉得四肢有力了，而且说话显得轻松了，咀嚼的力量明显恢复，下垂的眼睑也抬起了。因此，也将服用吡啶斯的明的量逐渐减少了。

2月23日，患者出院后，在自己家里继续实行笔者指导的疗法，使体力进一步恢复。到同年10月时，除复视症状外，其他症状已基本消失。然而，患者仍不甘休。为了使疾病彻底治愈，10月22日，从金泽来到笔者的会馆，实行了两次断食疗法，每次断食3天。第二年（1975年）3月15日，再次住入本会馆，实行了长达15天的断食疗法。离开会馆时，患者的症状已全部消失。

目前，K女士的身体非常健康。她来信说，即使比别人多干活，也不觉得疲劳。

病例3：H氏，公司职员，45岁。

H氏自幼体弱多病。3岁以前，常因感冒发热引起痉厥（俗称抽风）而到附近医院去看急诊。从东洋医学角度来看，常发生痉厥的孩子，多半是肠内的胎便未彻底排出。一般来说，婴儿出生后，就应该及时彻底地排出胎便。若胎便不能及时彻底排出，一部分长期停滞于肠内，就会刺激机体，引起多种病症。如小儿自身中毒、湿疹、支气管哮喘等烦人的疾病，多与胎便停滞有关。而小儿发生的重症肌无力，恐怕与胎便的影响也有很大关系。

H氏可能就是因为肠内的胎便长期停滞，所以一生体弱多病。25岁时，曾因右腕神经痛，治疗两个多月。36岁时，患胃炎和胃溃疡，进而发生糖尿病，不得不休养一年多。

其重症肌无力发生于1973年10月。最初，仅有复视现象，常将一物视为两物。患者注意到这一点后，赶忙到附近医院的眼科就诊，但医生只说是眼睛疲劳，并未引起重视。12月20日后，发现眼睑下垂，还时常头痛，转其他医院的眼科就诊，被怀疑为脑肿瘤。患者十分恐慌，立即到和歌山劳灾医院住院。住院约1个月，经详细检查后，才确诊为重症肌无力。在这期间，不仅眼睑下垂等眼肌无力的症状进一步加重，而且咀嚼和吞咽也感到困难，说话声音不太清楚，全身严重乏力，步行非常吃力。可见其重症肌无力的典型症状全部出现了。

疾病虽然得到确诊，但却没有什么根治的方法，只是对症治疗而已。患者每日服用7片吡啶斯的明。服药后，身体感觉稍有力量，可以活动，但药效一过，又返回原来的悲惨状态。因此，患者非常悲观，觉得自己虽生犹死，有时甚至认为不如早点死去算了。1974年4月6日，患者出现了肌无力危象，延髓肌和呼吸肌严重无力，连正常换气的功能都难以维持。这是本病最可怕的情况，许多患者往往因肌无力危象而导致死亡。当然，H氏也觉得自己的生命已到了最后的关头。

在这生死攸关的时刻，患者偶然从报纸上得知本会馆治疗重症肌无力的情况，顿觉有了生存的希望，便迫不及待地托人与笔者联系，了解具体的方法和效果。以后，患者虽然还在那里住院，但却尽量实行笔者介绍的治疗方法。

当然，在现代医学的医院住院，而实行笔者指导的保健和治疗方法，确实会遇到种种麻烦。特别是饮食问题，尤难解决。如在那里住院的患者，吃的大米都是精白米，吃的面包都是精白粉的面包，如果要将精白米改换为糙米，就必须自己做饭。还有，每日自制生菜汁饮用，对于住院患者来说，也是非常麻烦的。另外，关于废除早餐，实行一日两餐制的问题，也很难办。从现代营养学的角度来看，废除早餐是极不正确的。因此，在现代医学的医院住院的患者，必须遵守医院的规定，实行一日三餐制。若随便废除早餐，必然遭到医生的责备。H氏也不例外。本来他想在那里一面住院，一面实行笔者指导的保健和治疗方法，如裸体疗法、温冷交替浴、保健体操等，却难以办到。特别是违反院内规定，随便改吃糙米和废除早餐，会遭到主管医师和护士斥责，或引起医生、护士的反感，使医患之间在感情上产生隔阂，影响正常的治疗。

为了亲自试一试笔者所述方法的效果，患者索性于5月6日出院，自己在家里开始实行。通过吃糙米、废除早餐、饮用生菜汁、裸体疗法、温冷交替浴、枕木枕头、睡平板硬床、做保健体操等，其症状果然一点一点地减轻。于是，便将内服的吡啶斯的明片从每日7片减至5片。

同年8月，患同样疾病的山田领藏先生（重症肌无力病友会大阪分会理事，以前曾实行笔者指导的方法，取得显著疗效），为将自己的经验介绍给同病的病友，特将许多病友召集到自己家，进行集体健康训练。而H氏也参加了这一活动。通过1个月的训练，其病情大为好转。参加训练的时候，还是靠汽车送去的，但训练结束而回家时，却是独自步行到车站乘车的。而且，还停服了吡啶斯的明片。这使患者进一步增强了战胜疾病、恢复健康的信心。回到家里以后，更加认真地实行本法。结果，到那年年底，除握力较弱和眼球运动轻度障碍外，其他症状基本消失了。

为了彻底治愈疾病和改善体质，第二年（1975 年）8 月，H 氏又参加了在山田领藏先生家里举行的第二次集体健康训练活动。这次，他在笔者指导下，实行了 5 天断食疗法。在断食过程中，曾出现严重的反应症状，感到全身极度乏力、头晕眼花，因此，难免有些紧张不安。另外，在吃恢复期饮食的第 10 天，患者排出大量宿便。而自从宿便排出后，其病情迅速好转，体力一天天增强。断食后经过短短的 3 个多月，体力就恢复到普通健康人的程度，握力也从断食前的 20 增加到了 40，重症肌无力特有的症状完全消失，变得与正常人没有两样。而且，皮肤的色泽大为改善，令周围的人感到惊讶。那年年底，患者到大阪大学附属医院复查，其健康恢复的程度，令那里主治重症肌无力的专家都惊叹不已。

就这样，所谓难以治愈的疾病终于被战胜了。H 氏已于 1976 年 1 月完全恢复了公司的工作，每天早上 5 点钟起床，夜里 11 点多才睡觉，也不觉疲劳。而且，每天早晨还快跑 1 公里，以锻炼腿部力量。可以说其体力已远远超过同年龄男子的平均体力。除此之外，他仍然坚持实行温冷交替浴和裸体疗法，以锻炼皮肤功能。那年冬天，虽然气候非常寒冷，但他穿得并不多，而且一次感冒也没发生。

二、治疗乳腺癌验案

患者 S 女士，20 多年来，经常为久治不愈的过敏性鼻炎和脚气病而烦恼。自从受其姐姐的影响，接受笔者指导的生菜食疗法后，仅仅数月时间，持续了 20 多年的过敏性鼻炎症状就彻底消失了。患者亲身体验到生菜食的威力，自然是喜不胜喜。

但是，1983 年 8 月中旬，患者又突然发现自己的右胸部、乳头上方有一核桃大小的肿块，感到十分惊恐，急忙到大阪市某医院进行检查。经过肿块组织活检，被确诊为乳腺癌，并要求其立即住院，接受手术治疗。

由于患者对手术治疗感到恐惧，就在其姐姐的再次劝说下，于9月6日来本院诊治。

笔者当时为患者制订了如下疗养计划（表7）。

表7　S女士实行的疗养内容

（1）废除早餐。
（2）每日饮用生水和柿叶茶水1～1.5升。
（3）午餐：
　①生蔬菜
　叶类：菠菜、芥菜、莴苣、胡萝卜叶、柠檬（半个），共200克。
　根类：萝卜泥80克，胡萝卜泥100克，山芋泥20克，共200克。
　②生糙米粉：70克。
　③食盐：4克。
（4）晚餐：与午餐完全相同。
（5）睡平板硬床，枕木枕。
（6）每日实行裸体疗法11次。
（7）温冷浴（冷水浴5次，温水浴4次，每次各1分钟）。
（8）金鱼运动：1日3次，每次2分钟。
（9）毛细血管运动：1日3次，每次2分钟。
（10）合掌合跖运动：1日3次，每次100遍。
（11）癌瘤局部外敷青芋膏（参见书后编译附注）。
（12）癌瘤局部触手疗法（参见书后编译附注）：早晚各1小时。

患者严格按照笔者为其制订的疗法内容去做。数日过后，乳房部位的皮肤就发生皲裂糜烂，出现密密麻麻的皮疹。而且，肿块局部的皮肤上像有许多大小不等的开口，不断地渗出气味恶臭的黏液。这主要是实施青芋外敷和触手疗法出现的效果。尤其是在实施触手疗法时，肿块局部的皮肤渗出物就变得更多，像脓一样的黏液顺着两手指间直往外流。

这样，经过1个多月，乳房的肿块就基本消失。以后，除让其停用青芋湿敷外，仍然继续实行生菜食和其他疗法。11月14日，患者到大阪府立成人病研究中心进行一次详细的复查（包括血液化验等），结果证实癌瘤已经消失，体内无任何癌症反应。得到这一结果，患者简直是欣喜若狂。

但是，笔者认为，现在还不能过于高兴，而应继续实行生菜食疗法，以巩固疗效。患者也很理解这一点，并未因癌瘤消失而中断生菜食疗法的实行。

1984 年 1 月，天气格外寒冷，连健康的人都感到难以忍受，对实行生菜食疗法的患者来说，就更是雪上加霜了。

一般来说，患者开始食用生菜食时，体温会有所下降，如从普通的 36℃多下降为 35℃多，导致身体发冷。即使在炎热的夏天，也不会出汗。因此，对冬天实行生菜食疗法的人来说，寒冷比饥饿更加难忍。

S 女士不仅要在寒冷的冬天实行生菜食疗法，而且，每日还必须完成 11 次的裸体疗法，其辛苦程度可想而知。

然而，她终于以坚强的意志，战胜了冬季的严寒，迎来了温暖的春天。这对于战胜“死神”的 S 女士来说，无疑也是迎来了人生的春天。

通过食用生菜食，她的身体状况进一步得到改善，精力更加充沛，面色也变得红润光泽，充满活力。由此可见，生菜食不仅具有显著的治病强身效果，还是最佳的美容法。

同时，患者也逐渐适应了生菜食生活，觉得生菜食越来越香甜可口。而且，每日吃上述规定的生菜食量，还常常感到饥饿。因此，从 1984 年 2 月起，又让其适当增加了生蔬菜的食量。就是将每餐食用的叶类蔬菜和根类蔬菜各增加 50 克。这样，每餐食用的生蔬菜量就由 400 克增加到了 500 克。

在实行生菜食疗法过程中，患者的体重发生很大变化。未实行生菜食疗法前，其体重为 44 公斤。开始实行生菜食疗法后，体重迅速下降。约 2 个月后，体重减至 34.5 公斤，比原来降低约 10 公斤。随着体重的减轻，患者的皮下脂肪显著减少，更觉身体寒冷。她就是在这样的状态下熬过了一个寒冷的冬天。

但是，到 1984 年 2 月底，其体重就不再下降，反而一点一点逐步回升。到 4 月 8 日，体重增至 37 公斤。到实行生菜食疗法满 1 年时（1984 年 9 月 6 日），体重增至 40 公斤。

另外，在实行生菜食疗法期间，患者多次排出大量宿便（与每天排出的大便不同）。而且，随着宿便的不断排出，其身体状况也越来越好。如原来身体非常容易疲倦，而宿便排出后，精力显得十分充沛。

为了进一步使其体质得到改善，从1984年10月27日起，又让她实行了10天的琼脂断食法。

10天断食疗法的实行非常顺利。断食过程中，患者的体力几乎没有衰减，每天还能正常地活动。可见，患者经过1年零2个月的超少食生活锻炼，身体已经具备了适应断食生活的能力。

而且，实行了10天的断食疗法，其体重仅下降2公斤。如果是一般的人（没有长期实行生菜食生活的人），突然实行这样10天的断食疗法，体重起码要下降3公斤以上。

S女士在实行断食疗法的第六天，排出大量状如羊粪球的黑色粪便。这就是所谓的宿便。

断食疗法结束后，患者又恢复生菜食生活。过了1个多月，于12月13日，患者来门诊复查。见到她那精神抖擞的样子，简直令人惊讶不已。1个多月内，尽管她每天仅摄取900千卡的营养热量，体重却增加了3公斤。这在现代营养学家看来是绝对不可能出现的事情，却在生菜食实行者的身上变为了现实。

由于S女士的体力、体重恢复极为良好，所以，笔者让她从12月14日起，再次实行10天的断食疗法。

第二次断食疗法中，患者仍然排出大量羊粪球状黑色宿便。随着宿便的排出，其身体状况得到进一步改善。

首先，其抗寒能力明显增强。1年前的冬天，患者非常怕冷。但是，这一年的冬天，患者却不再怕冷，即使穿单薄的衣服，也不在乎。

生菜食为阴性食品，对于刚刚食用这样的阴性食品的人来说，几乎无一例外地会感到身体怕冷。尤其是对平时怕冷的阴性体质的人来说，吃生蔬菜会使其怕冷程度加重。因此，许多医生常告诫平时怕冷的人，不可吃生蔬菜。

但是，事实并非如此。长期实行生菜食生活的人，可由阴性体质转变为阳性体质，由怕冷转变为不怕冷。S 女士就是典型例子之一。

其次，使笔者感到惊奇的是，患者第二次实行 10 天断食疗法，体重竟丝毫没有减轻，断食前，其体重为 41.5 公斤，断食结束时，体重仍为 41.5 公斤。可见其体质已不同寻常。

另外，患者在实行生菜食和断食疗法过程中，多次进行化验检查（如肝功能、血色素等），均未发现异常现象。

自 1985 年元旦以后，S 女士进一步将饮食量减少，午餐仅吃琼脂，晚上吃一餐生菜食。这样的“超超少食”生活，对其身体会有怎样的影响呢？这也是笔者倍加关注的问题。

三、治疗肝炎及胰腺肿瘤验案

患者 I 先生，45 岁，原在大阪某汽车公司工作。1980 年底，可能由于长期过劳和饮食生活失调等原因，经常出现腹痛。特别是在饥饿时，右胁部疼痛更为明显。因此，患者到附近医院检查，被诊断为十二指肠溃疡，并接受门诊治疗。但是，经过月余治疗，效果并不理想。患者只好回到故乡岛根，住进某综合医院进行治疗。住院治疗约 1 个月，症状消失，便于 1981 年 2 月末出院，重新恢复了工作。

但是，同年 6 月，患者又出现腹痛等症状。他这次入住原来医院的外科病房，接受十二指肠溃疡手术治疗。

9 月 9 日，医院对其溃疡病灶进行了手术切除。手术过程中还输血 800 毫升。然而，正是由于输血的原因，又引起了血清性肝炎，造成新的病痛。同时，在手术时，还发现胰头部有一鸡蛋大小的肿瘤。经过对肿瘤组织活检，认为不排除恶性肿瘤的可能性。

为了进一步确诊和治疗，患者转到广岛大学附属医院住院。附属医院经过详细检查，认为应当尽快切除胰头部肿瘤。

但是，由于患者当时肝炎症状还非常明显，其工作单位的领导怕他难以经受手术治疗，所以，只好与附属医院商量，取消手术治疗方案，并介绍患者来本院诊治。

就这样，患者于同年12月27日入住本院。笔者决定首先用断食疗法治疗其肝炎。虽然现代医学对此疗法持有异议，但根据笔者20多年的临床实践经验来看，大多数的肝炎患者（包括急性肝炎与慢性肝炎），通过断食治疗，均可取得显著效果。因此，笔者毅然决定给I先生用此法治疗。

从1982年1月到3月，患者先后实行断食疗法3次，断食天数分别为5日、5日、7日。断食过程非常顺利，患者的肝炎症状迅速消失，肝功能逐渐恢复正常。

其次，关于胰头部肿瘤的问题，笔者认为，不管其是恶性还是良性，都必须加以认真的治疗。

因此，在第三次断食疗法结束后，从3月27日起，笔者又让患者实行长期的生菜食疗法。

原来，笔者还计划让患者在本院多住一段时间，但由于其父亲在老家患脑血栓住院抢救，患者不得不返回老家，在自己家里实行生菜食疗法。

I先生非常清楚自己疾病的严重性，因此，也能非常认真地实行生菜食疗法，并尽量配合实行裸体疗法等。

这样，经过实行115天的生菜食疗法，患者的身体状况明显好转。

1982年底，患者来本院复查。笔者看到他那健康的样子，真是十分惊讶。当时，患者极其高兴地说："我有生以来，从未像目前这样精力充沛。"

其后，I先生在老家继承了他父亲的工作，身体状况一直良好。多次血液检查，证实肝功能完全正常。

1984年12月26日，患者又专门到广岛大学附属医院对胰腺肿瘤进行复查。经T扫描等精密检查，证实胰头部无任何异常，肿瘤已彻底消失。这更令患者高兴不已。

目前，I先生仍根据笔者的意见，继续实行以糙米和生菜食为主的保健方法。

四、预防膀胱癌复发验案

M 教授不仅是日本著名的分析化学专家，而且很早就热心于生命科学研究，对少食、断食等饮食疗法很感兴趣，曾通过合理的饮食疗法，彻底治愈了自己缠绵难愈的痛风症。

1983 年 8 月初，M 教授到广岛进行学术讲演时，发现尿中带血。当时以为是旅途劳累、饮水较少所致，未引起足够重视。但其后的 2 周间，虽经充分休息和饮水，还是经常出现血尿。这才使 M 教授感到害怕，只得到某大学附属医院泌尿科进行精密检查。结果被诊断为膀胱癌。于是，患者立即住院，接受了患部切除手术。9 月 9 日出院，带着许多抗癌药物回家疗养。

患者回家后，仍常感腰痛，几次尿检都出现强阳性潜血反应，说明膀胱中仍有出血。患者担心手术做得不彻底，就找笔者交谈，希望实行饮食疗法，以增强疗效。因此，从 9 月 18 日起，笔者让患者入住本院，先实行了 3 周的断食疗法。结果，不仅使原来强阳性的尿潜血反应完全转为阴性，而且顽固的腰痛也消失了。

在持续 3 周的断食过程中，患者排出大量宿便，使其感到非常惊讶。

断食疗法结束后，笔者又让其实行 2 个月的生菜食疗法。并要求其每日实行裸体疗法（每日 6 ～ 11 次）、温冷浴和西氏健康法的六大法则。这虽然是非常艰苦的疗养生活，但是，一向乐观的 M 教授，脸上总是充满笑容，严格认真地执行医嘱。

通过 2 个月艰苦的疗养生活，果然大见成效，患者的健康状况迅速改善。

1984 年 3 月 22 日，患者又到原来接受手术的医院进行精密检查，结果证实膀胱癌已经痊愈。

这里需要说明的是，在整个疗养期间，由于患者担心抗癌的西药副作用太大，所以，原手术医院给带的抗癌药物，他一点也没有服用。

当然，虽说西医医院检查证实癌症已经痊愈，但也不可麻痹大意。为预防癌症复发，并达到健康长寿的目的，笔者仍希望M教授继续认真地实行上述保健方法。

第七章　实行断食疗法的体会

实行断食、少食、生菜食等西氏健康法的人，身心方面究竟有什么样的变化呢？下面介绍一些实践者的亲身体会，供读者参考。

一、断食疗法治疗慢性肝炎

（八尾市　富次光雄　41 岁）

1. 发病及现代医学治疗过程

1969 年春的一天，我所在公司的经理见到我，忧虑不安地说："你脸上怎么起了那么多疙瘩，是不是身体有什么毛病，快去医院看看吧！"当然，我也知道自己脸上的疙瘩，绝不是青春期的粉刺，因为当时早已过了起粉刺的年龄。于是，就到现代医学的医院进行了检查。没想到结果出来后，说我患了肝炎，必须马上住院治疗。

说实话，当时我只知道饮酒过多容易引起肝脏病，并不知道肝炎是怎么回事。因此，对医院的诊断感到怀疑。心想：我又不饮酒，而且身体也不难受，怎么会得如此重的肝脏病呢？

由于自己对所患疾病的危害性并不了解，思想上没有特别重视，只是迫于无奈，才去住院，所以，刚住 1 周，就以不习惯医院环境为由，征得主治医师同意，回家疗养，并定期在门诊检查治疗。经过 3 个月的疗养和门诊治疗，病情得到缓解。为了改换一下环境，以调节精神，自己就到公司做些轻微工作。但是，没想到这样一来，又使病情逐渐加重。

病情的反复，使自己了解到，肝炎这种疾病，即使病情稍微加重，也不一定出现明显的症状，因此往往被患者忽视，只有加重到一定程度而出现明显症状，才引起自己注意。病情的反复，使自己感到问题的严重性，认为不能再马虎对待了，必须积极认真地接受治疗。于是，亲自找到原来的医院，请求再次住院。

这次住院后，可以说和医生配合得很好，能严格地遵守医嘱，按时服药、注射。因此，病情也很快好转。但是，令人遗憾的是，检查结果怎么也不能完全恢复正常。

2. 从现代化医院转向断食道场

在医院住院期间，有一天，见到主治医师，恳请他将自己所患疾病的预后情况直言相告。医生好像无可奈何似地说："非常遗憾，你的病也就只能好到这个程度了，再住院也不可能彻底痊愈。今后在生活上多加注意，不要使病情加重就行了。"

听了医生的话，使我原本满怀希望的心一下子凉了半截，顿觉前途暗淡。不过，过了些日子，自己又想：难道除现代医学外，就没有其他疗法了吗？于是到处打听有关的方法。最后，当得知吃糙米食和断食对本病有益后，就好像溺水者抓到一根稻草一样，紧紧不放，毅然决然地进入了断食道场。

在断食道场经过1个月的治疗，得到了意想不到的良好效果。其后，也非常注意饮食调养，使病情进一步好转，但终未痊愈。6年以后，即1978年1月，病情重新加重，脸上又起了许多疙瘩。

3. 实行正确的断食疗法

这次病情加重，对自己确实打击很大。心想：连最后绝招的断食疗法都用过了，而且，平时的饮食生活也很注意，病情竟然再次加重，还有什么办法呢？即使再实行断食疗法，不也是如此吗？

就在自己觉得走投无路时，突然想起以前讲演断食疗法的甲田先生。于是，抱着再试试看的心情，到甲田医院住院，接受甲田先生的诊治。

甲田先生指导的治疗方法确实奇特，并不像一般断食道场那样仅仅断食而已，而是除断食外，还必须实行很多相关的方法，包括：废除早餐；每日饮柿叶茶1800毫升；早晚服用缓泻药氢氧化镁；睡平板床，枕硬枕头；每日练习金鱼运动3

次，毛细血管运动3次，合掌合跖运动3次，背腹运动3次，强腹正髋运动3次，裸体疗法6次，绑腿疗法1次和温冷交替浴1次。当然，即使是在断食过程中，也必须这样做。

住院近2个月。在这期间，共断食8日，吃普通饮食16日，喝七分粥11日、五分粥8日、三分粥7日、米汤3日。

上述治疗，从现代医学（注重营养、休息、药物）的角度来看，是极不合理的。但却使身体状况显著好转，检查结果也完全恢复了正常。

身体的主要变化是：早上能够早起了；身心特别爽快，两腿不再沉重了；大便通畅，每日3～4次；头痛、恶心、头晕等症状消失了；对寒热的耐受性增强了；工作有耐力了，即使长时间学习、读书，也不觉得疲倦。

疾病暂时痊愈固然可喜，但更加希望的是今后不再复发。为达到这一目的，就必须彻底纠正以前错误的生活。这是甲田医生最重视的问题。因此，甲田先生每天早会时，不仅详细讲解医学知识，还总是苦口婆心地告诫患者，如果不注意纠正以前的错误生活，那么，即使疾病暂时痊愈，也难免复发，结果使好容易实行的断食疗法失去意义。关于这一点，我确实深有体会。

出院以后，自己仍然牢记甲田先生的教导，继续坚持少食和锻炼，有时还吃生菜食。这样，使体质越来越好。目前，为使广大的肝病患者都能像自己一样，战胜病痛，获得健康，自己还发起成立了“战胜肝病病友会”。我决心将自己的经验和教训，毫无保留地介绍给这些病友。

二、断食疗法治疗高血压

（大阪市　立见正子　60岁）

1. 认识到现代营养学的错误

我自幼特别喜欢甜食，且饭量很大。记得上小学时，经常在放学回家后，一边做作业，一边吃甜食，每次能吃豆馅包子五六个或甜纳豆300克。由于过吃甜食，所以牙齿老有毛病，从七八岁起，就与牙科医师结下了不解之缘。而且，身体也比较胖。初中1年级时，不知道什么原因，切除了扁桃腺。不过，除此之外，倒没有发生大的疾病。也许因为当时年轻，所以还觉得精力十分旺盛。初中毕业后，进入国立营养学校学习，掌握了现代营养学知识。结婚以后，生了两个孩子，都是根据现代营养学的知识进行喂养，所以孩子长得又高又胖。自己也认为全家都很健康。

然而，自从12年前（1969年）认识了甲田先生以后，改变了自己对现代营养学的看法。也就是说，认识到现代营养学并非完全正确，而是存在着很多严重错误。例如，现代营养学家过于重视碳水化合物、蛋白质、脂肪等三大营养素的作用，强调摄取高热量、高蛋白饮食，而忽视维生素和钙、铁等矿物质的作用；过于强调食物精细易于吸收，而忽视食物纤维的价值。人们受到这种学说的影响，就拼命摄取高热量、高蛋白的食物，而且将原来吃的糙米改为精米，普通粉改为精粉，黑糖改为白糖。这样一来，导致国民的体质迅速下降，中老年疾病越来越多。因此，要想从根本上改善国民的体质，降低中老年疾病的发病率，就必须彻底纠正现代营养学的错误。

2. 通过少食和运动疗法治疗高血压

1971年2月，自己经常感到头痛、眩晕。经医生多次检查，都说患了高血压，让吃降压药物。有一次，收缩期血压竟高达180毫米汞柱，不得不到附近医院紧急注射降压药物。

后来，我与丈夫说了自己的病情和治疗情况，丈夫非常认真地说："治疗疾病，不能仅靠一时的对症疗法，而要很好地寻找导致疾病发生的原因，并加以去除。2年来，甲田先生不是多次这样教导吗。"于是，我决定不吃药物，而按照甲田先生平时指导的方法去做。首先，注意改变自己原来的错误饮食生活。在副食方面，不再吃肉、蛋等动物性食品，而改吃富含植物蛋白的豆腐。主食方面，将精米改为糙米，而且摄取量明显减少，只吃原来食量的一半。同时，改掉了吃零食和夜宵的习惯。这样，就使每日摄取的营养热量大为减少。为了尽快控制血压，还特意减少了食盐的摄取量。当然，在设计食谱时，也尽量注意不使维生素 A、维生素 B、维生素 C 和钙、铁等矿物质缺乏。其次，为了尽快减少体内蓄积过多的脂肪和血管内壁附着的胆固醇，自己还每天练习各种体操。一到星期天，就与丈夫一起徒步或骑车郊游。

这样，通过 2 个月的努力，虽然体重从 50 公斤（身高 150 厘米）降为 45 公斤，但自觉体质明显改善。原来，稍微活动就觉气喘，现在即使爬山上坡也没关系。而且，头晕、头痛等症状也基本消失了，收缩期血压降到了 140 毫米汞柱。

3. 进一步实行少食和断食疗法

通过上述少食和运动的亲身体验，使自己更加认识到，“成人每日必须摄取 1800 ～ 2300 千卡热量”的营养学常识，是非常错误的。这样的理论，是导致现代“富贵病”的根本原因。因此，从 1977 年 6 月起，自己又接受甲田先生的建议，将每日摄取的营养热量降为 1000 千卡左右，同时，每隔 10 天就断食 1 天。

为防止必要营养素的缺乏，自己对每餐的饮食，除计算营养热量外，还详细计算蛋白质、脂肪、钙、铁和维生素 A、维生素 B、维生素 C 等成分的含量。而且，每天早上都饮生菜汁，有时还兑入生野菜汁饮用。到去年（1980 年）8 月，这样的生活已经坚持了 3 年多（39 个月）。不包括断食日的话，平均每日摄取的营养热量为 1080 千卡。若将断食日包括在内，就达到了甲田先生要求每日摄取 1000 千卡热量的标准。

通过这样的少食和断食疗法，身体多余的脂肪进一步减少，活动起来觉得格外轻松，即使爬山上坡，也不怎么出汗。

但是，去年（1980 年）9 月以后，自己觉得小腹常有下坠感。到现代医学的医院作妇科检查，诊断为子宫脱垂。又做胃肠 X 线拍片检查，发现胃比正常人下垂 13 厘米，诊断为胃下垂。并给了很多西药。我也不知道都是些什么药，一片也没吃，就拿着 X 线片子去找甲田先生商量对策。甲田先生了解了检查的情况后，说：“如果是单纯胃下垂的话，通过增加食盐摄取量，就可以治愈。但是，你还有高血压的毛病，多摄取食盐，又怕血压升高。因此，最好是住院实行断食疗法。”我也常想通过住院，实行断食疗法，使宿便彻底排出，体质得到根本改善，所以就欣然接受了先生的建议。

自己首先按照先生的指导，在家里进行了断食前的各种准备。今年（1981 年）2 月 5 日，正式入住甲田医院。住院后的 1 周内，首先逐渐减食，喝五分粥 2 天、三分粥 3 天、米汤 2 天。另外，每日早晨服用缓泻药氢氧化镁（每次 2 瓶盖，用水 180 毫升化服）；每日饮用生水 540 毫升，柿叶茶 900 ～ 1600 毫升。这样，使身体发生种种变化。体重从 43 公斤降至 40.6 公斤；脉搏从每分钟 72 次降至 62 次。体温的变化较为复杂，住院时为 35.8℃，而喝三分粥时为 36℃，其他时间的体温则在 34.8℃～ 35.5℃之间波动。不过，多次测定握力都没有变化，自觉身体状况也比住院时好。

1 周后，连续实行了 3 天正规断食。这是自己有生以来第一次长时间的断食，因此，难免有些精神紧张。断食第一天，体温比原来升高，脉搏也增快。傍晚的时候，出汗较多，还感到发困。当时，丈夫来医院探视，见到这样的情况，就安慰我说：“不要把断食想得过于可怕。甲田先生常常在断食过程中，还继续为患者诊病，有时甚至外出讲演。”听了丈夫的话，精神有所放松。第二天，虽然脉搏每分钟 86 次，体温 36.2℃，出汗仍多，但精神上感到比较轻松。第三天，出汗最多，但脉搏和体温则有所下降。

就这样，3 天的断食顺利结束了。以前常听说有的人在长时间断食时，往往出现头晕、恶心、呕吐等痛苦的反应症状，但我却没有尝到那样的痛苦。这可能与自己断食前的认真准备有密切关系。

3 天断食结束后，第一天喝米汤，第二三天喝三分粥，第四天喝五分粥，第五天又喝三分粥。从第六天起，又连续实行了 1 周正规断食。

这次断食前，自己担心还像上次那样大量出汗，体力难支，所以计划每天躺着不动。但实际情况却出乎意料，既没有大量出汗，也没有因困倦而整日卧床，反而能每天练习多种体操，并实行温冷交替浴。最后一天，还步行外出，参加了一下午会议。

通过实行这样的断食疗法，自己的体质得到明显改善，身心格外爽快。不仅小腹下坠的感觉没有了，而且血压也恢复了正常。多次测量，收缩压都没有超过 130 毫米汞柱，舒张压则保持在 86 毫米汞柱左右。因此，不由得对甲田先生充满感激之情。

三、断食疗法治疗心脏病

（和歌山市　下村敬　41 岁）

1. 发病情况

这件事是我终生难忘的。1980 年 4 月 16 日晚上 10 点左右，我坐在沙发上看电视，突然，好像感到怕冷似的，全身发抖，伴有心悸气短、手脚发麻。自己感到情况不妙，便让妻子赶快叫急救车。开始。妻子还半信半疑，以为我一向身体健康，不会一下子病倒。但后来看到我痛苦而恐怖的样子，才感到问题严重。

病情好像发展异常迅速。一时间，就觉得心前区疼痛发憋，呼吸困难，脉搏越来越快，每分钟达到 140 次。心跳剧烈，心音好像能被周围人听到似的。从心窝到脐下的肌肉拘急痉挛。两臂从肘到手，两腿从膝到脚，都麻木发硬。进而，后头部也开始发麻，并向左右扩散，直到两耳、两颊。当时我想：这下可完了，非死不可。同时，很快想到农村的父母、家里的事情和工作等问题。特别是希望在临死前见见家人的面。小姑娘已经睡着了，妻子和长子又到街上迎急救车去了，我想喊他们，但又喊不出声来。

过了一会儿，急救车来了。我被抬上急救车，并吸上氧气。10 分钟左右，到了医疗急救中心。经过 2 个小时的急救，又注射，又服药，总算控制了发作。那晚，医生并没有告诉是什么病，只是让明天去看心脏病专科。第二天，通过朋友介绍，到某医院的心脏病专科就诊，经过详细的心电图、X线及血液化验等检查，最后被诊断为“急性心动过速”。

自那以后，虽然每天按照医嘱，服用镇静和安眠药物，但却难以控制病情。经常感到剧烈头痛，胸闷气短，身体怕冷，即使在炎热的夏天，晚上还需盖厚厚的被子，甚至用被炉来暖手足。没过多久，又因发作严重，不得不到另一家急救医院住院。然而，经详细检查后，医生却说我患的是“心脏神经官能症”。也就是说心脏本身没有什么问题，只是由于精神因素导致心脏功能失调。所以劝我要心情舒畅，精神放松，多参加文体活动，培养广泛的兴趣和爱好，不要担心家庭和工作的事情等。

不过，在我看来，自己精神上并没有什么负担。家庭是美满的，没有什么需要担心的。工作上有点烦恼也是微不足道的。而且，我的趣味和爱好很多，经常弹电子琴和参加各种体育运动。因此我认为，造成这样痛苦的病症，必然另有原因。

2. 对现代医疗的失望

在急救医院住院2周，仍然没有解决多大问题。出院后，又先后到很多医院进行检查。结果，有的说属于植物神经功能失调，让到神经科去看；有的说属于血液循环不良，让到心血管疾病科去看；有的说这就像女性的更年期综合征，没有什么好办法，必须忍耐。医生不同，诊断各异，治法和药物自然也不同。弄得自己糊里糊涂，不知该听哪位医生的。更使自己感到苦恼的是，长期大量服药，不仅心脏病没有治好，反而使胃和肾脏又受到损害。因此，自己逐渐对现代医疗感到失望。从5月份以后，一般情况下，就不到医院去，而只是到附近的接骨院，通过按摩、理疗、健身运动、蒸汽浴等方法进行治疗。

这样，到7月28日见甲田先生之前，已因上述疾病严重发作，到急救医院急救6次。因一般发作而到附近医院就诊的次数更是无法计算。而且，体重也从67公斤（身高170厘米）降至57公斤，减少了10公斤。

3. 患病的真正原因在于错误的生活

病痛的反复发作，使自己不得不进行反思：究竟是什么原因导致如此痛苦的病症呢？但是，在未见到甲田先生之前，却总是百思不得其解。后来，经甲田先生详细讲解，才逐步认识到，自己患病的真正原因在于以前的错误生活。

的确，在这次患病之前，自己总觉得身体非常健康，干什么都满不在乎。认为凡是别人能干的，自己也没有问题。在工作方面，比较随便，稍不遂心，就转换工作。迄今为止，已调换工作 9 次。在家里也是自己说了算，从不顾别人的意见。即使饮酒到深夜 12 点或 1 点，早上也照样在 6 点半起床。尤其是在饮食方面，更是随心所欲，美食饱食。而且饭量特别大，一个人能吃两个人的饭菜。平时虽然不吸烟、不喝咖啡，但特别喜欢甜食。白天，因工作关系，常与朋友一边喝果汁，吃冰淇淋、点心和水果，一边谈生意。晚上又常和同事去吃夜宵。即使深夜到家，本来一点也不饿，但为了照顾妻子的面子，还得将其特意准备好的饭菜吃下。这样，难免增加胃肠负担。因此，经常感到腹胀不舒，大便不畅。但当时并不知道这是问题，还总认为自己非常健康。

由此看来，今天之所以患这样痛苦的疾病，完全是因果报应，是自然的惩罚。因此，也可以说，这次患病是给了自己一次反省过去的机会。我决心将反省过去作为今后前进的动力，重新认识人生，一切从零开始。

4. 与甲田先生相识

与甲田先生相识，真是太偶然了。如前所述，自己对现代医疗失望后，就常到接骨院进行治疗。有一次，在候诊室的书架上，突然看到一本叫《西医学》的杂志，里面的内容非常有趣。于是，我就很快与西氏医学东京总部联系，购买了 1980 年第 6 期。其中有一篇文章最引人注目，那就是甲田先生写的《断食与宿便》。当然，这篇文章之所以使我特别注意，并不是因为甲田先生的名字有什么特殊，而是因为第一次看到“宿便”这个名词，感到好奇。看完文章后，为了进一步了解西氏医学的内容，就通过邮购的方式，购买了《西医学健康原理实践宝典》、《断食法的理论与应用》、《断食疗法的科学》等3本著作，认真地进行学习。后来，又看到《西医学》第7期刊登一篇有关“心脏神经官能症”的文章。文中谈到：现代医学对本病没有好的治疗方法，即使在大学的附属医院住院两三年，也不一定能治愈。但是，若用西氏医学方法进行治疗，则可很快奏效。这真使我感到高兴。于是就到处打听在大阪有没有这方面的医生。结果，没想到《断食疗法的科学》一书的作者甲田光雄就在大阪。这更使我感到喜出望外，很快就用电话与先生取得了联系。但是，由于先生诊务繁忙，患者很多，所以要等到7月28日才能前往就诊。

我焦急地等待着就诊日子的到来。在这期间，先生将其所著《可怕的白砂糖之害》、《现代医学的盲点》等书寄来。我虽然反复阅读多次，但究竟对我的疾病有什么意义却丝毫不懂。不过，在日常生活中，我还是尽量按先生书中的方法去做。如废除早餐，睡平板硬床，枕硬枕头，练习各种运动体操，实行温冷交替浴等。

7月28日终于来到了。见到甲田先生，就好像见到救命恩人一样，激动得连话都说不出来。先生详细检查后，耐心地解释说，心脏本身没有什么毛病，只是由于肠内宿便停滞，有害气体不能及时排出，吸收入血而引起心脏功能紊乱。

同样是医师，但对病因的认识却截然不同。对我来说，见过的医生虽然不少，但听到这样的解释还是第一次。接着，先生又指出了我平时吃得太多和偏嗜甜食等毛病。最后安慰说：“很快就可以治愈，不必担心！”先生如此清楚的诊断和有理有据的分析，实在令人钦佩。

5. 少食和断食的体会

初诊后，我按照甲田先生的指导，先在家里疗养。主要是减少饮食量，每天仅食用糙米膏，饮用生菜汁，还要服用缓泻药氢氧化镁，配合练习各种保健体操等。

当夜，饮用生菜汁后，很快就引起胃痛，并影响心脏，使脉搏加快，心悸气短。进而导致手足发麻发硬、全身痉挛等痛苦的症状。显然是原来的病又发作了。家人赶快用电话与甲田先生联系。先生说：“这是由于肠内宿便停滞，气体难以下行所致，请先灌肠通便。另外，饮食要严格控制，每日三餐，每餐食用糙米膏 30 克，加食盐 5 克、梅干 1 个即可，其他一概不吃。”根据先生的指导，首先进行了灌肠。灌肠后，脉搏逐渐减缓。30 分钟后，手足麻木等症状也消失了。以前，每当遇到这样的情况，必然要吸氧、注射或服药。而这次仅仅灌肠就解决了问题，看来甲田先生说的一点没错。这更使我增添了治愈疾病的信心。

就这样，实行几天少食疗法后，于 8 月 6 日又到甲田医院住院，实行断食疗法。正式断食前，为使胃肠进一步适应，首先喝了 16 天米汤。在这期间，自己对以前错误的生活进行了深刻反省。令人高兴的是，自住院第四天起，就开始排出一粒粒羊粪球般的黑色大便，先后总共排出 128 粒。先生说这就是所谓的“宿便”。16 天后，实行了 4 天琼脂断食法，6 天正规断食法。

断食结束后，至今已过了 11 个月，但以前反复发作的心脏症状一次也没有发作。这 11 个月期间，我一直坚持实行少食疗法，每月还断食 2 次，每次 1 天。另外，还坚持实行温冷交替浴、金鱼运动、毛细血管运动等。

饮食的具体情况是：实行一日两餐制，每日只吃午晚两餐，不吃早餐；饮食内容以糙米和蔬菜为主，每日摄取的营养热量为 1150 ～ 1300 千卡；每日饮生水 1500 毫升、柿叶茶 540 毫升；每日摄取食盐 15 克。

刚出院时，甲田先生让我每日摄取 1200 千卡热量。这一标准，是甲田医院实行的最普通的营养标准。当时，我还感到十分自信，觉得没有什么问题。但是，经过一段时间的实践，才知道实行起来非常困难。因为要达到这样的要求，就必须彻底改变自己 40 年来养成的大食、饱食的习惯，也就是说，必须每天都向自己强烈的食欲作斗争，稍不注意，就容易失败。为了鞭策自己严格地实行少食和运动疗法，我每天都要认真而详细地记录饮食、工作、学习、运动、体重变化等情况，并每月让甲田先生检查一次。

总之，尽管实行上述方法非常困难，但我还是坚持到了今天。当然，自己之所以能战胜各种困难，也与家人的配合和朋友的支持密不可分。

目前，我的体质已得到明显改善，工作起来感到精力十分充沛。今后决心继续努力，争取早日养成少食的良好习惯。

四、断食疗法治疗三叉神经痛

（枚方市　小林俊雄　43 岁）

1. 令人烦恼的病症

也许是长期饱食、美食的报应，1972 年 10 月以后，自己的健康每况愈下，多种病症接踵而来，如胃溃疡、胃肠功能紊乱、肝功能障碍、植物神经功能失调、视神经异常、心动过速、肌肉痉挛等。尤其是经常发作的三叉神经痛，更令人难以忍受。半年多来，自己多次想自杀，连遗书都写好了。

当然，在这期间，并不是没有治疗。去过很多有名的现代医学的大医院，西药不知吃了多少，也吃过中药，用过针灸，甚至还求过神，拜过佛，但都无济于事。尤其是到现代医学的医院看病时，医生总说是“神经官能症”。这样，使自己既感到生气，又感到不安。认为这样的疾病恐怕无法医治。

2. 实行少食和断食

后来，经妻子的朋友介绍，知道了甲田先生实施的少食和断食疗法。但是，由于以前的经历，使自己几乎不再相信医生，所以对此疗法也没抱多大希望。

1973 年 7 月 11 日，自己抱着侥幸的心情，由妻子带着到甲田医院就诊。从此便开始实践少食和断食疗法。

首先，从初诊后的第二天开始，就按照甲田先生的指导，在家里实行少食疗法。即实行一日两餐制（不吃早餐），每餐的主食都是糙米稀粥，副食为豆腐 200 克和少许小鱼。另外，在此基础上，每天还进行温冷交替浴和练习各种健身体操。

这样的生活坚持了1个月。在这期间，有时确实饿得头晕，因此心里很不踏实。常想：每天吃这么一点饮食，能保证身体需要吗？实行温冷交替浴真的对身体有益吗？如此简单的健身体操，会有效果吗？但是，又一想，到其他医院也没有什么好办法，因此，只好咬紧牙关坚持实行。

从8月14日起，到甲田医院住院约4个月，进一步实行少食和断食疗法。其中，包括实行苹果断食法（每天吃1个苹果）在内，先后断食3次，共24天。

通过少食和断食，自己的体重明显减轻。在接受甲田先生诊疗前，我的体重为70公斤，但断食结束后，体重最低时降至45公斤。

另外，通过实行上述疗法，使自己体会到肠内宿便停滞与三叉神经痛等病症的密切关系。自己26岁（1964年）时，曾患阑尾炎，做过阑尾切除手术。自那以后，就经常大便秘结，腹部胀满，肩背酸痛等，以致发展到今天这样的地步。通过反复实行少食、断食和西氏健身体操，并配合腹部豆酱湿敷，终于在12月10日夜间，一阵剧烈腹痛之后，排出大量漆黑而恶臭的大便。甲田先生说，这就是肠内停滞的“宿便”。“宿便”排出后的当夜和第二天，虚恭连连。随后，腹胀的情况便逐渐减轻。到1974年1月时，烦人的三叉神经痛等病症也完全消失了。

寒风凛冽的2月，自己已可轻松地在枚方市天之川堤坝上跑步。4月以后，便恢复了正常的工作。

此后，我仍然坚持少食健康法，至今已过了6年，体质进一步得到改善。最近，我还与许多饮食养生爱好者一起成立了“食品公害与健康研究会”，积极宣传饮食保健知识，决心为普及少食健康法贡献力量。

五、通过断食重新认识人生

（宇治市　槌田劭　45岁）

1. 断食的动机

去年夏天，我在甲田医院住院，实行了数次断食疗法。

通过断食体验，学到了很多新的东西，改变了许多旧的看法。断食以来，不仅对自己的健康充满信心，而且对社会的将来也充满希望。好像原来狭小而污浊的世界突然变得宽广而美好。

那么，我为什么要到甲田医院实行断食疗法呢？这里面既有直接的动机，又有间接的动机。直接动机是为了治疗自己的右脚疼痛。以前，曾看到甲田先生在《食养》杂志上发表的文章，文中指出，脚痛是百病之源，尤其与肾脏疾病关系密切。去年，又听甲田先生在断食研究会发表讲演时指出，断食可以治疗脚痛及其引起的疾病。这样，为了治疗脚痛，便与甲田先生结缘。另外，当时之所以能看到上述的文章和听到甲田先生的讲演，全靠食养研究会和断食研究会许多热心朋友的介绍。若没有他们的帮忙，也很难使我与甲田先生相识。因此，到甲田医院断食的间接动机，则是为了与更多这样的朋友交往，进而重新认识人生。

2. 个人健康与社会健康的关系

长期以来，我总是思考一个问题，那就是个人健康和社会健康的关系问题。我们目前所处的社会，虽然物质文明高度发达，但却是个极不健康的社会，也可以说是患了重病的社会。而社会不健康的话，那么，构成社会的每个人想得到健康几乎是不可能的。因为个人的健康与社会的健康是密不可分的。

为什么说我们目前的社会极不健康呢？因为这个社会的物质文明，是建立在高生产、高消费的利己主义基础之上的。如石油的生产和消费就是这样。石油是属于消费掉就不能再生的消耗型资源，我们现在拼命消费石油，就等于夺取了子孙后代的资源，侵犯了未来人类的权益。这种物质文明，不仅是不道德的，而且是不能持久的。不知过多少年，也许30年，也许50年，资源就会枯竭。而几十年的时间，与人类数百万年的历史相比，仅仅是瞬间而已。这种利己而又短暂的物质文明，必然导致种种难以解决的社会问题，如资源问题、粮食问题、垃圾问题、少年犯罪等。

如何才能从根本上解决这些问题呢？长期以来，都没有找到理想的答案。然而，通过实行断食疗法，使我看到了黎明的曙光。现代医学无视共生的原理，过于注重高热量、高营养，结果，使一部分人因“富贵病”而发愁，一部分人因饥饿而恐慌。而甲田先生提倡的少食和断食疗法，则既能从根本上解决“富贵病”的问题，又可避免粮食危机对人类的威胁。就以我国来说，如果每个国民每日都摄取2000千卡以上的营养，那么，就必须进口粮食；如果每人每日仅摄取1000千卡营养就可保证健康的话，就不必再担心国内粮食危机的问题。

也许让全体国民都改变人生观是非常困难的。但是，如果不这样做的话，我们的社会就很难恢复健康，就必然会出现上述种种问题，而自己也会深受其害。为了使社会健康起来，也为了自己不至于受害，就必须树立少食健康的观念，并努力加以实行。

3. 断食、少食的过程和体会

去年夏天，为了实行断食疗法，总共在甲田医院住院37天。在这期间，实行正规断食两次，一次3天，一次6天，共9天。另外，还实行琼脂断食法2天、米汤断食法4天。37天平均每日摄取的营养热量为300千卡左右。

断食影响最大的就是体重。原来，自己的体重为54公斤（身高168厘米）。在住院前的1个月内，由于逐渐减食，体重降至48公斤；正式断食结束后，降至41公斤；出院时体重恢复到44公斤。

出院后，家人见我变得如此消瘦，都特别担心。许多朋友以为我得了什么重病。但我却觉得特别舒服。早上不再因发困而睡懒觉了，觉得头脑清晰，思维敏捷，身体活动十分轻便，右脚的疼痛也消失了。

为了巩固断食的成果，我决心按照甲田先生的指导，实行少食健康法。出院后的2周内，每日平均摄取营养热量800千卡左右。2周以后，由于交往较多，有时饮食量就难以控制。2个月之内，平均每日摄取的营养热量达1200千卡左右，体重恢复到50公斤。这时的身体状况更加良好。大便非常畅快，擦屁股时，卫生纸上几乎不粘粪便。睡眠时间明显缩短，精力格外充沛。当然，家人和朋友见到这样的情况，也都放心了。

到了秋天，自己的食欲更加旺盛，吃什么都感到香甜。为了养成少食、粗食的习惯，自己与强烈的食欲、贪欲进行了长期艰苦的斗争，努力使每日摄取的营养热量控制在1200千卡左右。但也有对食欲作出让步而每日摄取热量超过1500千卡之时。迄今为止，这样的生活已坚持了1年。

通过这1年的实践，使自己学到很多东西。首先，深深地体会到，阻碍少食成功的最大敌人就是自己。由于自己的食欲、贪欲相当难以对付，致使少食的目的没有完全达到。不过，由此而了解到“敌人”的强大也是非常难得的。这强大的“敌人”是危害社会的主要根源，必须百折不挠地与其斗争。因此，今年夏天，我又向甲田先生提出申请，要求再次住院实行断食疗法。

其次，了解到人类摄取饮食量的界限。一般来说，肠内宿便排出，胃肠的消化吸收功能良好的话，每日摄取700千卡的营养热量，就可充分满足身体需要。即使像我这样仍未彻底排出宿便的人，每日摄取的营养热量超过1300千卡的话，就显得过多。因为只要超过此量，大便排出就不畅快，擦屁股时，卫生纸上就会粘有很多粪便。而且，还感到困倦欲眠。特别是摄取热量超过1500千卡时，就会感到身体沉重，早上醒来头脑不清。

最后，认识到生活规律紊乱与过食的密切关系。一般来说，日常生活有规律时，基本上能按照要求节制饮食。但是，当生活规律紊乱时，如参加宴会或与朋友一起吃夜宵时，就难以控制自己的食欲，以致饮食量超过平时。因此，自己认为，要达到少食的目的，就有必要保持良好的生活规律。

目前，我的身体非常健康，体重保持在53公斤左右，令许多朋友十分羡慕。今后决心继续努力，战胜自己的贪欲，养成少食和粗食的习惯。希望大家也能够这样，真正获得健康和幸福。

六、生菜食配合断食战胜肥胖症

（八尾市　上田靖子　58岁）

1. 少年时期的大食

我出生于东京一个比较富裕的家庭，从小过着无忧无虑、自由自在的生活。特别是在饮食生活方面，各种各样好吃的，应有尽有，每天都可以放开肚子随便吃。

我生来胃口很好，吃得很多，能顶上姐姐两个人的饭量。除了正餐以外，还特别喜欢吃零食。即使家里特意为客人准备的饼干、点心等，也经常被我吃个一干二净。

上小学时，我的贪食毛病更加严重了。这可能是由于受到强烈的精神刺激的缘故。因为父母亲认为，只有刻苦学习，成绩优秀，以后才能上名牌大学和找好的工作，所以，对我的要求特别严格。他们常常拿我和聪明过人的姐姐相比，要求我每次考试成绩也必须名列前茅。

由入学前自由自在的顽童生活，一下子变为紧张的学习生活，对于我来说，确实难以忍受，感到十分烦恼。为了转移和发泄心中的烦恼，我的贪食行为越来越严重。不仅家里买回的点心存不住，而且，我还经常到外边买着吃。有时，一次就吃十个带馅的面包。可能是我的胃肠消化功能旺盛，即使下午吃很多零食，晚上的正餐还照吃不误，而且，一点也不感到肚子难受。要是遇上吃年糕，一会儿就能吃十几个，如果父母不加以制止，简直不知道住口。真是不可思议。

虽然每天吃得很多，但是学习成绩却很差。当时，自己哪里知道，学习成绩落后，正是贪食造成的结果。这次在实行生菜食疗法过程中，每天早晨听甲田先生讲演，才知道这一点。

甲田先生认为，长期饱食，导致肠道大量的宿便停滞瘀积，对大脑功能产生不良影响，使头脑反应迟钝，记忆力明显减退，学习缺乏耐力，必然造成学习成绩下降。现在回想起来，我当时的情况确实就是这样。

2. 婚后的饮食生活与肥胖

我是26岁结婚的。结婚以后，在饮食方面，我遇到了许多麻烦。最主要的就是和丈夫的饮食习惯很不一致。丈夫的习惯是，每样饭菜的量可以少些，而品种要多；我的习惯是，饭菜的品种可以少些，但量绝对要多。由于饮食习惯不一，我们只得各吃各的。这样，我不仅仍然保持着结婚以前的大食的习惯，而且，吃零食的毛病也丝毫未改。

当时，因为自己身体不胖，也没有什么异常的感觉，所以，根本不可能认识到大食的危害。但是，到30岁后，我生了头一个男孩，身体便逐渐肥胖起来。可能由于营养过剩、活动量减少和产后激素变化等原因，使肥胖一发不止，体重年年更新纪录，几年时间，体重就从60公斤增加到90公斤左右。

随着体重的不断增加，身体功能状况越来越差，经常感到疲乏无力，没有精神，尤其是饭后，更是困乏难忍，必须睡一会儿才行。丈夫见到这种情景，总是忧虑地说："这样下去怎么能行？"甲田先生也几次让我饮用生菜汁，实行少食疗法。但是，由于自己意志薄弱，每次实行，都是半途而废，因此，体重长期居高不下。

3. 实行生菜食疗法

我与生菜食疗法结缘是从治疗外伤开始的。12年前的一天，因为工作不小心，将高浓度的甲酚溶液洒到了自己的右拇指上，引起了化学烧伤，造成局部组织溃疡，指甲脱落。此后，虽然进行多种治疗，但是，伤口总不愈合。在我感到走投无路的时候，突然想起了甲田先生。不过，直接去向甲田先生求治，起初我还顾虑重重，认为自己的疾病属于皮肤科，不是甲田先生治疗的范围。但是，经过反复考虑，认为即使不属于先生治疗的范围，去请教一下治疗方法也未尝不可。于是，1980年9月6日，丈夫陪着我一起踏进了甲田医院的大门。

甲田先生给我进行了认真细致的体格检查，认为我的拇指外伤问题不大，而最大的问题是肥胖问题，如果现在不加以控制，恐怕后患无穷。因此，他为我制定了严格的减肥方案，即逐步实行少食和生菜食疗法。

从那以后，我就遵照甲田先生的嘱咐，首先开始实行以糙米食为主的少食疗法。具体方法是，废除早餐，每天只吃午餐和晚餐两顿。午餐和晚餐的饮食内容完全相同，都是糙米75克、豆腐200克、生菜汁180毫升。一日摄取的总热量约800千卡（3347千焦耳）。

因为我知道了肥胖的危害，所以，这次实行少食疗法，便下定了决心，无论如何都要严格认真地实行。正因为如此，不到60天，我的体重从初诊时的82公斤降至78公斤，减少了4公斤。

在这一基础上，从1980年11月3日起，我又按甲田先生的要求，进一步开始实行生菜食疗法。

生菜食疗法的具体要求是，每天吃午餐和晚餐两顿，每餐吃生蔬菜500克（包括叶类蔬菜250克，根茎类蔬菜250克），生糙米粉70克。听别人说生菜食非常难以消化，容易引起脘腹胀满等不适症状。然而，我吃了以后，却没有引起任何不良反应。这大概也是由于我的胃肠天生结实的缘故。因此，我觉得实行生菜食疗法并没有多大困难。

除实行生菜食疗法以外，我还遵循西氏健康法的六大法则，每天练习各种健身体操，实行裸体疗法和温冷浴锻炼等，以增强体力，提高生菜食疗法的效果。

幸运的是，我平时的时间比较充裕，因此，上述疗法能一直坚持至今。

4. 惊异的身体变化

自1980年11月3日实行生菜食疗法后，我的体重迅速下降。两个月后，到了1981年1月3日，体重从78公斤降至61公斤。又两个月后，即3月8日，降至55公斤。这样的体重与我结婚时的体重差不多。真使我感到高兴。

当然，我所高兴的不仅仅是体重的减轻，更重要的是身体功能状况的改善。肥胖的时候，我总是觉得没有精神，浑身酸沉乏力，什么活儿也不想干，即使家里的东西摆得乱七八糟，也不想收拾。特别是每天午餐后，就困得要命，怎么也得先睡上一会儿。有时甚至连碗筷都要等睡醒以后再洗。可是，现在大不相同了，觉得精神非常爽快，身体格外轻松，干起活儿来非常麻利，家里的卫生面貌也大有改观。而且，我还每天早晚坚持散步，一天步行3～4小时。步行的速度也大大加快了。以前，每次同丈夫一起步行外出时，我总是累得气喘吁吁，也追不上他。但是，现在外出时，他却总是落在我的后面。

更使我感到惊奇的是，到了夏天，我不太怕热了。往年，我最怕过夏天。每到夏季，总是热得我浑身流汗，胸闷发憋，喘不过气来。然而，今年夏天，虽然人们都说气温比往年还高，我却意外地感到凉爽。

实行生菜食疗法以后，还有一个明显的变化，那就是睡眠的时间缩短了。在饱食肥胖的时候，我每天夜间睡眠九个小时以上，早上还懒得起床，而且，午餐后还必须睡上一会儿。这样，每天工作和活动的时间必然减少，工作效率自然也难以提高。但是，坚持实行生菜食疗法半年以后，就彻底改变了睡午觉的习惯，而且，夜间的睡眠时间也大大缩短，即使睡四五个小时，早晨醒来时，身体也非常爽快，毫无倦怠之感。

经过这样的生菜食生活体验，使我既感到荣幸，又感到后悔。荣幸的是，生菜食疗法使我减肥获得成功，体质得到了彻底改善。后悔的是，对生菜食疗法认识和实行太晚。如果在学生时代就了解这种奇特的疗法，并加以实行，那么，每天午餐后就不会困顿瞌睡，学习成绩也不至于太差，因此，我的一生也可能会是另外一番情景。

当然，事到如今，对我本人来说，无论如何后悔，也是毫无用处的。不过我想，如果把自己的教训告诉那些正在刻苦学习的青少年，让他们尽早克服大食饱食的毛病，不至于长大了再像我一样感到后悔，我也就心满意足了。

5. 各种奇迹的出现

在实行生菜食疗法过程中，还不断出现各种难以置信的奇迹。首先是长达12年的拇指溃疡彻底愈合了，新的指甲也长出来了。在刚实行生菜食疗法时，我只是抱着侥幸的心理，但是，这已经变成了现实。新指甲生长速度之快，真使我感到惊奇。

其次是在极端少食的情况下，还能实行断食疗法。最初实行生菜食疗法时，每天吃午餐和晚餐两顿，摄取的总热量为800千卡（3347千焦耳）左右。但是，从今年（1981年）7月起，我又将饮食量减半，每天只吃一顿晚餐，摄取的总热量降为400千卡（1674千焦耳）左右。每天吃这么点饮食，人们一定会认为饥饿难忍，但我却一点也不感到饥饿。这恐怕是现代营养学家难以想象的。而且，在这样极端少食的基础上，我还实行了一周断食疗法。断食前，有不少人为我担心，怕断食造成营养不良而损害身体，但是，事实证明，对我来说，实行一周的断食疗法格外容易。

我在甲田医院时，常听到有些实行一周断食疗法的人，诉说身体乏力、饥饿难忍。但是，我在断食过程中，一点倦怠的感觉都没有，每天除在家里坚持步行一小时外，早上还要到医院听先生讲演。

而且，在断食期间，我的体重下降也较其他人少得多。一般的人，如果实行一周的断食疗法，每天什么食物也不吃，仅喝生水和柿叶茶水，体重要下降5公斤左右。而我的体重却仅减少1公斤，真是不可思议。

实行生菜食疗法，究竟为什么会出现上述的奇迹呢？希望在不久的将来，科学家能够揭开其中的秘密。

6. 生菜食促进了宿便排泄

我在实行生菜食疗法达3个多月时，突然有一天，发现腹中排出大量气体，同时伴有严重的头晕，身体乏力，困倦欲眠。我十分害怕，赶忙到医院问甲田先生是怎么回事。先生满有把握地说这是宿便排出前的征兆。果然，过了不长时间，就排出了大量的恶臭大便，与平时的大便显然不同。随着宿便的排出，上述的症状也彻底消失了。为什么每日定时排便，腹中还有大量的宿便停滞瘀积呢？自己感到十分奇怪。

自那天以后，直到现在，这样的宿便还经常排出。特别是今年10月6日，我竟排出三四块直径大约有5厘米粗的粪块。排泄时确实有些痛苦，但是，排泄以后，心情格外舒畅，身体也好像轻松了许多。

另外，更使我感到意外的是，今年8月16日，在排泄宿便之前，不仅头晕严重，而且发生一过性的意识丧失。

由此可见，宿便确实与身体功能关系密切，尤其是与大脑的关系不可忽视。如果人们希望身体功能得到改善，使头脑更加清晰，就要注意排除腹中停滞瘀积的宿便。

7. 生菜食可拯救全人类

大量的事实证明，生菜食中蕴藏着人们难以想象的巨大能量。以前，我就见到许多实行生菜食生活的人，每天仅吃一顿晚餐，摄取的总热量在500千卡（2092千焦耳）以下，也能长期健康地生活和工作。我也被这种以生菜食为主的极端少食法深深吸引，多次请求甲田先生说："也让我实行一日一餐的生菜食生活吧！"然而，先生总是说："您以前饭量较大，不可过快减量。"因此，我只好遵照先生的嘱咐，耐心地等待着。

今年7月初，得到了甲田先生的允许，我也开始实行一日一餐的生菜食生活。当然，刚刚实行的时候，难免有些担心，心想：这样少的饮食量，真的能健康地生活吗？但是，十几天以后，这样的不安心理就完全消失了。

自实行一日一餐后，我的身体状况更加改善，精神爽快，大便通调，一天步行四个小时，丝毫不觉疲劳。虽然体重一时减少到52公斤，但是，很快又恢复了，至今一直维持在54公斤左右。

随着身体对少食生活的适应，我又逐渐减少生糙米粉的食量，仅一个多月的时间，就从70克减至30克，每天摄取的总热量约350千卡（1464千焦耳）。即使这样的超超少食，也没有发生任何营养不良的迹象。

通过这一年的亲身体验，我深深感到，生菜食可谓拯救全人类的"灵丹妙药"。它不仅能预防和治疗多种疑难病症，使千千万万的患者摆脱痛苦，而且，还可以防止和战胜毁灭人类的粮食危机。因此，从今以后，我一定尽最大的努力，为推广和普及生菜食健康法作出贡献。

七、断食和生菜食疗法治愈慢性肾炎

（川西市　木场圭子　24岁）

1. 对现代医学感到绝望

我从小身体就不太结实，尤其是上高小的时候，经常感到身体倦怠乏力，什么活儿都不想干。刚刚上初中一个月，又患了急性肾小球肾炎，尿液检查发现，红细胞30个，蛋白(++)。许多医生都认为我活不长了。当时，西医对于肾炎确实没有什么特效的治疗药物，只是让患者安静休息，并严格实行低盐和低蛋白饮食。因此，我仅仅住院一周，就回家疗养。

为了使疾病早日痊愈，我严格按照医生的嘱咐，尽量做到安静休息，每天几乎卧床不动，连呼吸也不敢用力，每周只敢洗一次澡，每次洗五分钟就完事。这样的疗养生活持续了一年，尿液检查证明肾炎显著好转，医生才同意我复学。

复学后，我不仅免上体育课，还不参加早会，也不打扫卫生，每天上学和放学都不走路，而是车接车送。即使这样，尿液检查还经常出现蛋白，特别是稍微增加点活动量，尿中的蛋白就立刻增多。这样的状况，一直持续到高中三年级时。当然，在此期间，我也试用了各种疗法，如中药疗法、红茶菌疗法等，但都毫无效果，使我对自己的前途感到悲观失望。

在高三的暑假期间，母亲拿了有关甲田医院运用断食疗法治疗疑难病症的新闻报道给我看，极力劝我也去试一试。说实话，当时我已经对任何疗法都失去了信心，只是难驳母亲的面子，才勉强地跨进了甲田医院的大门。

甲田先生经过仔细地诊察，满有把握地对我说："不要担心，即使慢性肾炎，也能彻底治愈。"并耐心地教给我西氏健康法，如糙米为主的少食疗法和各种健身体操等，让我在家里实行。

结果，自实行西氏健康法以后，尿中的蛋白很快减少了，而且，基本上保持稳定，这使我对战胜疾病产生了信心。

2. 实行断食疗法后的反省

为了使疾病彻底治愈，我除了平时实行少食疗法和练习健身体操外，在大学一年级时，还利用暑假和春假，到甲田医院住院，实行四次断食疗法，每次 3 ～ 4 天。

通过断食疗法的亲身体验，使我真正懂得，平时饱食、过食，内脏得不到应有的休息，身体具有的自然治愈力和净化解毒作用就不能充分发挥，不仅疾病难以痊愈，而且体质会越来越差。而通过少食或断食疗法，使体内停滞蓄积的陈旧废物和毒素逐渐排出，身体的自然治愈力就会大大增强，体质就会得到根本改善。

同时，我开始认识到，自己经常感到疲劳，不仅仅是因为肾炎的影响，还有饱食、过食的危害。如果不改变饱食、过食的不良饮食习惯，那么，无论怎么安静休息，恐怕也难以真正消除疲劳。

自从认识到这些道理后，我克服了饱食、过食的毛病，严格地实行少食疗法，身体状况逐渐改善。现在，在大学里，即使和同学们一样地活动，也不感到疲劳，而且，每次尿液检查，都没有发现多大问题。

当然，实行断食疗法也有一定的局限性，它不仅容易引起难忍的饥饿感，而且，时间过长会造成体力下降等不良后果。也就是说，它只能作为一种应急措施，不能作为长期实行的治疗方法。但是，如果实行生菜食疗法，就可避免这些缺点。因此，我迫切期望能尽快实行生菜食疗法。

3. 实行生菜食疗法

通过前一阶段的饮食调养，我的胃肠功能明显增强，终于具备了实行生菜食疗法的资格。从大学二年级的暑假开始，我连续实行了 8 个月的生菜食疗法。每天早上仅吃生菜叶泥，中午和晚上除生菜叶泥外，还有擦碎的生萝卜末、胡萝卜末、山芋末和研碎的生糙米粉。调味品仅仅用少量的食盐。

开始的时候，因为生菜的纤维较难消化，所以，要用绞馅器将其绞碎。但是，逐渐习惯以后，许多蔬菜，即使不绞碎也没关系。8个月期间，我不仅上学时用饭盒带着这样的生菜食，即使到小饭馆吃饭，也不吃熟食，只喝些生西红柿汁等饮料。虽说这样的生活非常麻烦，但是，在家长和同学们的大力支持下，我还是克服了种种困难，顺利地坚持下来了。

我原来还担心自己难以抵御熟食的诱惑，然而，实际上并非如此，没过多长时间，我就觉得生菜食甘甜可口了，好像忘掉了熟食的味道。

另外，我之所以能顺利地实行生菜食疗法，也与妹妹的配合密不可分。因为妹妹和我一样，也患有慢性肾炎，所以，她主动要求和我一起实行生菜食疗法。每次吃饭的时候，我们姐妹二人，洗菜、切菜、绞菜泥、秤分量，分工合作，一会儿就准备好了。特别是我们两个人都吃生菜食，消除了精神上的种种压力，即使和吃普通饮食的双亲在一个餐桌上吃饭，也毫无凄惨的感觉。

4. 生菜食的功效

通过实行生菜食疗法，我的体质确实大为改善。前3个月，尽管体重逐渐减轻，但自己却觉得身体变得轻快舒畅。到第4个月，不仅体重不再下降了，而且，觉得精力更加充沛，即使和其他同学一样参加各种活动（过于激烈的运动除外），尿液检查也未发现异常。

因为每天摄取的营养热量很低，所以，在开始实行生菜食那年冬天，难免觉得身体怕冷。但是，自那以后，却不爱感冒了。尤其是到第2年，无论是夏天在有冷气的屋子里，还是在冬天，都不再怕冷了。

另外，通过实行生菜食疗法，我粗糙的皮肤也变得光滑润泽了，原来常有的头痛、腹痛等毛病也消除了。

现在，我结束生菜食生活已经两年了。但是，我永远不会忘记生菜食给自己带来的恩惠。

八、少食、断食治愈支气管哮喘

（兵库县市　岛弘子　60岁）

1. 痛苦欲绝的哮喘发作

我从20岁左右起，就患过敏性皮炎。每到春暖花开的时候，身上就出现许多像汗疹一样的疹子，奇痒难忍，皮肤经常被抓得鲜血直流。

到37岁时，又患了过敏性哮喘。哮喘发作时，喉中吱吱作响，胸闷发憋，呼吸困难。起初，发作症状较轻，次数较少，有明显的发病季节，用异丙肾上腺素（支气管扩张药）喷雾吸入，就可立即缓解，一瓶药可以使用一年左右。但是，后来，发作越来越频繁，几乎没有什么季节界限，一年四季，随时都可发作，而且，症状也逐渐加重，好像喷雾的药剂也不太管用，一瓶药用两天就完了。

50岁以后，病情更加严重，小发作几乎每天不断，大发作一周左右一次，体力极度衰弱，整天卧床难起。病情稍微缓解时，能够慢慢地爬着上楼道的厕所，但半道上必须使用两次药物，否则就难以返回家来。哮喘大发作时，简直痛不堪言，就像立即要死亡一般。多年来，为了控制哮喘发作，恢复健康，我到处求医治疗，用过各种各样的方法，打针吃药不计其数，但都没有收到满意的效果。这不能不使我感到悲观失望。

2. 开始实行少食疗法

三年前（1977年），正当我觉得走投无路的时候，一个偶然的机会，看到了甲田先生的大作《断食疗法的科学》，使我认识了甲田先生，改变了我的命运。

读了甲田先生的大作，使我看到了前途和希望，产生了战胜疾病的勇气和信心。我立刻写信向甲田先生求助。先生很快回信，热情地向我伸出了援助之手，连医院所在的位置，都画了详细的地图，使我非常感动。

1977年10月20日，我第一次跨进了甲田医院的大门，亲自接受了甲田先生的诊疗。甲田先生让我首先在家里实行以糙米菜食为主的少食疗法，具体的饮食内容如下：

早餐：生菜汁 180 毫升。

午餐：糙米稠粥 1 碗；

豆腐半块（200 克）；

芝麻末 1 匙；

海带末 1 匙。

晚餐：与午餐相同，另加橘子半个。

开始的时候，我的决心还很大，能够严格地按照先生的要求去做。在橘子大量上市的季节，每天看着那诱人的金黄色橘子，我也尽量克制自己，从不多吃一口。在饥饿难忍的时候，也不轻易增加食量，尽管面前放着可口的鸡素烧等食物，我也只是以水充饥。这样，坚持了将近一个月，就见到成效。哮喘发作的程度大大减轻了，发作的次数减少了，因此，药物的用量也减少了一半。

但是，随着时间的发展和病情的好转，自我约束的力量逐渐减弱了，饮食量不知不觉地增多起来。工作忙而感到饥饿时，就随便加吃零食。没事的时候，也经常和孙子一起吃点心。吃饭的时候，作为丈夫下酒菜的花生米等，我也大量吃起来。晚上算账，睡觉较晚时，总要加吃夜餐，150 克或 200 克一袋的饼干、锅巴等，不吃完绝不罢休。以后，连糙米粥也不喝了，改成了吃面条和米饭。这样，终于因饮食过多，导致病情加重，即使大量服药，也不见好转。

虽然自己十分清楚病情加重的原因，但却难以控制强烈的食欲，因此，最后只好决定到甲田医院住院治疗。

3. 住院治疗的情况

从 1978 年 9 月 16 日到 11 月 30 日，我到甲田医院住院 76 天。在这期间，停服了一切药物，仅仅实行少食和断食等疗法。具体情况如下：

（1）少食疗法

早餐：废除早餐。

午餐：糙米米汤 1 碗；

梅干1个；

芝麻末1匙；

海带末1匙。

晚餐：与午餐相同。

（2）其他疗法

住院期间，在实行上述少食疗法的基础上，我又先后实行两次断食疗法，每次两天。另外，每天还坚持实行西氏健康法的六大法则以及温冷浴和裸体疗法。

（3）病情变化

从实行少食疗法第四天起，胸闷憋气等哮喘症状就消失了。第九天，排出大量泥沙样宿便。以后，痰量逐渐减少，皮肤湿疹基本消退，身体觉得非常轻快，即使快速行走也不再喘促气短。

10月8～9日，实行第一次断食疗法时，曾引起哮喘陡然发作，彻夜难眠，皮肤湿疹又加重，持续了一周左右，才逐渐消失。但11月8～9日，实行第二次断食疗法时，却非常顺利，没有发生任何反应。

这样，经过76天的住院治疗，虽然什么药物也没有使用，哮喘却很好地得到控制，而且自觉体力增强，精神爽快，真是喜出望外。

（4）体重变化

入院时，我的体重为38公斤（身高141厘米）。实行少食疗法21天后，体重降为36公斤。第一次断食后，降为31公斤。第二次断食前，体重恢复到36公斤，断食后，又降为33.5公斤。出院时，体重为35公斤，比入院时减少了3公斤。

4. 出院后的少食生活

1978年11月30日出院后，为了巩固疗效，遵照甲田先生的嘱咐，我继续实行少食、断食等健康法。具体内容如下：

（1）废除早餐。

（2）实行完全的素食（为避免引起过敏）。

（3）每周断食一天。

（4）每天吃的糙米量不超过 100 克。

（5）每天喝生水和柿叶茶水 500 ～ 1000 毫升。

每天的食谱如下：

早上：喝生菜汁 180 毫升。

午餐：半稠的糙米稀粥 1 碗（用糙米 50 克）；
豆腐 200 克；
芝麻末 5 克；
海带末 2.5 克；
梅干 1 个。

晚餐：与午餐相同。

实行上述疗法 3 个月后（1979 年 2 月末），我觉得身体状况很好，就开始恢复正常工作。因为住院期间拉下了许多事情，再加上 3 月份是经济决算月，所以，工作极为繁忙，连睡觉的时间都很少。尽管如此，我的哮喘毛病却一次也没有发作。

到 1979 年 8 月末（出院后 9 个月），可能由于饮食不慎，我又觉得有些胸闷喘憋，甲田先生诊察后，让我在家里实行断食疗法。他每天早晚用电话询问我的病情，进行断食指导。这样，从 9 月 3 日至 6 日，连续断食 4 天。9 月 7 日，喝一天稀粥。9 月 8 日至 10 日，又断食三天。经过这样的连续断食，哮喘症状很快消失。

病情的反复，使我更加认识到严格实行少食疗法的重要性。因此，从 1980 年 3 月 21 日至 4 月 30 日，我毅然减去了上述食谱中的豆腐。虽然营养减少了，但身体却感到非常舒服，血液化验未发现任何异常，体重也没有下降。

自那以后，哮喘再未发作。今年（1981 年）7 月的梅雨季节，虽然阴雨连绵，但我却觉得身体爽快，毫无胸闷发憋的感觉，好像已把哮喘的事忘掉了。

5. 少食疗法的卓越效果

通过近 4 年的少食生活，我的身体状况确实得到极大的改善，主要表现在以下几个方面：

（1）持续20多年的顽固性哮喘病痊愈了。

（2）近40年的过敏性皮炎治愈了。

（3）体力得到增强，自觉身体轻快，疲劳感大为减轻。

（4）睡眠情况得到改善，睡眠时间缩短了。

（5）大便通调，以前常有的便秘、腹泻等毛病消失了。

（6）患感冒的次数明显减少，即使感冒，也能很快痊愈。

（7）肩背酸沉的现象大大减轻了。以前，因肩背酸沉严重，经常接受按摩和理疗。但自实行少食疗法后，肩背酸沉逐渐减轻，就停止了按摩和理疗。

（8）抗寒能力增强了。以前，自己非常怕冷，每到冬天，即使穿得很多，还总要用两个热敷灵暖在腰部。但是，今年冬天，一次也没有使用，也不觉得寒冷。

（9）白发逐渐变黑了。

6. 几点体会

以前，自己的疾病反复不愈，只知道大量服用药物，从来不考虑饮食生活的影响。但是，通过在甲田医院住院，每天聆听先生的讲演，又亲身试验了少食疗法的惊人功效，才使我对自己长期饱食的不良习惯进行了深刻的反省，充分认识到饱食是导致哮喘发作的重要原因，少食是治疗哮喘的最好方法。现在，我完全相信，无论多么顽固的哮喘，只要在日常生活中，坚持实行少食疗法，就一定能斩断病根。如果不注意节制饮食，很轻的哮喘病，也会逐渐加重，即使应用多么贵重的药物，也难以获得令人满意的效果。

哮喘病是一种缠绵难愈的慢性病，无论使用什么治疗方法，都要考虑经费问题。但是，如果实行少食疗法，就不仅不会增加经济负担，反而会大大节约生活费用。从这一点来说，也是其他疗法无法与之比拟的。

另外，大概是由于长期哮喘病折磨的缘故，我越来越珍惜新鲜的空气。现在，每天早上一起床，我就打开窗户，做深呼吸运动，让清新的空气充满体内。而且，由于哮喘病的痊愈，也使我真正体会到了新鲜空气的“美味”。因此，我永远不会忘记使我战胜疾病、获得健康的少食疗法，更不会忘记使我走上少食健康道路的甲田先生。

九、断食和生菜食治疗过敏性皮炎

（高屿成子 29岁）

1. 我的病历

我出生于京都市内，从小身体虚弱，经常因扁桃体炎而发高热。一发热，母亲就带我到附近的医院去看病，不是打针、吃药，就是输液治疗。这样的情况，至今还记忆犹新。

上小学后，身体又添了个烦人的毛病。每次吃肉、鱼、鸡蛋后，就像预定好似的，全身立刻出现一团一团的疹块，高出皮肤，奇痒难忍。当时，正好父亲有一位朋友是皮肤科医生，于是就求他诊治。每天服用大量药物，持续治疗一年半之久，病情才稍有缓解。

因为我的父母都参加工作，很少有时间料理家务，所以，我从小就不得不帮助父母干些力所能及的家务活。但是，从小学六年级起，可能是由于经常使用肥皂、洗衣粉等洗衣服的原因，使双手皮肤过敏，变得异常粗糙，还常发生脱皮、皲裂，甚至红肿、出血、疼痛，被医生称为“主妇性湿疹”。尤其是到了冬天，症状更加严重。由于双手粗糙难看，以致在众人面前总是不好意思伸出手来。这样的情况，至今也历历在目。

为治疗这样的“湿疹”，有名的皮肤科医院几乎都走遍了，但是，都没有好的治法。多数的医生只是建议我少洗衣服，或在洗衣服时戴上手套，或不用碱性洗涤剂等。即使给些软膏外涂，也不太见效。因此，使我逐渐丧失了治疗的信心。

2. 不良的饮食习惯

我从小爱吃零食，尤其是偏嗜甜食。经常到商店买甜的点心，饱饱地吃上一肚，以致不能照常吃饭，身体也显得偏胖。

到了高中2年级时，觉得肥胖影响体型美，于是就盲目减肥，严格限制饮食摄取量，每天基本上不端碗吃饭，仅吃一两块西式点心，就熬一天。结果，造成了神经性厌食症，健康受到极大损害。

然而，高中毕业，参加工作后，我又一反常态，从少食、拒食，转变为拼命地大食、饱食。结果，同样严重损害了健康。现在回想起来，当时的行为实在愚蠢，应当进行深刻的反省。

3. 实行断食与生菜食疗法

也许是长期大食、饱食的原因，体质更加恶化。双手粗糙、皲裂的现象时常加重，冬天洗衣服时，极为痛苦。而且，便秘的情况也越来越重，还经常感到头晕、头痛，工作没有耐力。在公司里上班，一到下午，就疲劳不堪，简直难以坚持。回到家里，浑身就像瘫了一样，什么也不想干。有时甚至连饭都顾不上吃，必须先躺下休息一会儿。

这样的情况越来越重，直接影响到工作和生活，才引起我的不安，使我不得不认真地对待，不得不设法寻找改善体质的根本方法。

为此，我访问了不少名医，翻阅了大量的医学资料。1985年夏天，终于在图书馆里看到了甲田先生的大作。从先生的著作中，第一次得知断食、少食和生菜食疗法是根治疑难病症、改善体质、增进健康的秘法。于是，我下定决心，要亲自尝试一下这些疗法。

1985年12月7日，我满怀希望，首次跨入了甲田医院的大门。甲田先生根据我的病情，首先让我减少食量，在家里食用糙米菜食，主要内容就是生菜汁、糙米饭、豆腐和水煮蔬菜。然而，因为我平时饭量特别大，很难遵守先生所规定的饮食量，所以，饮食经常超量。

尤其是出差在外时，见到满桌的美味佳肴，就馋得直流口水，难免失去控制，吃得过多。这样，经过一段时间，自己觉得实在难以实行，就毅然决定停止工作，到甲田医院住院治疗。

从1986年5月1日起，到6月30日止，我在甲田医院整整住院两个月，实行了断食和生菜食等严格的饮食疗法。

第一次断食时间为4天，第二次为5天，断食种类均为清汤断食法。第三次为琼脂断食法，时间为3天。

前两次实行断食疗法，肠子排空后，自己感到阵阵恶心，十分不安。后来，听甲田先生解释，才知道这是由于肠子某处发生轻度粘连和狭窄所致。为了防止肠粘连，因此，第三次实行断食疗法时，特意将清汤断食法改成了琼脂断食法。果然，实行琼脂断食法后，感觉非常舒服，没有发生恶心的现象。

通过实行3次断食疗法，使肠道停滞瘀积的“宿便”大量排泄。特别是第二次实行断食疗法时，每天都排出两大盆恶臭的稀便，令人吃惊。而且，在每次“宿便”即将排出时，都出现明显的头痛、肩背酸沉、脚踝疼痛、咽痛、恶心等症状，而“宿便”排出后，这些症状就立即消失，真是不可思议。

听甲田先生说，这就是断食引起的身体反应。也就是说，只有通过这些症状的出现，才能使体内原有的病变得到治疗。因此，在断食过程中，每当出现这些痛苦的症状时，我都感到由衷的高兴，对其寄予极大的希望，认为这是驱除病魔、恢复健康的良好迹象。

为了进一步增强疗效，改善体质，从6月17日起，甲田先生又让我实行生菜食疗法。

实行生菜食疗法后，从第四天起，就显出了效果。双手的皮肤逐渐变得柔润细腻，有了光泽。原来的脱皮等现象也很快痊愈了。这简直就像变魔术一般，令人难以相信。看到这样的情况，喜悦的心情真是无法形容。有时甚至高兴得难以入睡。

这样，在甲田医院实行生菜食疗法到6月30日。出院以后，又在家里坚持实行了一段时间。结果，多年烦恼的双手过敏性皮炎彻底痊愈了，再也不需要服用抗过敏药物了。而且，更使我兴奋的是，面部满布的雀斑也一扫而光了。

另外，到甲田医院住院治疗以前，身体非常怕冷。每到冬天，晚上睡觉时，如果不穿袜子，双脚就整夜暖不热，冻得彻夜难眠；外出时，除穿厚厚的内衣外，还必须套上大衣；在厨房做饭时，稍微时间一长，双脚就冻得受不了。

但是，自实行生菜食疗法后，怕冷的现象也彻底消失了。寒冷的冬天，即使晚上不穿袜子睡觉，脚也觉得很温暖，能很好地睡眠；外出时，即使不穿大衣，仅仅穿两件单衣，也不感到冷；在厨房里做饭，待多长时间，也没有关系。

通过断食和生菜食疗法的亲身体验，我不得不佩服其神奇的功效。然而，时至今日，现代医学对如此神效的疗法却视而不见，真是十分遗憾。因此，我决心尽最大的努力，将自己的体验公之于众，让更多的患者能早日受益。

十、断食、少食，老而益壮

（芦屋市 池田庄三 80岁）

到1990年3月3日，我已经度过了整整80个春秋。现在，又满怀信心地向90岁高峰迈进。此时此刻，真是感慨万千。

我的寿命已经超过了自己的双亲，而且，身体至今还非常结实，就像年轻时候一样，感到精力十分充沛，一点衰老的感觉都没有。那么，为什么我能如此健康长寿呢？仔细地考虑这一问题，使我深深地感到，从幼小时起，到独立生活为止，在与父母一起生活的20年中，逐渐形成的艰苦简朴的生活方式，是我健康长寿的基础，而这16年来，坚持实行少食健康法和断食疗法，则是使健康长寿得以实现的关键。因此，我能健康地活到今天，不仅要真诚地感谢自己的双亲，而且还要衷心地感谢使我走上少食道路的甲田光雄先生。

我的父亲虽然是一位农村警察署署长，但却始终将艰苦简朴作为生活的座右铭。他意志坚强，办事严肃认真，对我们兄弟四人的教养也极为严格。因此，虽然父亲没有什么高的学历，可是，我们弟兄四人却都受到了高等教育。

当时，父亲每月的薪水本来就不多，还要供给四个孩子上旧制的高中和大学，可想而知，我家的经济状况是很紧张的。因此，每到放假时，有钱家的孩子，都可以到全国各地尽情地游玩，而我却只能待在家里自习。

由于家庭经济紧张，所以，饮食生活也相当简朴。现在大部分的日本国民，每天都过着饱食、美食的饮食生活。这和我的童年相比，简直是天壤之别。我小的时候，几乎没有吃过点心、糖块等零食。幸亏这样，才使我直至80岁，牙齿还非常坚固，一个龋齿也没有。因此可以说，少年时期简朴的饮食生活，对保证健康长寿是十分有利的。

不仅饮食生活简朴，穿衣方面也是如此。记得上高中时，我穿着哥哥穿过的肥大的旧制服，戴着哥哥的旧帽子，经常惹得同学哄堂大笑，真感到难为情。然而，从小养成的这种衣着简朴的习惯，对保证中年以后的健康起了重要作用。我的耐寒能力特别强，即使到寒冬腊月，也不穿毛衣或棉衣，经常是只穿一件半袖衫，也不感到寒冷。

在上高中时，每到假期，我就回到农村。当时，父亲已经退职，返回故乡，以种菜园为业，于是我就每天帮助父亲种菜。那时学会的种菜技术，也使我后来受益不浅。现在，我家每天吃的新鲜蔬菜，都是自己亲手种的，喝的生菜汁，也是自己做的。这对保证自己的身体健康也发挥了不可低估的作用。

另外，回顾自己一生的坎坷经历，我还深深地体会到，小时候养成艰苦简朴的生活习惯固不可缺，而终生保持这一习惯，更为重要。如果丢掉这一习惯，就不可避免地要走弯路。自己在这方面，就有过深刻的教训。

在第二次世界大战结束后，随着国民经济的迅速发展，人们的生活水平逐渐提高，饮食生活也起了很大变化。过去的传统饮食渐渐被欧美式的饮食所取代，肉食、含酒精的饮料、添加大量砂糖制作的甜点心等，在全国城乡到处泛滥，几乎所有的人都难以抵御这种现代饮食的诱惑，每天过着饱食、美食、邪食的生活。当时，我也和其他人一样，一时竟被“幸福生活”冲昏了头脑，整天沉溺于所谓的“现代饮食文化”之中。结果，没过多久，就导致了胃溃疡、齿槽脓肿、脱发等灾难性的病症发生，而且，服用各种所谓的特效药物，病情也不见好转。这可以说是大自然给予我的严重警告，也可以说是自己丢掉简朴的饮食传统、追求奢侈的饮食生活而遭到的报应。

由于多种疾病的长期折磨，使自己不得不进行认真的反思。通过反思，我下定决心，纠正错误的饮食方法，并开始研究和实践各种健康方法。

多年来，我买了许多关于保健养生的书籍，学习和实践过各种各样的健康法，但是，其中对我吸引力最大的就是生菜汁健康法和糙米食健康法。

通过实行这些方法，我的身体状况逐渐得到改善。在我的影响下，妻子也实行这样的方法，结果，长期烦恼的怕冷症、失眠、焦虑、疲乏等症状，也不可思议地消失了，变得格外精神起来。正因为这样，喝生菜汁和吃糙米饭就成了我们家的家风，连孩子们也和我们一样，每天喝生菜汁和吃糙米饭。

然而，尽管如此，随着年龄的增加，一些老年性的病变还是不断袭来。为了治疗老年性疾患，并进一步延缓衰老，我又向健康法的尖端挑战，开始实践少食健康法和断食疗法。

最初实行断食疗法，是16年前的事。当时，我患有老年性腹股沟疝，症状越来越重，十分痛苦，到西医大医院去看，都是说除了做手术以外，没有其他的好办法。由于自己当时年事已高，不愿再受开刀之苦，所以，就对断食疗法产生了极大的兴趣。经过反复考虑，终于抱着无论如何试一试的想法，叩开了甲田医院的大门。

甲田光雄先生是研究断食疗法的专家，许多刊物上经常报道先生的事迹，宣传断食疗法的非凡效果。这些我以前也非常了解。但是，要真正亲身实践，还难免有点紧张。不过，为了治疗苦恼的腹股沟疝，我还是横下心来，在甲田医院实行断食疗法。结果，出乎意料的是，实行断食疗法并不像自己以前想象的那样困难，一周的断食，很顺利地就结束了。

通过那次断食，使我的饮食观念和饮食习惯有了彻底的转变。以前，只知道吃糙米饭对健康有益，并不知道糙米饭吃多了也有害处，所以，一天竟吃四顿糙米饭（早餐、午餐、晚餐、夜餐），而且，每顿都吃得很多。但是，通过那次住院，使我真正懂得，无论什么“保健食物”，吃得过多，都难以达到真正的健康。

那次断食疗法结束，要出院的时候，甲田先生用红纸写了一句“向百岁青年的目标努力”的临别赠言，亲手交给了我。这是对我的极大鼓励和鞭策。以后，为纪念我出院的日子，每年3月15日，我都要带着这珍贵的临别赠言，到甲田医院拜访，让先生和患者们检验一下我的健康状况。

从出院以后，我时刻记着甲田先生嘱咐，一步一步走上了少食的道路，逐渐把一日四餐改为一日两餐，取消了早餐和夜餐，一日的饮食量降到了以前的一半以下。随着饮食量的逐渐减少，我惊奇地感觉到，自己的身体状况越来越好。因此，使我更加确信，只有少食才是健康长寿的秘诀。

数年以后，我的身体已经完全适应了少食的生活，于是，又把一日两餐改为一日一餐，也就是每天只吃一顿晚餐。而且，晚餐的饮食量，也不比一般人吃的多。饮食内容也很简单，主食是糙米饭，副食以蔬菜为主，基本上没有肉食。除此之外，我每周还要断食一天。

也许有人会问，每天吃这么点东西，身体还能有劲吗？还能和平常一样干活吗？事实是最好的回答。通过这样的少食，我更觉得浑身是劲，干起活来格外轻松，参加一般的劳动，几乎不知道疲倦。

即使这样少食，我还经常走山路，一走就是20～30公里。许多人认为肚子一饿就走不动了。但是，我却没有遇到这样的情况，即使空着肚子，精力也丝毫不减，走20～30公里，一点也不觉疲乏。这是我的亲身体会。有时，我连续24小时不吃任何食物，仍然要走20～30公里山路。许多朋友看到这样的情景，都惊叹不已，不时地向我投来敬佩的目光。

经过多年的努力，我逐渐养成了少食的习惯。而这种习惯形成以后，少食就成为一种非常快乐的事情，无须特意努力，就能够很自然地实行。因此，我体会到，只要在少食的道路上，一步一步循序渐进，就能获得成功。

那么，实行这样的少食生活，真的不会发生营养缺乏吗？说实在话，起初我对此也有点担心。为此，我每年都要和妻子一起到成人病研究中心进行体格检查，化验血液、尿液等。然而，每次把检查结果给甲田先生看，先生都是肯定地说："一点问题都没有。"这样，我才算真正放心了。

今年春天，为庆贺自己的80岁大寿，我特意到加拿大靠近北极圈的耶洛奈夫观看北极光。在这次旅游中，我一点肉食、面包、点心都没吃，每天仅仅吃点蔬菜。然而，即使这样，也感到精力充沛。能在零下二三十度的寒冷的夜晚，一直站着观看。同行的朋友们，无不感到吃惊。

今后，我决心继续坚持少食健康法，像登山一样，朝着健康长寿的高峰不断攀登。同时，我也愿意将自己16年来实行断食、少食健康法的体会介绍给大家，特别是介绍给那些长期受病痛折磨的人们，让更多的人能够得到少食健康法和断食疗法的恩惠。

十一、断食和生菜食对体力的影响

（武库川女子大学教授 清水毅）

我是在大学专门从事保健体育工作的。由于自己曾经亲身体验过营养不良的滋味，所以一向对营养问题极为重视。

在第二次世界大战结束后的1945年至1948年的3年间，我在东京工作。当时，国内粮食极度短缺，东京实行粮食限量供给，自己的饭量较大，每天供应的粮食连半饱都难以达到，经常处于饥饿状态，最后导致营养不良。身体异常消瘦，两腿细得像麻秆一样，难以坚持正常的体育工作。没有办法，只好返回老家。虽然老家的粮食也很紧张，但土豆却比较多。我每天以土豆为主食，才逐渐恢复了健康。

由于这样的体验，使我自然而然地认为，要想身体健壮，要想使运动成绩提高，就必须摄取足够的营养。

然而，随着岁月的流逝，我的传统观念却逐渐发生了动摇，最后竟彻底改变了原来的看法。那么，为什么会发生这样的事情呢？这还得从我妻子的经历说起。

我的妻子（清水富美子）原来虽然身体肥胖，但体质很差。为了改善体质，她从 1978 年起，在甲田先生的指导下，开始实行少食、断食以及生菜食健康法，每天摄取的热量逐渐减少。当时，我感到十分担心，心想：这样少的饮食，能使身体健康吗？不会造成营养不良吗？

但是，事实证明，我的担心完全是多余的。自实行少食和生菜食健康法后，妻子的身体越来越好，特别是在实行第三次生菜食期间（1987 年 12 月 15 日～ 1988 年 12 月 14 日），参加神户市定期举行的六甲山登山比赛，竟然取得了意想不到的好成绩。这使我感到十分惊讶，所以，不得不对自己以前的认识进行反思。

下面具体介绍一下我妻子实行断食、少食和生菜食健康法前后的情况，供大家参考。

1. 实行少食健康法的原因

我的妻子诞生于 1928 年，今年已经 60 岁。她自幼性格内向，沉默寡言，可能是因为运动神经“发育不良”，所以特别不爱运动。由于活动较少，她一向身体较胖，结婚的时候，她的胳膊足有我的大腿粗，体重达 57 公斤（身高 153 厘米）。

一般人认为，身体肥胖是营养充足的表现。然而，肥胖的身体却成了我妻子的严重负担。由于膝关节长期负重，导致左膝关节疼痛，走起路来一瘸一拐，非常费劲。每当我看到妻子一瘸一拐走路的样子，就不由得为她发愁，心想：这样的身体，将来怎么办呢？

为了治疗关节疼痛，妻子四处求医，试用了各种各样的方法，吃了不少药物，但都不见好转。直到 1978 年，才有幸接受甲田先生的治疗。在甲田先生的指导下，我妻子开始实行少食、断食以及生菜食健康法。

最初实行的是糙米菜食的少食法，每天摄取的热量约 1200 千卡（5021 千焦耳）。这样的生活，仅仅过了两个月左右，左膝关节疼痛就彻底消失了。对此，妻子感到非常高兴，于是就一直坚持这样的少食生活。

从1980年起，妻子又在实行少食健康法的基础上，开始实行一日断食法，每周一次。进而，从1981年1月起，到1984年1月，又连续三年坚持实行生菜食健康法。这样，她的身体变得格外健康起来，简直就像变了一个人一样。

在实行生菜食生活以前，她的体重为43.5公斤，但实行生菜食生活后，不到5个月时间，体重就下降至35公斤，减少了8.5公斤，瘦得皮包骨头，看起来实在可怜。当时，我真怕她的身体垮掉。然而，5个月以后，尽管每天还是同样的饮食量，她的体重却逐渐回升。到生菜食生活结束的1984年1月时，体重竟上升到46.7公斤，比开始实行生菜食时的体重还多了3公斤。

2. 为参加登山比赛实行超低热量饮食

1984年1月以后，妻子曾一度恢复了糙米菜食的生活。但是，从1985年5月15日起，到1986年5月14日，又实行了一年的生菜食生活。这是她第二次实行生菜食生活。这次造成的体重下降，没有第一次那样明显。这可能是由于妻子的身体已经适应了生菜食的缘故。据甲田先生说，实行生菜食生活的人，基本上都有这样的规律，随着实行生菜食次数的增多，体重减少的幅度就会相应地缩小。

从1987年12月15日，到1988年12月14日，我妻子又实行了第三次生菜食生活。在这次实行生菜食生活中，妻子不仅详细地记录了每天的饮食情况（包括蛋白质、脂肪、糖类等营养素的摄取量，一日摄取的总热量等），而且，还测定和计算了身体消费热量的情况。结果表明，每天摄取的热量显然比身体消费的热量要少得多。从理论上讲，消费热量多，摄取热量少，就会引起身体消瘦，体重下降，但是，实际结果却是体重降而复升，这实在令人难以理解。

在第三次实行生菜食过程中，妻子为了参加每年11月23日举行的六甲山登山比赛，在比赛前一周，更加严格地控制了饮食量。她首先实行了两天的断食，其余四天，每天摄取的热量仅 200 ～ 300 千卡（837 ～ 1255 千焦耳），可以说这是超低热量的饮食。由于这样的超低热量饮食，使体重降至 42 公斤。

3. 出乎意料的好成绩

参加六甲山登山比赛，要爬 56 公里的山路。这对于身体健康的年轻人来说，运动负荷量也是相当大的。

以前，妻子曾参加过两次这样的比赛。第一次是在 1986 年，用了 17 小时 20 分钟，总算摇摇晃晃地到达了终点。当时，妻子吃的饮食是普通的熟食。第二次是在 1987 年，登山时间为 14 小时 30 分钟。当时吃的饮食仍然是普通的熟食。

第三次是在实行生菜食过程中参加的。不仅平时实行生菜食，而且，在比赛前的一周内，还实行了两天的断食和四天的超低热量饮食。比赛当天的饮食，也仅仅是橘子、苹果、柿饼、梅干，一日摄取的热量仅为 383 千卡（1602 千焦耳）。这样少的饮食，却创造了优异的成绩，登山时间竟缩短为 12 小时，比第一次缩短了 5 个多小时，比第二次缩短了 2 个半小时，这真是令人难以置信的奇迹。

更令人惊奇的是，妻子跑完全程丝毫没有疲劳的感觉，她充满自信地说："跑最后的十几公里时，反而感到越来越轻松，如果没有终点限制，我还可以接着跑几十公里。"

那么，一个曾患过膝关节疼痛，年纪已至 60 岁的女性，每天吃生菜食，为什么能取得如此优异的运动成绩呢？从我长期从事体育工作的经验来看，其原因可能主要有以下几个方面：

（1）坚持 10 年之久的少食健康法，体质得到了明显改善。

（2）精神状态由消极阴沉变得积极开朗，意志更加坚强刚毅。

（3）比赛前夕，实行断食和超低热量饮食，清理胃肠，比赛当天，也吃得很少，身体轻松，有利于比赛。

（4）平常经常步行，增强了内脏和腰腿的功能。

（5）比赛时间正好在实行一年的生菜食生活期间。

当然，虽然不能仅仅凭这三次登山比赛的成绩对比，就简单地得出“生菜食比熟食优越”的结论，但是，从这里我们可以得到很多启示。

一般人总是认为，只有平时足吃饱喝，营养充足，才能增强体力，提高运动成绩。特别是在比赛前夕和比赛当天，更需要增加营养。而我妻子的情况却正好相反。她不仅平时吃得较少，而且比赛前夕还实行了断食，使体重减轻，看起来好像体力下降，而实际上体力却明显增强，所以使运动成绩得到提高。这样的事实，不能不引起体育工作者的重视。

另外，还有一个不可思议的现象。妻子在实行生菜食期间，定期进行血液检查。每次检查结果，都基本正常。但是，在比赛前夕实行断食时（1988 年 11 月 14 日）化验结果发现，GOT、GPT（肝功能检查项目）的值超出正常范围，医生认为是断食引起了肝功能异常。按常理说，这个时期，是一年中肝功能最差的时期，当然身体功能状况也不可能良好，但是，实际上她不仅充分耐受了繁重的运动负荷，而且还刷新了运动纪录。因此，对肝功能的正常值有必要进行深入的探讨。

4. 生菜食绝不是单纯的低热量饮食

现代营养学家认为，正常成人每天所需的热量，最起码应在 2000 千卡（8368 千焦耳）以上，若低于这一水平，就容易导致营养不良。如果依据这一标准来衡量，我妻子实行的生菜食，每天仅摄取 800 千卡（3347 千焦耳）热量，显然与身体需要的热量相差甚远，绝不可能坚持实行一两年之久。但是，事实却雄辩地证明，长期实行这样低热量饮食，不仅没有引起营养不良，反而使身体更加健康。如果造成营养不良的话，不可能在一两年内仍然坚持正常的工作和生活，更不可能参加像六甲山登山比赛这样的剧烈运动。这就不能不使人对生菜食刮目相看。

在第二次世界大战期间，曾有大量的日本人，因摄取的热量较低，导致营养不良，使结核病广为流行。目前，非洲各国粮食缺乏，也有许多灾民发生营养不良，甚至有不少人因饥饿而丧生。而我妻子长期吃低热量饮食，却非常健康，这难道不是生菜食的功劳吗？

最近，社会上广泛流行着一种减肥饮食，它是以吃蔬菜和海藻为主，配合少量的小麦饭和糙米饭。吃这种减肥饮食，虽然摄取的热量与生菜食差不多，但因为它为熟食，营养价值难以与生菜食相比，长期食用，恐怕有导致营养不良的危险。

还有的人为了减肥，限制饮食热量，就干脆不吃其他食物，仅吃少量的面包或面条。长期吃这样单调的饮食，无疑也会造成多种营养素缺乏，危害身体健康。

然而，长期实行生菜食，并未造成营养不良，而且可以坚持正常的工作，充分说明了生菜食与现代营养学家所说的单纯的低热量饮食不同，它必然蕴藏着人们尚未发现的许多秘密。因此，运用现代科学手段，对生菜食进行深入细致的研究，揭开其健身强体的秘密，是摆在我们科学工作者面前光荣而艰巨的任务。

编译附注

一、热量单位换算

营养学上所说的热量（或称热能）是指饮食中潜在的能量，在体内经过氧化后，放出供给身体活动所需的热能。

过去，营养学上常用的热量单位是“千卡”。现在，国际上逐渐改用“千焦耳”为热量单位。为使用和交流方便，现将两种表示热量单位的换算方法介绍如下：

1 千卡 ≈4.184 千焦耳；

1000 千卡 ≈4184 千焦耳。

1 千焦耳 ≈0.239 千卡；

1000 千焦耳 ≈239 千卡。

如每 1 克糖或蛋白质在体内氧化放出的热量约为 4 千卡，换算成千焦耳即为 16.7 千焦耳;1 克脂肪放出的热量为 9 千卡，换算成千焦耳即为 37.7 千焦耳。

如某人每日从饮食中摄取 10042 千焦耳的热量，换算成千卡即为 2400 千卡。

二、血压测量单位换算

目前，为适应国际间科学技术交流的需要，许多科技领域的计量单位都使用了国际单位制，在医疗卫生领域内，血压测量单位也由原来的毫米汞柱（mmHg）改为千帕（kPa）。为方便患者，现将其换算关系介绍如下：

1mmHg≈0.133kPa;

1kPa≈7.5mmHg。

如测得血压为 165/90mmHg，换算成千帕，即为 165×0.133/90×0.133≈22/12kPa.

若测得血压为 18/12kPa，换算成毫米汞柱，即为 18×7.5/12×7.5≈135/90 毫米汞柱。

另外，还有一种将毫米汞柱快速换算为千帕的方法，就是凡测得血压的毫米汞柱值，能被 30 整除的，以其商乘以 4，即为千帕值。若有余数，逢 10 再加 1.33，逢 1 再加 0.13。

如将 120 毫米汞柱换算成千帕，即为 120 ÷ 30×4≈16kPa。

若将 160 毫米汞柱换算为千帕，用 160 ÷ 30，得到的整数商为 5，余数为 10。先以 5×4=20；再根据逢 10 加的规律，以 20+1.33，就求出 160 毫米汞柱 ≈21.33kPa。

三、保健益寿饮料——柿叶茶

柿叶茶就是用柿树叶子加工制作的茶叶，被誉为益寿保健佳品。实行少食、断食和生菜食疗法过程中，要求每天坚持饮用柿叶茶水。因此，现将柿叶茶的功效、制作和饮用方法简要介绍如下：

1. 柿叶茶的功效

柿叶茶中含有黄酮甙、鞣质、酚类、树脂、香豆精类化合物、还原糖、多糖、挥发油、有机酸、叶绿素、胡萝卜素等多种成分，特别是还有大量的维生素 C。据有关研究证明，每 100 克柿叶中，维生素 C 含量高达 600 ～ 800 毫克。这一含量，在整个蔬菜、水果等食物中，可以说处于遥遥领先的地位，即使许多号称维生素 C 含量较多的食物，与它相比，也会大为失色。如它的维生素 C 含量，是绿茶的 3 ～ 4 倍，青椒、海带的 2 ～ 3 倍，菠菜的 6 ～ 10 倍，芹菜的 30 倍左右，葡萄的 6 ～ 8 倍，柠檬的 15 ～ 20 倍，香蕉、桃子的 100 倍左右。

经常坚持饮用柿叶茶水，能使人体获得足够的天然维生素 C 和其他有益的物质，这对于维持人体正常新陈代谢和防病治病都具有十分重要的意义。如增加毛细血管的致密性，降低其渗透性和脆性，稳定和降低血压，增加冠状动脉血流量，刺激造血机能，增强人体的抗感染能力，延缓组织细胞的衰老过程，防治坏血病、动脉硬化、高脂血症，高血压、冠心病、脑出血、糖尿病、贫血、癌症、脱肛、各种急慢性传染病和感染性疾病（如扁桃体炎）等，还可以达到减肥的效果。

而且，柿叶茶属于弱酸性茶，与绿茶等碱性茶不同，其中不含咖啡因，即使多喝点也不会引起失眠等不良反应。

2. 柿叶茶的制作方法

在 6 ～ 10 月份采集柿叶。每天采集的时间最好在上午 11 点至下午 1 点，以保证其维生素 C 的含量。采回后，将其洗净，自然阴干（晴天时约需 2 天，阴雨天约需 3 天），再将每片柿叶沿中轴对折，把粗硬的主筋切掉。用刀把留下的部分横切为约 3 毫米宽的细叶丝。

烧一锅开水，放上蒸笼，待笼内充满蒸气后，抬下蒸笼，迅速将细叶丝铺入笼内（一般铺 3 厘米厚即可，不要铺得过厚），再放到锅上，盖好盖子，蒸 1 分钟后，卸去盖子，用扇子快速扇笼里的叶丝半分钟，使叶丝上的水蒸气散发。再盖上盖子蒸 1.5 分钟后，抬下蒸笼，把蒸好的柿叶丝摊在竹筐之类透气良好的容器内（不要用金属容器），放在通风处阴干（不要在太阳下曝晒）即成柿叶茶。

3. 柿叶茶的饮用方法

先取一撮柿叶茶丝，放入茶杯（不宜用金属杯）中，沏入开水，泡 10 ～ 15 分钟后，即可饮用（不要放置时间过长，以免使茶中的维生素 C 丧失）。每次放入的柿叶茶丝，可以沏好几遍，直到茶水几乎没有味道为止。

另外，也可以用干净的生水泡茶，但泡的时间要相对长些，一般需要泡 1.5 小时后再饮用。

平时每天可以饮用柿叶茶水 1 ～ 2 升。特别是在运动出汗后和患发热性疾病时，应及时饮用足量的柿叶茶水，以补充体内丧失的维生素 C。在实行断食或废除早餐时，饮用柿叶茶水更为必要。

还需要注意的是，在每次饮用柿叶茶 50 分钟内，最好不要再喝绿茶等碱性茶水，以免降低柿叶茶的功效。

四、触手疗法

触手疗法是西氏健康法之一，它主要是用经过一定合掌训练的手覆盖于病变部位，以达到治病目的。

1. 触手疗法的功效

用经过一定合掌训练而获得较强生物电的手，覆盖于病变部位，可以促进局部血液和淋巴液循环，改善新陈代谢，消除瘀血肿胀，缓解疼痛，并增强患病部位组织细胞的抗病能力，特别是白细胞的吞噬能力。因此，它可以治疗各种原因造成的局部瘀血肿痛，尤其是对于各种良性和恶性肿瘤，有显著的治疗效果。

另外，触手疗法一般是自我实行，因此，必须首先进行自我合掌训练。通过合掌训练，可以改善上肢（特别是手掌）的血液循环和神经功能，使手掌感觉灵敏。并能矫正脊椎弯曲歪斜，使身体左右对称，姿态端正，内脏功能协调，精神情绪稳定。

2. 具体实施方法

首先，施术者要合掌训练 40 分钟。两腿并拢，端正跪坐（也可盘坐），上身挺直，两手手指并拢，双掌在胸前相合，上举稍高过头，腕部与目同高，上臂与肩等齐，两前臂内侧宜轻轻相触，肘部保持水平，不得下垂，使前臂与上臂形成直角状态（参见图 17）。这样，一直坚持 40 分钟。注意在 40 分钟内，两掌要紧密相合，绝不可离开。

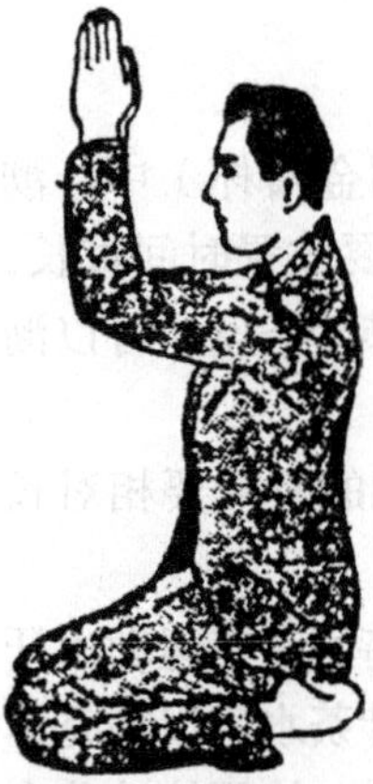
图 17　合掌训练

满 40 分钟后，将双手分开，缓缓垂下，微微抖动片刻，即可恢复自然。

一般来说，这样的合掌训练，一生中进行一次就可以。但是，有条件的话，也可重复进行，5 次、10 次都没关系。

经过 40 分钟合掌训练的手，就获得了施行触手疗法的资格。需要时，把这样的手覆盖于病变部位，一直持续 0.5 ～ 1 小时。

这一方法，基本上以自我实行为原则，就是说，自己首先经过合掌训练，在需要时，用自己的手覆盖于自己身体的病变部位，达到自我治疗的目的。

五、绑腿疗法

扎绑腿是民间早已使用的一种保健方法，它可以促进下肢静脉回流，防止因长途跋涉或长期站立等引起下肢瘀血肿胀。而本书中提到的绑腿疗法，实际上可以说是裹脚疗法，它是根据民间扎绑腿的原理而创制的一种特殊保健、治疗方法。长期坚持实行，不仅可以改善双脚、下肢乃至全身的血液循环，而且可以大大增强体质，提高人体对恶劣环境的适应能力和对疾病的抵御能力。

绑腿疗法的具体实施方法如下：

1. 先置备两条绑腿带。一般来说，绑腿带用布可选红白色相间的印花布，也可用白色的平纹布。每条绑腿带长约 5 米，宽约 0.14 米。当然，也可在商店购买现成的绑腿带。

2. 扎绑腿带前，首先进行毛细血管运动（参见图 2）。毛细血管运动结束后，要测量一次体温。然后，分别从双脚尖部开始扎绑腿带，直至脚腕部。绑扎时，要层层相接，不许露出脚部皮肤，而且，松紧要适度。

3. 双脚的绑腿带扎好后，将双腿伸直，抬高 30 ～ 40 厘米，下面以物撑垫。保持这样的姿势，安静休息。

4. 过 1 个小时后，再测量一次体温。若与最初测量的体温相差 0.5℃，说明已收到效果。

5. 过 2 个小时后，必须将绑腿带解开，再进行一次毛细血管运动，即告结束。

需要提醒大家注意的是，开始实行这一疗法时，必然会引起脚部酸麻胀痛等不舒服的感觉，有些人一见此状，就惊恐不已，甚至半途而废。然而，从“症状即疗法”的观点来看，脚部出现酸麻胀疼痛等症状，正是绑腿疗法发挥作用的证据。若能每天坚持实行，上述症状就会逐渐减轻，体质也必然会随之增强。因此，希望人们能清楚这一点。

六、青芋湿敷法

青芋湿敷就是用青芋膏敷贴患处。这是甲田先生治疗肿瘤疾患时常用的一种局部外敷法，对于消除癌肿具有显著的效果。其具体实施法如下：

1. 青芋膏制备法

实施青芋湿敷法，首先需制备青芋膏。

青芋膏中所用材料：青芋 100 克，小麦粉 100 克，生姜 20 克，食盐 20 克。

青芋膏的制备方法：将青芋稍微用火烧一下，剥去外皮，擦末捣烂如泥。生姜去皮，也捣如泥状。食盐用火焙过，研为极细粉末。然后，将这 3 种材料与小麦粉充分混合，即成为青芋膏。

2. 青芋膏敷贴法

将制备好的青芋膏先摊于一块白布手巾或白布上，布手巾或白布的尺寸应较肿块面积大些，摊的厚度约 4mm 为宜，然后敷贴于患处。如治疗乳腺癌时，可以直接敷贴于乳房肿块处；治疗喉癌时，可敷贴于颈部喉结处。

关于每次敷贴的时间，一般以 3 ～ 4 小时为宜。不过，在敷贴青芋膏时，由于肿块局部皮肤温度往往较高，青芋膏很快就会变干，因此，要注意及时更换，即去掉干的，换上湿的。只有这样，才能保证湿敷的效果。

另外，青芋湿敷法不仅可用于治疗癌肿，而且，用于跌打损伤等引起的局部瘀血肿痛，也有很好的活血消肿效果。